H. Hennig, E. Fikentscher, U. Bahrke, W. Rosendahl

Beziehung und therapeutische Imaginationen
Katathym Imaginative Psychotherapie als psychodynamischer Prozess

Ein Leitfaden

PABST SCIENCE PUBLISHERS
Lengerich, Berlin, Bremen, Miami,
Riga, Viernheim, Wien, Zagreb

Kommentar zum Coverbild:
Bei einer Ich-strukturell gestörten Patientin mit suchtartiger oraler Bedürftigkeit, klinisch als bulimische Symptomatik in Erscheinung tretend, konnten durch das tiefenpsychologische Arbeiten mit katathymen Bildern und Körperarbeit die blockierten Impuls- und Gefühlswahrnehmungen gefördert werden. In den symbolischen Bildern drücken sich Ärger, Wut, Verzweiflung und Trauer mit zunehmender Hoffnung auf Lebendigkeit durch Integration abgespaltener Affekte und Vernetzungen der Erfahrungen aus.

E. Fikentscher und A. Henze

Bibliografische Information der Deutschen Nationalbibliothek
Die Deutsche Nationalbibliothek verzeichnet diese Publikation in der Deutschen Nationalbibliografie; detaillierte bibliografische Daten sind im Internet über <http://dnb.ddb.de> abrufbar.

Das Werk, einschließlich aller seiner Teile, ist urheberrechtlich geschützt. Jede Verwertung außerhalb der engen Grenzen des Urheberrechtsgesetzes ist ohne Zustimmung des Verlages unzulässig und strafbar. Das gilt insbesondere für Vervielfältigungen, Übersetzungen, Mikroverfilmungen und die Einspeicherung und Verarbeitung in elektronischen Systemen.

© 2007 Pabst Science Publishers, D-49525 Lengerich

Druck: KM Druck, D-64823 Groß Umstadt
ISBN: 978-3-89967-357-9

Inhaltsverzeichnis

1.	**Prolog (H. Hennig)**	11
2.	**Zur Theorie und Praxis tiefenpsychologisch fundierter Psychotherapie mit Imaginationen – Psychotherapie mit dem Katathymen Bilderleben (KB)**	
	(Heinz Hennig)	15
	– Geleitwort (Leuner ✝)	15
	– Vorwort	16
2.1	Einführung	18
2.2	Historische Überlegungen	19
2.3	Zur Psychologie von Imaginationen und ihrer Anwendung in der Psychotherapie	21
2.3.1	Zur Psychologie von Symbol und Imagination	21
2.3.2	Zur Rolle der Tagträume und der Nachtträume in der Psychotherapie	24
2.3.3	Zur Stellung von Imaginationen in verschiedenen psychotherapeutischen Verfahren	29
2.4	Zu einigen theoretischen Grundlagen und zur Konzeption des Katathymen Bilderlebens (KB)	32
2.5	Psychotherapie mit dem Katathymen Bilderleben (KB)	39
2.5.1	Einiges zum praktisch-therapeutischen Vorgehen	39
2.5.1.1	Zur Einleitung des KB	39
2.5.1.2	Rücknahme im KB	42
2.5.1.3	Weitere Bemerkungen zu den äußeren Bedingungen des Verfahrens	44
2.5.2	Standardmotive des KB	45
2.5.2.1	Standardmotive der Grundstufe	47
2.5.2.2	Standardmotive der Mittelstufe	55
2.5.2.3	Standardmotive der Oberstufe	58
2.5.3	Therapeutische Techniken des KB	61
2.5.3.1	Therapeutische Techniken der Grundstufe	62
2.5.3.2	Therapeutische Techniken der Mittelstufe	65
2.5.3.3	Therapeutische Techniken der Oberstufe	73
2.5.4	Regieprinzipien des KB	75
2.5.4.1	Regieprinzipien der Grundstufe	75
2.5.4.2	Regieprinzipien der Mittelstufe	77
2.5.4.3	Regieprinzipien der Oberstufe	81

2.6	Zu einigen wesentlichen Prozessfaktoren im Katathymen Bilderleben (KB)	82
2.6.1	Besonderheiten der Übertragung und Gegenübertragung im KB	82
2.6.2	Zu den Abwehrvorgängen im KB	84
2.6.3	Regressionen und ihre Bedeutung im KB	86
2.6.4	Zur Symbolinterpretation im KB	87
2.6.5	Zum Einfluss von Persönlichkeitsstrukturen auf den Therapieablauf	89
2.7	Einige methodische Modifikationen des Katathymen Bilderlebens (KB)	95
2.7.1	KB als Gruppentherapie	95
2.7.2	KB bei Kindern und Jugendlichen	95
2.8	Indikation und Kontraindikation zur Behandlung mit dem Katathymen Bilderleben (KB)	99
2.9	Zur Ausbildung der Psychotherapeuten für die Arbeit mit dem Katathymen Bilderleben (KB)	100
2.9.1	Zur Ausbildungskonzeption	100
2.9.2	Zur Selbsterfahrung mit dem KB	102
2.10	Zusammenfassung	106
2.11	Imaginationen als Brücken in der Psychotherapie	108
2.11.1	Die verbindende Kraft der Phantasie	108
2.11.2	Imagination und Tagtraum in der Psychoanalyse	109
2.11.3	Imagination und Tagtraum in anderen tiefenpsychologischen Konzepten	110
2.11.4	Ergänzende Bemerkungen zur Psychotherapie mit Imaginationen	112
2.11.5	Schlussbemerkungen	114
3.	**Katathym Imaginative Psychotherapie – vom Konzept der Projektionsneurose zum tiefenpsychologisch fundierten Behandlungsverfahren** (Ulrich Bahrke)	115
4.	**Zur Dynamik von Wort und Bild im analytischen Prozess** (Heinz Hennig)	123
4.1	Allgemeine Bemerkungen	123
4.2	Zur Rolle der unbewussten Phantasie im Imaginationsprozess	125
4.3	Zur Entwicklung der Symbolik und zum Symbolbildungsprozess	130

4.4	Zum Beziehungsaspekt in der KIP - Übertragungs- und Gegenübertragungsbesonderheiten in der imaginationstherapeutischen Arbeit	134
4.4.1	Zur Übertragung in der therapeutischen Arbeit mit Imaginationen	135
4.4.2	Zur Gegenübertragung in der therapeutischen Arbeit mit Imaginationen	138
4.5	Konsequenzen für die Standortbestimmung der KIP und für die therapeutische Praxis	141
4.5.1	Zur Standortbestimmung	141
4.5.2	Konsequenzen für die Praxis	142
5.	**Das zentrale Beziehungskonfliktthema (ZBKT) in der KIP** (Heinz Hennig)	145
5.1	Zum theoretischen Ansatz	145
5.2	Überlegungen zur Struktur, Funktion und Dynamik des ZBKT	149
5.3	Zu Konsequenzen für die Praxis mit der KIP als dynamischer Prozess	154
5.3.1	Einige Besonderheiten in der Arbeit mit der KIP	154
5.3.2	Konsequenzen für die Praxis mit der KIP	162
5.3.2.1	Zur Einleitung des Imaginationsprozesses	163
5.3.2.2	Gedanken zur Arbeit mit Standardmotiven	164
5.3.2.3	Zum Abschluss einer Behandlung mit der KIP	168
5.3.2.4	Einige Hinweise für die Praxis	169
5.3.2.5	Zur Methode des ZBKT als Forschungsinstrument	172
6.	**Zur Gegenübertragung in der KIP** (Wolfram Rosendahl)	173
6.1	Zu den Gegenübertragungen im Besonderen	174
6.2	Zur Gegenübertragung und deren Verwendung in der KIP ...	177
7.	**Überlegungen zu den therapeutischen Wirkfaktoren in der KIP** (Ulrich Bahrke)	182
7.1	Das Konzept der therapeutischen Wirkfaktoren	182
7.2	Konzept der allgemeinen Wirkfaktoren	185
7.3	Wirkfaktoren der Katathym Imaginativen Psychotherapie (KIP)	188
7.4	Schlussfolgerungen für die KIP-Forschung	196

8.	**Einige Ergebnisse empirischer Studien zur Arbeit mit der KIP** (Heinz Hennig) 199
9.	**Symbolisierungsfähigkeit und Mentalisierung - Anmerkungen zu einer Konzeptualisierung** (Ulrich Bahrke) 203
10.	**Zur imaginativen Dimension der analytischen Psychotherapie** (Heinz Hennig) 214
10.1	Bemerkungen zur Rolle von Imaginationen in der Psychotherapie 214
10.2	Analytische Psychotherapie und Imaginationen 215
10.3	Imaginationen im multimodalen Ansatz einer analytischen Psychotherapie 216
10.4	Analytische Imaginationstherapie als angewandte Psychoanalyse – die imaginative Dimension der Psychoanalyse 217
11.	**Die Katathym Imaginative Psychotherapie in der Gruppe und im stationären Bereich** (Erdmuthe Fikentscher) 220
11.1	Theoretische Grundlagen und Vorgehensweise 220
11.2	Gruppenarbeit mit der KIP im stationären und tagesklinischen Bereich 228
11.3	KIP im Gruppensetting bei Ich-strukturell gestörten Patienten 231
11.4	Gruppenverläufe und praktische Beispiele 238
12.	**Zur Ausbildung, Fortbildung und Weiterbildung mit der KIP** (Ulrich Bahrke, Erdmuthe Fikentscher, Heinz Hennig, Wolfram Rosendahl) 255
12.1	Vorbemerkungen 255
12.2	Das Curriculum der MGKB zum Erwerb der Anerkennung als KIP-Therapeut 256
12.2.1	Gesamtüberblick 256
12.2.1.1	Theoretische Ausbildung 256
12.2.1.2	Abfolge der Intensivseminare 257
12.2.1.3	Selbsterfahrung 259
12.2.1.4	Supervision 259

12.2.1.5	Therapeutenkolloquium	260
12.2.2	Basiscurriculum	261
12.2.3	Zusatzqualifikation/Sonderseminare	261
12.2.4	KIP für ausgebildete Psychoanalytiker	262

13.   Der brave Soldat Schwejk, Don Quijote de la Mancha und der Elefant
(Zur Geschichte der KIP im Osten Deutschlands)
(H. Hennig) 263
13.1   Vorbemerkungen 263
13.2   Eine Schwejkiade oder die Etablierung des Katathymen Bilderlebens in der Welt des „realen Sozialismus" 264
13.3   Don Quijote de la Mancha oder der „irre Tanz auf vielen Hochzeiten" 271
13.4   Der Elefant oder die Besinnung 275

Literaturverzeichnis 277

Sachwortverzeichnis 301

1. Prolog

Die Katathym Imaginative Psychotherapie (KIP) nach Leuner (1994), seinerzeit eher als Katathymes Bilderleben (KB) bekannt geworden, hat sich im Verlauf eines halben Jahrhunderts von einem ursprünglich experimentellen Ansatz (eKB: Leuner 1955) zu einem wirkungsvollen Therapieverfahren entwickelt, das bis heute eine zunehmende Verbreitung findet.
Das von Leuner (1994) in seinem umfänglichen Lehrbuch theoretisch begründete und mit vielfältigen praktischen Erfahrungen bereicherte Standardverfahren hat sich als ein kreatives und flexibles Arbeitsinstrument erwiesen, dessen psychotherapeutische Effizienz heute nicht mehr angezweifelt werden kann.
Die Autoren des vorliegenden Buches haben sich seit mehr als 20 Jahren sowohl mit theoretischen Beiträgen als auch mit klinischen Erfahrungen an der Weiterentwicklung dieses tiefenpsychologisch fundierten und psychoanalytisch orientierten Therapieverfahrens beteiligt.
Bereits in den Jahren des eisernen Vorhangs hatte sich trotz erheblicher Widrigkeiten eine enge Zusammenarbeit mit Leuner entwickeln können. Vor dem Zusammenbruch der DDR ergaben sich mehrfache persönliche Begegnungen mit Leuner, die nicht nur die Gründung einer eigenständigen Arbeitsgruppe in Halle, sondern neben internationalen Fachtagungen auch die Erarbeitung eines von Leuner autorisierten Leitfadens zur Folge hatte (Hennig, 1990).
In der Tradition einer Psychotherapie, die sich innerhalb eines autoritären Regimes in besonderer Weise entwickeln musste, ging das KB hier mancherlei eigene Wege. Der integrative Akzent nahezu aller psychodynamisch orientierten Schulen in der ehemaligen DDR ist den seinerzeitigen Publikationen, insbesondere dem erwähnten Leitfaden deutlich anzumerken. Schließlich war es nicht zuletzt auch unser Anliegen, über das KB psychoanalytisches Gedankengut zu transportieren.
Die Mitteldeutsche Gesellschaft für Katathymes Bilderleben (MGKB) in Halle hat sich dann in Zusammenarbeit mit der Arbeitsgemeinschaft für Katathymes Bilderleben in Göttingen (AGKB) mit einer Anzahl von Kongressbeiträgen und Publikationen sowohl als Mitglied der späteren Dachgesellschaft der Deutschen Gesellschaft für Katathyme Imaginative Psychotherapie (DGKIP) als auch der Internationalen Gesellschaft für KIP (IGKIP) intensiv an den Diskussionen zur Weiterentwicklung der KIP beteiligt. Vorrangig hatten die Beiträge von Autoren der MGKB das Ziel, neuere Ergebnisse aus der Psychotherapieforschung und eigene Praxiserfahrungen für die Arbeit mit der KIP nutzbar zu machen. Besonders sei hier auf die neueren Strömungen in der Psy-

choanalyse bzw. der analytischen Psychotherapie und anderer psychodynamischer Verfahren verwiesen.

Mit dem vorliegenden Band unternehmen die Autoren den Versuch, traditionell- klassisches Vorgehen, wie dies von Leuner vorgegeben wurde, mit einer Reihe von neueren Überlegungen und Erfahrungen zu Modifikationen zu verbinden, die einer Integration der KIP in das Methodenspektrum dynamischer Psychotherapien förderlich sein können. Auf diese Weise vermag der Leser die Entwicklung des Verfahrens von der Originalfassung von Leuner bis hin zu Veränderungen zu verfolgen, die sich aus den bisherigen Diskussionen zu Forschungs- und Praxisergebnissen nachvollziehbar ableiten lassen. In Sonderheit wird hier die Entwicklung der KIP als psychodynamischer Prozess in den Mittelpunkt gestellt, was sich nicht zuletzt im Titel des Buches widerspiegelt. Insofern setzen die einzelnen Kapitel die Weiterentwicklung des Konzeptes der Autoren fort, den Symbolinhalt von Imaginationen in der KIP als Spiegel von Beziehungen zu interpretieren. Gemeint ist das multimodal vernetzte, dynamisch wirksame verinnerlichte Beziehungssystem jeder Persönlichkeit, das individuelle Einzigartigkeit ausmacht. In dieser Psychodynamik sind die Beziehungsgeschichte und die aktuellen Objektbeziehungen enthalten, die als dialektischer Prozess die unbewusste und bewusste Phantasie eines Menschen strukturell und inhaltlich steuern. Somit sind in jeder therapeutischen Narration Anteile dieses Prozesses enthalten, also auch in den Imaginationsepisoden, den Symbolgeschichten einer KIP.

Das zweite Kapitel des Buches enthält zunächst in komprimierter Form das klassische, von Leuner seinerzeit konzipierte Vorgehen. Der Inhalt der seinerzeit noch in der DDR vom VEB Thieme Verlag Leipzig (Hennig, 1990) publizierten Arbeit ist für den heutigen Leser an einigen Abschnitten überarbeitet worden, insgesamt jedoch ist die damals mit Leuner persönlich ausführlich diskutierte und autorisierte Fassung einschließlich der angeführten Quellen beibehalten worden. Immerhin war dieses Werk, neben dem umfassenden Lehrbuch von Leuner, seinerzeit der einzige kompakte Leitfaden für die Psychotherapie mit dem KB, der im Osten Deutschlands erschienen war und der dem originären Leunerschen Konzept folgte. Bis heute ist dieser Leitfaden als überschaubare Einführung für Ausbildungszwecke sehr nützlich. Nicht zuletzt dürften die nahezu lückenlosen Angaben einschlägiger Publikationen in der DDR zum KB sowie anderer insbesondere im russischen Sprachraum relevanter Quellen zum Stellenwert therapeutischer Imaginationen zumindest wissenschaftshistorisch von erheblicher Bedeutung sein. Der Abschnitt 2.11 wurde nachträglich in dieses Kapitel eingearbeitet. Er enthält u.a. Gedanken zur spirituellen Ebene der psychotherapeutischen Arbeit, die sich aus intensiven Gesprächen mit meinem jüngst verstorbenen Freund Prof. Dr. Klaus Hoppe, (MD Clinical Professor und Psychoanalytiker an der UCLA in Los Angeles USA), ergeben haben.

In einem Brief übermittelte mir 1999 eine langjährige Lehrtherapeutin für KIP aus dem engeren Arbeitskreis von Leuner ihre Meinung zu diesem Leitfaden: „Ich habe Dein Buch inzwischen gelesen und finde es sehr schön..., gut gegliedert und klar formuliert, man kann gut damit arbeiten. Schade, dass ich es bisher nicht kannte, da merkt man wirklich die westdeutschen Vorurteile, ich hätte es vor 10 Jahren, als es das Buch gab, nie für nötig gehalten, eine „Ossi- Einführung" in das KB zu lesen.... Ich war ganz überrascht, was Du alles an Literatur zu diesem Zeitpunkt schon gekannt und verarbeitet hast."

Der Abschnitt „KB als Gruppentherapie" wurde in diesem Buch wegen seiner besonderen Bedeutung von E. Fikentscher mit einem gesonderten Kapitel ergänzt, zumal sich die Gruppe heutzutage zu einer eigenständigen methodischen Variante entwickelt hat. Der Leser findet hier sowohl das seinerzeit bekannte Wissen um die Gruppenarbeit mit dem KB als auch neueste klinische Erfahrungen mit der KIP als Gruppentherapie vor. Für Beispiele zur Gruppenarbeit mit der KIP gebührt Frau Ingrid Rost, Fachärztin an der Universitätsklinik und Poliklinik für Psychotherapie und Psychosomatik in Halle, besonderer Dank.

Ferner ist der Abschnitt zur Ausbildung von Psychotherapeuten mit der KIP gegenüber dem Original gekürzt wiedergegeben, weil sich die Ausbildungsbedingungen bis heute beträchtlich gewandelt haben und nunmehr curricular fixiert sind. Auch hierzu findet sich ein gesondertes Kapitel zu diesem Buch. Schließlich ist unabhängig von diesen Überarbeitungen und der Neubearbeitung einiger Abschnitte der Inhalt des Leitfadens einschließlich des damaligen Geleitwortes von Leuner, des Vorwortes und der Einführung im Wesentlichen im Originalzustand belassen worden.

Die folgenden Kapitel informierten mit Beiträgen von Bahrke, Rosendahl, Fikentscher und Hennig über Entwicklungen und Modifikationen, welche die KIP insbesondere im Verlauf der letzten 10 Jahre genommen hat. Im Inhalt der einzelnen Kapitel werden jeweils die Meinungen und Gedanken der Autoren dieses Buches zur erweiterten Grundkonzeption, zur Standortbestimmung, zum Umgang mit der Übertragungs- und Gegenübertragungsproblematik in der KIP sowie zu speziellen Wirkdimensionen in der KIP vorgestellt. Diese Arbeiten finden sich erstmals in einer systematischen Zusammenschau mit den klassischen Ursprüngen des KB von Leuner zusammengestellt, um die kreative Kraft zur Weiterentwicklung, die sich in dem Ansatz von Leuner findet, zu demonstrieren. Insofern ist das erste Kapitel nicht zuletzt eine Hommage an Hanscarl Leuner.

Das 5. Kapitel zum Zentralen Beziehungskonfliktthema (ZBKT) ist unter dem Aspekt, die KIP konsequent als **dynamische Psychotherapie** zu beschreiben, neu erarbeitet worden. Ebenfalls für dieses Buch neu erarbeitet wurde, wie oben bereits erwähnt, ein Kapitel zur Gruppentherapie mit der KIP. Hier finden sich sowohl theoretische (gruppendynamische) Überlegungen zur ambulanten und stationären Arbeit als auch neuere Ergebnisse aus klinisch-empirischen Erfahrungen.

Im 8. Kapitel des Buches findet sich eine Zusammenschau der wesentlichen bisher vorliegenden empirischen Forschungsergebnisse. Nach einem Überblick zur Aus-, Fort- und Weiterbildung mit der KIP (einschließlich der Vorstellung des aktuellen Curriculums der MGKB) stellt ein letztes Kapitel die Geschichte der MGKB vor.

Insgesamt ist damit wiederum ein Leitfaden entstanden, der die Genese und den aktuellen Stand der KIP als **dynamische Psychotherapie** demonstriert und u.a. den Beziehungsaspekt in der Arbeit mit therapeutischen Imaginationen sowohl im fokussierend tiefenpsychologisch fundierten Vorgehen als auch in der analytischen Therapie betont. Manche in den Aufsätzen enthaltenen Meinungen oder Hypothesen könnten einige tradierte und vielleicht lieb gewonnene Gewohnheiten im methodischen Vorgehen infrage stellen, zumindest aber hinterfragen, was jedoch für ein konstruktives Umgehen mit der KIP nur nützlich sein kann.

Hiermit soll die kollegiale Diskussion zur Weiterentwicklung der KIP als dynamische Psychotherapie befördert und die Position dieses Verfahrens in der Familie der unterschiedlichen dynamischen Therapiemethoden gefestigt werden. Nicht zuletzt sind Impulse für die Ausbildung von Psychotherapeuten und für die Psychotherapieforschung angezielt.

Für die mühevolle Zusammenstellung der einzelnen Kapitel einschließlich der notwendigen Korrekturen und Schreibarbeiten danken wir Frau Annegret Hennig und Frau Ines Samuel sehr herzlich. Ferner gilt unser Dank der konstruktiven Zusammenarbeit mit dem Pabst-Verlag, insbesondere der geduldigen Betreuung durch Frau Claudia Döring.

Halle, a.d. Saale, Januar 2007

H. Hennig

2. Zur Theorie und Praxis tiefenpsychologisch fundierter Psychotherapie mit Imaginationen – Psychotherapie mit dem Katathymen Bilderleben

Heinz Hennig

Geleitwort (H. Leuner)

Gern gebe ich diesem Leitfaden von Herrn Heinz Hennig einige Worte mit auf den Weg.

Es ist an der Zeit, dass die psychotherapeutisch interessierten Ärztinnen und Ärzte, Psychologinnen und Psychologen in der Deutschen Demokratischen Republik sich dank eines ihrer hervortretenden Kollegen mit einer psychotherapeutischen Methode vertraut machen können, die nach mehr als 30-jähriger Entwicklung als ein klinisches Verfahren der Psychotherapie in der Bundesrepublik Deutschland und inzwischen auch international Anerkennung gefunden hat. Diese Verbreitung in deutschsprachigen Ländern, in Schweden und zunehmend in Holland, Italien und in Nordamerika hat es gewonnen, weil es eine leicht verstehbare bildhafte Phänomenologie des Unbewussten anbietet, die für den Therapeuten gleichermaßen wie für den Patienten einen hohen Evidenzcharakter hat. Es überzeugt auch deshalb, weil es - konsequent angewandt, um einen therapeutischen Prozess zu entwickeln - eine für mich seinerzeit selbst überraschende therapeutische Potenz zeigt bei Krisenintervention, Kurztherapie und selbst bei einer Begrenzung der Langzeittherapie schwer gestörter Menschen. Da die Methode tiefgreifend ist und deshalb auch nicht indifferent, bedarf es der sorgfältigen Schulung des Therapeuten. Vom Therapeuten wird ein beträchtliches Maß an Empathie und Fähigkeit zur Regression auf diese Ebene des Bildverständnisses gefordert. Der Tagtraum spiegelt in der Traumsymbolik Antriebsimpulse und Abwehren wider, also unbewusste Konfliktstrukturen, auf die er sich einstellen muss. Vom fortgeschrittenen Therapeuten werden dann Sensibilität, therapeutische Erfahrung und Berücksichtigung der herrschenden Übertragung und Gegenübertragung erwartet. Das Katathyme Bilderleben ist eine die unbewussten Emotionen des Patienten anregende und fördernde Therapie und ich bin überzeugt, dass die

Kolleginnen und Kollegen ein „offenes Herz" für diese daraus zentrierte Psychotherapie haben werden.
Ein weiterer Anlass meines Geleitwortes ist meine Wertschätzung des Autors, den ich seit vielen Jahren kenne und mit dem mich eine freundschaftlich-kollegiale Beziehung verbindet.
Wenn ich dieses Buch von Herrn Hennig mit persönlichen Betrachtungen einleite statt strenger akademischer Darlegungen, möchte ich zum Ausdruck bringen, dass der therapeutische Umgang mit dem Katathymen Bilderleben eine nicht für jedermann leicht vollziehbare Integration von persönlichem Engagement einerseits und kontrolliertem, kognitiv nach den Regeln des Konzeptes reflektiertem Umgang mit den eigenen Gefühlen und denen des Patienten bedeutet.

Göttingen 1989   Hanscarl Leuner

Vorwort

Das Katathyme Bilderleben (KB) ist ein von Leuner entwickeltes psychotherapeutisches Imaginationsverfahren, das tiefenpsychologischem Gedankengut verpflichtet ist. In der klinischen Arbeit mit dieser strukturierten Tagtraumtherapie ist eine Anzahl von Standardmotiven, therapeutischen Techniken und Regieprinzipien von besonderem Nutzen.
Die therapeutische Effizienz katathymer Imaginationen, deren Bildmotive symbolverkleidet oder realistisch die Psychodynamik und damit die sich rasch fokussierenden Konfliktkerne eines Patienten widerspiegeln, kann heutzutage als bewiesen angesehen werden. Das Verfahren kann sowohl als Kurztherapie als auch als Langzeittherapie im Kindes-, Jugend- und Erwachsenenalter sowie als Einzel- oder Gruppentherapie angewendet werden. Mit dem KB wird die Palette der in der DDR angewandten Psychotherapie um eine weitere Methode ergänzt, das therapeutische Werkzeug der psychotherapeutisch tätigen Fachpsychologen und Fachärzte wird damit vielgestaltiger.
Die vorliegende Arbeit enthält einen ausführlichen Beitrag zur Psychologie von Symbol, Imagination und Traum. Hier wird auch versucht, einige klinisch gewonnene tiefenpsychologisch und psychodynamisch orientierte Ergebnisse mit bekannten Ansätzen aus der experimentellen und empirischen Phantasie- und Traumforschung sinnvoll zu verbinden. Dabei werden nicht so sehr die gegensätzlichen Auffassungen betont, sondern eher die auf den verschiedenen Ebenen ablaufenden vielfältigen psychischen Prozesse als sich ergänzende Systeme betrachtet. Hieraus lassen sich einerseits verschiedene Wirkfakto-

ren und andererseits integrative Konzeptionen ableiten, die den Stellenwert des KB innerhalb des Spektrums psychotherapeutischer Verfahren transparenter machen.

Der Leitfaden führt den Leser in die Grundlagen und in die Praxis der Psychotherapie mit dem Tagtraum ein. Er will in erster Linie für die in der Ausbildung stehenden und für die bereits klinisch mit dem KB arbeitenden Psychotherapeuten ein orientierendes Nachschlagewerk sein. Gleichzeitig sollen die Darstellungen und die zahlreichen Hinweise auf das einschlägige internationale Schrifttum ein intensiveres Einarbeiten in diese Methode erleichtern.

Damit sind die Ausführungen sicherlich auch für jene psychotherapeutisch tätigen Ärzte und Psychologen von Interesse, die sich anderweitigen Therapiekonzepten verpflichtet fühlen, Imaginationen jedoch in ihrer Arbeit nutzen. Vom Leser wird ein gewisses Grundwissen aus der Psychologie, Tiefenpsychologie, Psychosomatik, Psychopathologie und Psychotherapie vorausgesetzt, einige psychoanalytische Begriffe sind genauer erörtert.

Die verwendeten Beispiele sind Auszüge aus eigenen Therapieverlaufsprotokollen und aus jenen, die mir freundlicherweise von Frau Doz. Dr. sc. med. Fikentscher (Halle), Frau Dr. med. Hausmann (Halle), Herrn Dr. rer. nat. Günther (Hermsdorf), Herrn Dr. phil. Schmitt (Eisleben) und Herrn Weigelin (Facharzt für Psychiatrie und Neurologie, Wasungen) zur Verfügung gestellt wurden

Frl. Ines Samuel bin ich für die Erledigung der Schreibarbeiten zu Dank verpflichtet. Herrn Dr. sc. med. Dober darf ich für die kollegiale Hilfe beim Korrekturlesen danken. Die konstruktive Zusammenarbeit mit Frau Dr. Scholz vom VEB Thieme Verlag Leipzig erleichterte die Fertigstellung des Manuskriptes wesentlich.

Halle a. d. Saale, Januar 1990 *Heinz Hennig*

2.1 Einführung

Das Katathyme Bilderleben (KB) ist ein von Leuner (1985) entwickeltes Imaginationsverfahren, das sich nunmehr zu einem sehr praktikablen und kontrollierbaren psychotherapeutischen Instrumentarium entwickelt hat. Die Methode verfügt über ein erlernbares und inzwischen durch eine beträchtliche Anzahl von Forschungsergebnissen abgesichertes Konzept, das ebenso klinisch erprobt ist und sich auf einem weiten Feld psychischer sowie psychosomatischer Störungen und Erkrankungen bewährt hat.

Es handelt sich beim KB um eine durch mehrere Standardmotive strukturierte, aber auch freie Assoziationen nutzende Tagtraumtechnik, die sich sowohl übend-stützend als auch psychodynamisch-analytisch vorgehend versteht. Sie ist damit tiefenpsychologischem Gedankengut verpflichtet.

So sind die aus der Tiefenpsychologie übernommenen Begriffe weniger aus triebdynamischer Sicht interpretiert, d. h. psychische Prozesse werden nicht grundsätzlich auf biologische Partialtriebe reduziert, sondern im Wesentlichen aus der Entwicklung und der Psychodynamik eines Menschen sowie der Sozialdynamik seines Umfeldes abgeleitet. Das betrifft vorrangig solche psychodynamischen Konstrukte wie Abwehr, Übertragung und Gegenübertragung, sowie Regression (Kulawik, 1984).

Unter diesen Aspekten wird das Wirken unbewusster psychischer Kräfte als ein Teil der psychischen Tätigkeit des Menschen vorausgesetzt, deren Bewusstwerdung u. a. ein Teil der therapeutischen Wirkung des KB ist. Bei der Bewältigung unbewusster und permanent traumatisierender psychischer Konflikte, die vom frühesten Kindheitsalter an bis hin zur aktuellen psychosozialen Situation eines Individuums verinnerlicht sein können, kommt dem Traumgeschehen eine besondere Bedeutung zu. Tagträume sind dann auch das therapeutische Medium dieses Verfahrens. Sie sind den Nachtträumen in vielerlei Hinsicht ähnlich, sie haben mit diesen eine Reihe von physiologischen und psychologischen Gemeinsamkeiten. Dennoch entwickeln sich die strukturierten und kontrollierten Imaginationen des Tagtraumes eines Patienten in einem zum Schlaf verschiedenen Bewusstseinszustand; die einzelnen Traumsymbole sind bewusstseinsnäher und der für die therapeutischen Belange außerordentlich wichtige emotionale Hintergrund wird mitunter intensiver erlebt.

Trotz der im Umgang mit dem KB aus praktischen Erwägungen heraus angewendeten tiefenpsychologischen Sprache ist das Verfahren nicht an eine Schulmeinung im strengen Sinne gebunden; sowohl psychodynamisch orientierte als auch gesprächspsychotherapie- bzw. verhaltenstherapieorientierte Psychotherapeuten können ihre theoretischen Grundhaltungen durchaus mit der Anwendung therapeutischer Imaginationen vereinbaren. In der praktischen Psychotherapie sollte ohnehin neben einer breiten Methodenkenntnis eine ausreichende Kompromissfähigkeit vom Therapeuten gefordert werden.

Freilich bleiben dem an der Arbeit mit dem KB interessierten Psychotherapeuten die Teilnahme an entsprechenden Selbsterfahrungsseminaren und der Erwerb einiger spezieller Kenntnisse nicht erspart. Das vorliegende Buch kann selbstredend die für den klinischen Umgang mit Tagträumen nötigen Übungen und Selbsterfahrungen nicht ersetzen. Der Einsatz dieses recht diffizilen Verfahrens setzt im Grunde eine Reihe theoretischer und praktisch-klinischer Vorerfahrungen psychotherapeutischer Art voraus, weil die Anforderungen an den Therapeuten außerordentlich hoch sind. Die zumeist rasche Fokussierung im Ablauf der katathymen Bilder, das intensive Konfrontiertsein des psychisch beeinträchtigten oder erkrankten Patienten mit seinen Konfliktherden provoziert erhebliche Affekte, mit denen dieser, begleitet vom Therapeuten, nicht selten bereits in der frühen Kindheit oder Pubertät interiorisierte pathogene Erlebnisfelder und daraus resultierende Fehleinstellungen selbst freisetzt und gegebenenfalls bearbeitet.

Das Ziel der Arbeit mit dem KB ist es, wie übrigens bei anderen psychotherapeutischen Methoden auch, beim Patienten Einstellungs- und Verhaltensänderungen einzuleiten, die es ihm ermöglichen, ein seinen Fähigkeiten und Eigenschaften entsprechendes kreatives und genussfähiges Leben bei körperlichem und psychischem Wohlbefinden zu führen, mit psychischen Konflikten angemessener umgehen zu lernen und zwischenmenschliche Beziehungen tragfähiger zu gestalten. Das Verfahren kann als eigenständige Einzel- oder Gruppentherapie angewandt werden; daneben ist das KB mit nahezu allen bekannten Psychotherapiemethoden kombinierbar.

2.2 Historische Überlegungen

Phantasie, Traum und Tagtraum sind Erlebnisbereiche, mit denen der Mensch sich seit jeher in vielfältiger Weise beschäftigt und auseinandersetzt. Bereits seit vielen Generationen weiß man um die verschiedensten bewusstseinsverändernden Möglichkeiten, z. B. mit Hilfe meditativer oder kontemplativer Methoden besondere Versenkungszustände oder Wahrnehmungsveränderungen hervorzurufen, die bild- bzw. traumähnlich empfunden werden. Ebenso wie viele der allenthalben bekannten Erlebnisse etwa von suggestivem bzw. hypnoidem Charakter fanden sie Anwendung im Verlauf nahezu sämtlicher religiösen Rituale oder auf dem weiten Feld der Schamanenheilungen. Die wissenschaftlich-psychologische Betrachtung dieser Phänomene, insbesondere des Tagtraumes unter psychotherapeutischem Aspekt ist nicht einmal ein Jahrhundert alt.

Breuer und Freud (1895) waren unter den ersten Wissenschaftlern, die Imaginationen als so genannte „kathartische Abreaktionen", mithin also als ein besonderes psychotherapeutisches Agens, erkannten und einsetzten und damit zugleich systematisch beobachteten. Im Jahre 1909 beschrieb Silberer dann erstmals Wachträume als symbolische Verdichtungen, zumindest aber Korrelate, psychodynamischer Prozesse. Diese von ihm als „Autosymbolismus" bezeichnete, „...halluzinatorische Erscheinung" sei dadurch gekennzeichnet, dass sie „... gewissermaßen automatisch" ein adäquates Symbol für das in dem betreffenden Augenblick Gedachte (oder Gefühlte) hervorbringt. Der Autor versuchte bereits eine Gruppierung der zahlreichen, von ihm beobachteten Tagträume nach Symbolklassen. Bald danach erkannte Schilder (1918) „eine Fülle nicht direkt gewollter Elemente", die in bildhaften Vorstellungen enthalten sind. Wenig bekannt ist sicherlich, dass auch Binet (1922) durch seine Vorstellungsanalysen zu einem der Vorläufer von Imaginationstechniken in der Psychotherapie wurde. Kretschmer (1924), der diese unbewussten Anteile im Verlauf der von ihm beschriebenen Phänomene des „Bildstreifendenkens" sehr bald erkannte, nutzte die Eigenschaften von Imaginationen für seine Methode der „gestuften Aktivhypnose." Dass sich die so genannten „kathartischen Bilder" (als Imaginationen) ebenso wie Traumbilder von kognitiven Vorstellungen unterscheiden, erkannte Tuczek schon 1928. Ein Jahr später berichtete Schmid (1971) bereits über erste Ergebnisse seiner „Wachtraumbildbehandlung." Imaginationen und ihren Symbolgehalt nutzte Happich (1932) in der Psychotherapie. Nahezu gleichzeitig entwickelte Desoille (1945) in Frankreich sein Konzept des „gelenkten Wachtraumes."

Eine besondere Rolle im Vorfeld einer wissenschaftlichen Psychotherapie mit dem Tagtraum nehmen die so genannten „aktiven Imaginationen" von Jung ein. Abgesehen von anderen, mitunter etwas metaphysisch anmutenden theoretischen Konzeptionen des ehemaligen Freud-Schülers, sind seine Überlegungen zum Problemkreis Traum, Vorstellung und Imagination durchaus bis heute diskussionswürdig. Jung (1948) hat seinerzeit die mehrdimensionale sowie dialektische Funktion des Traumes erkannt, wenn er z. B. die Dynamik des Traumbildes zum einen als „bildlich symbolische Lösungsversuche des aktuellen Konfliktes, als Vorbereitung einer bewussten Tätigkeit des Träumers" und zum anderen (nicht nur in den Träumen, sondern in den Imaginationen überhaupt) als konzentrierten „Ausdruck der psychischen Gesamtsituation" (mit unbewussten und bewussten Inhalten) beschreibt (1937, 89 ff). Abgesehen von manchen recht eigenwilligen Interpretationen bei C.G. Jung hat das KB mit den „aktiven Imaginationen" die Patientenrolle gemeinsam; der imaginierende Patient ist als Träumer (Tagträumer) zugleich Zuschauer, Schauspieler, Regisseur und Bühne des imaginierten Symboldramas (Lang, J., 1980, 348). Zweifellos gehören die suggestiven Psychotherapiemethoden mit zu den historischen Wurzeln des KB; auf die Rolle der Imaginationen innerhalb dieser Verfahren wird besonders eingegangen. Doch sei hier zunächst erwähnt, dass gerade den Imaginationen im Verlauf der suggestiven Standardverfahren, dem Autogenen Training (AT) (Schulz, 1932) und der Hypnose (die sicherlich als eine der ältesten psychotherapeutischen Methoden überhaupt gelten kann) eine erhebliche Bedeutung zukommt (Baudoulin, 1926; Langen, 1972).

2.3 Zur Psychologie von Imaginationen und ihrer Anwendung in der Psychotherapie

2.3.1 Zur Psychologie von Symbol und Imagination

Ein Symbol als Zeichen, Sinnbild oder Merkmal ist häufig vieldeutig, es hat zumindest einen Hintergrund, der nicht immer ohne weiteres erkennbar ist; es sei denn, der Sinn eines solchen Symbols oder eines Symbolsystems ist bekannt und entspricht damit gewissen Vereinbarungen, die ein Individuum mit sich selbst oder eine bestimmte Gruppe für sich treffen kann. Der „Mechanismus der Symbolbildung und - ihre ritualisierte Form - die Symbolgestaltung" wird durch die „Suche nach dem Zusammenhang von Begriffsinhalten und Zeichen" hervorgebracht, „Zeichen werden durch Stücke von häufig gebrauchten Dingen dargestellt" (Klix, 1971, 625). Dieser Mechanismus umfasst das gesamte Spektrum zwischen Bewusstem und Unbewusstem der psychischen Tätigkeit des Menschen.
Symbole oder Zeichen spielen eine besondere Rolle im gesamten menschlichen Kommunikationsgeschehen, sie gestalten nahezu in spezifischer Weise zwischenmenschliche Beziehungen auf den verschiedensten Ebenen wie z. B. der Kunst, der Wissenschaft, der Kultur, also auch den emotionalen Austausch der Individuen und Gruppen (Cooper, 1986; Schwarz-Winkelhofer und Biedermann, 1980).
Imaginationen der verschiedensten Art begleiten das menschliche Leben in Form von Tagträumen ständig. Klinger (1971) konnte experimentell nachweisen, dass sich Individuen oftmals über längere Zeit hinweg mit Imaginationen bzw. recht detaillierten emotional getönten Gedankenketten beschäftigen, die sehr häufig keinerlei Beziehung zu ihrer aktuellen Aufgabenstellung oder sozialen Situation aufweisen. Diese nicht bewussten, praktisch die gesamte Tätigkeit eines Menschen begleitenden Imaginationen üben einen eigenen Einfluss u. a. auf die Stimmung, die Einstellungen und das Problemlösungsverhalten aus. Individuell werden sie wegen ihres unterschiedlichen Ausprägungs- und Bewusstseingrades mehr oder weniger intensiv erlebt, mitunter nur vage oder gar nicht bewusst wahrgenommen. Die Erlebnisintensität von Imaginationen ist dazu vom jeweiligen charakterlichen Strukturtyps einer Persönlichkeit sowie von deren aktueller Gestimmtheit und Vigilanz abhängig. Insbesondere bestimmt der subjektiv empfundene affektive Evidenzgrad,

der u. a. wiederum selbst durch vielerlei emotionale Assoziationen bedingt ist, das Ausmaß der Intensität und Nachhaltigkeit von Imaginationen. Diese Tagträume haben ihrerseits wiederum vielfältige Auswirkungen auf das psychische Geschehen insgesamt, also auf die Emotionen und Kognitionen und damit das Erleben und Verhalten eines Individuums. Imaginationen sind keinesfalls nur einfache bildliche Reproduktionen einer Reihe von Ereignissen; vielmehr zeichnen sie sich durch ein Maß an Komplexität aus, das derjenigen in der erlebten Umwelt in vielerlei Hinsicht zumindest vergleichbar ist (Neisser, 1972).

Imaginationen bestehen sowohl aus realen Vorstellungsinhalten als auch aus reinen Symbolen und sind an Phantasieprozesse gebunden (Singer, 1978). Sie haben psychologisch (auch physiologisch) manches gemeinsam mit dem Nachttraum, sie sind jedoch als Tagträume bewusstseinsnäher und leichter reproduzierbar, besonders dann, wenn sie zu psychotherapeutischen Zwecken bewusst hervorgerufen werden. Imaginierte Symbole haben als eine besondere Form der Bildsprache einen breit gefächerten, subjektiv bedeutsamen Inhalt; sie gleichen jedoch oftmals mehrdeutigen Metaphern und Allegorien und spiegeln aus tiefenpsychologischer Sicht unbewusste (verdrängte) psychische Inhalte und ihre Dynamik wider (Thomas, 1983).

Folgt man neben den psychoanalytischen Überlegungen (Freud) den Gedanken zu so genannten unbewussten „psychologischen Sets" nach Uznadze (1990) und Prangiswili (1976), dann enthalten die im Interiorisationsprozess (Galperin, 1980) entstandenen individuellen Vorstellungsbilder stets unbewusste und bewusste Anteile (Bassin und Sheriozia, 1979; Wygotski, 1976).

Hierbei gilt, besonders wenn man den subjektiv beträchtlichen Evidenzgrad vieler Phantasievorstellungen betrachtet, in toto die Aussage von Leontjew (1982, 135): „Die wahre Natur der psychischen sinnlichen Abbilder besteht in ihrer Gegenständlichkeit. Sie besteht darin, dass diese Abbilder in der Tätigkeit erzeugt werden, die das Subjekt mit der äußeren gegenständlichen Welt praktisch verbindet."

Folgende Gedanken von Rubinstein (1959, 418 ff) geben Aufschluss über das Wesen symbolischer Imaginationen: „Insofern die akzentuierende und typisierende Einbildungskraft verallgemeinert und dabei die verallgemeinerte Bedeutung nicht in einem abstrakten Begriff, sondern in einem konkreten Bild erscheinen lässt, ist in der Einbildungskraft naturgemäß die Tendenz zur Allegorie, Metapher ... zum Symbol enthalten, zur Anwendung des Bildes in übertragener Bedeutung." Übertreibungen, Veränderungen der Größenverhältnisse, Verschiebungen u.a. Phänomene sind „immer durch eine sinnvolle Tendenz motiviert." Phantasie-Bilder werden dann weiter als dynamische Gebilde gekennzeichnet (Rubinstein, 409 ff), wobei sich u. a. Bedürfnisse, Interessen, Gefühle und Wünsche der Persönlichkeit in ihnen widerspiegeln.

Imaginationsinhalte bzw. die diesen zugrunde liegenden affektiven Phänomene sind damit auch Voraussetzungen für Vorgänge der Verhaltenssteuerung nach dem Prinzip der Vergleichs- und Veränderungseinheiten (Hacker, 1973; Schröder, 1980) in der psychischen Tätigkeit des Menschen. Zumindest kommt den imaginativen Handlungen einerseits eine antizipatorische Funktion für die reale Handlungsausführung und andererseits eine entscheidende Bedeutung für die Verarbeitung subjektiv erlebter Handlungsgrenzen im Alltag zu (Witruk, 1987).

Damit sind im Grunde auch reale Vorstellungsbilder zugleich Symbole mit einem individuell verschiedenartigen (in vielfacher Weise auch soziokulturell determinierten) Bedeutungshintergrund. Letztlich bilden Imaginationen einen Teil der psychischen Grundstruktur eines Menschen, denn seine Eigenschaft, den Dingen und Erscheinungen Bedeutungsinhalte mannigfaltiger Art zu übertragen, hat zur Folge, „dass der Mensch zu allen Zeiten in Symbolen als der ihn beherrschenden Wirklichkeit lebt..." (Jaspers, 1959).

Im Tagtraumprozess ist das Individuum damit bewusst und unbewusst zugleich Schöpfer und Gutachter von Phantasiestrukturen, die ihrerseits wiederum Auswirkungen auf den aktuellen Verlauf psychischer Funktionen und Eigenschaften sowie auf die Psychodynamik der Persönlichkeit zeigen.

Mit den Ergebnissen der modernen Imagery-Forschung im angloamerikanischen Sprachraum liegt bereits eine ausreichende Anzahl von Beweisen vor, dass Vorstellungen in den Bereichen Wahrnehmung, Motorik und Emotion weitgehend die gleiche Wirkung haben wie die Ereignisse, die sie repräsentieren (Klinger, 1984). Danach erscheint es durchaus plausibel, dass jenen subjektiven Vorstellungen und objektiven Ereignissen gemeinsame Mechanismen als mentale Repräsentanzen im Sinne der funktionalen Organe von Leontjew (1964, 372 ff) zugrunde liegen. Diese können bereits durch Vorstellungen verändert werden. Damit werden der gesamte Tätigkeitsprozess und das Verhalten eines Individuums beeinflusst; mit Hilfe der Imaginationen sind demnach beträchtliche Veränderungen der Psychodynamik einer Persönlichkeit möglich (Klinger, 1977). Vorstellungen und Imaginationen sind im weitesten Sinne stets Phantasieprodukte mit verschiedenartigem Realitätsgrad, wobei der Symbolcharakter ihrer Inhalte jeweils andersartig ausgeprägt ist.

Der Tagtraumbegriff wird demnach relativ weit gefasst; gleichsam als Kontinuum schließt er subjektiv bewusste und unbewusste Reaktionen auf innerpsychische Abläufe als auch auf solche aus der Umwelt ein (Klinger, 1988).

Tiefenpsychologische Symbolbetrachtung bezieht sich vorwiegend auf die Symbolik des Traumes (Leuner, 1978). Tagträume und Nachtträume sind jedoch in ihrem Kern nahezu identisch (Freud, 1917, 432), für beide gelten daher im Wesentlichen die gleichen Regeln bezüglich der Symbolproblematik. Die Auffassung des Symbols (hier besser des Traumsymbols) in der Psychoanalyse ist in engem Zusammenhang mit unbewussten psychischen Inhalten und dem Verdrängungsprozess zu sehen. Wie alle hier verwendeten psychoanalytischen Konstrukte werden z. B. Bewusstes und Unbewusstes als dialektische Einheit im Sinne sich ergänzender und gegenseitig bedingender psychischer Eigenschaften eines Kontinuums betrachtet.

Nach Leuner (1981) sind Imaginationen im Verlauf therapeutischer Tagträume Symbole für freigesetzte unbewusste psychische Inhalte, die durch ihren Objektcharakter eine außerordentliche Verbindlichkeit erreichen und dadurch die subjektive Psychodynamik erheblich beeinflussen. Imaginationen spiegeln damit in vielfältiger Weise das Erleben (und Verhalten) eines Individuums, also auch neurotische Erlebnisbereiche einschließlich deren Einbettung in soziale (z. B. Familien-) Strukturen sowie die diesen zugrunde liegenden infantilen Wurzeln wider.

Die imaginierten Symbole bzw. Symbolkonstellationen des Tagtraumes und Nachttraumes sind damit zusammengefasst als präverbale Verdichtungen von Abgewehrtem bzw. Verdrängtem, oftmals nach den Gesetzen der kindlichen Primärvorgänge ablaufenden unbewussten dynamischen Vorgängen zu charakterisieren, die im Verlauf einer psychotherapeutischen Arbeit eine Verschiebung hin zu reiferen Ich-Vorgängen (Sekundärvorgänge) erfahren können (Lorenzer, 1970). Hier klingt die Idee des Affektwandels nach Wygotzky (1976) an, der gleichzeitig konstruktiv-kreative Prozesse auslösen kann.

Symbolinterpretationen im Tagtraum, also z. B. im Katathymen Bilderleben, können auf der Objektstufe (das Tagtraumsymbol steht für eine libidinös besetzte Person der Umgebung) sowie auf der Subjektstufe (das Symbol als Medium für oft unbewusste Eigenschaften, Einstellungen und Ansätze für Konfliktlösungen eines Individuums) erfolgen.

Symbole bzw. Symbolkonstellationen beinhalten damit zugleich individuelle psychische Anteile und die hieran gebundenen sozialen Beziehungen.

Ferner ist jedes Symbol durch die „Wesenseigenschaften" (Metzger, 1954) seiner Bildgestaltung selbst, d. h. durch seine Gestaltqualitäten, die gleichsam eine Brücke zwischen dem Symbol und dem aktuellen psychischen Zustand des Imaginierenden bilden, bestimmt (Conrad, 1954).

2.3.2 Zur Rolle der Tagträume und der Nachtträume in der Psychotherapie

Die besondere Bedeutung der Symbole (mit allen ihren individuellen und sozialen sowie historischen Ebenen; vgl. nochmals Wygotski, 78 ff) im Verlauf von Tagträumen oder von Nachtträumen regt zur genaueren Betrachtung dieser psychischen Phänomene nicht zuletzt unter dem Aspekt ihrer therapeutischen Nutzbarkeit an.

Nachtträume werden als „psychophysiologische Zustände mit besonderer mentaler Aktivität" definiert, die im Schlaf auftreten (Clauß, 630 ff). Sie stellen Erlebnisse im Schlafzustand dar, und sie hängen daher eng mit Imaginationen und Phantasie zusammen (Arnold u.a. 1972). Insofern ist der Traum ein Teil der psychischen Tätigkeit des Gehirns im Schlafzustand, die jedoch keinesfalls auf den Traum in den so genannten Traumphasen beschränkt ist (Janovic, 1974). Gewöhnlich meint man mit Träumen die im so genannten REM-Schlaf auftretenden Bilderlebnisse, ebenso jedoch die innerhalb des Einschlaf- bzw. Aufwachprozesses auftretenden hypnagogen Halluzinationen, die den Tagträumen (also auch den katathymen Bildern) sehr ähnlich sind. Träume sind subjektiv mehr oder weniger vollständig reproduzierbar und zumindest im Erinnerungsablauf zuweilen von beträchtlicher affektiver Relevanz. Psychisch dominiert im Traum stets die emotionale Seite, physiologisch begleiten das in mehreren Phasen ablaufende Traumgeschehen eine Fülle z. T. noch nicht ausreichend erforschter neurobiologischer, neuropsychologischer, vegetativer und motorischer Vorgänge. Hier sei nur exemplarisch auf die Änderung der Hirnströme (EEG-Wellen werden im Traum sehr schnell und klein, eine Zunahme zumindest der Theta-Wellen lässt sich beobachten) hingewiesen (Janovic, 1974).

Tagträume korrelieren zunächst psychologisch eher mit dem Zustand entspannter Wachheit, der im EEG durch den Alpha-Rhythmus gekennzeichnet ist (Rösler/Szewczyk, 1987). Zwischen Tagträumen und Nachtträumen (oder eben Träumen im Schlaf) gibt es psychologisch vielfältige Übergänge, die bisher physiologisch noch weniger untersucht worden sind.

Jovanovic (1978) erstellte mittels experimenteller Untersuchungen eine zehnstufige Skala der psychischen Tätigkeit des Gehirns während des Schlafens; er konnte damit nachweisen, dass selbst im extremen Tiefschlaf erhebliche psychische Aktivitäten stattfinden. Hierfür besteht jedoch in der Regel subjektiv eine retrograde Amnesie.

Die Inhalte von Nachtträumen sind uns häufig aus der Erinnerung bekannt; das aber bedeutet auch, dass diese im Nachhinein mit Erinnerungsfälschungen oder -lücken belastet sein können, vielleicht auch, dass es mitunter überhaupt sehr schwer fällt, Trauminhalte zu beschreiben. Wesentliche Traumanteile, zuweilen ganze Träume bleiben daher nicht selten unbewusst, wobei hier stets „feine dynamische Übergänge zwischen Bewusstem und Unbewusstem angenommen werden können" (Rubinstein, 254). Dabei beherrschen offensichtlich optische und allenfalls noch akustische Eindrücke das Traumgeschehen wesentlich (Delay/Pichot, 1980). Abstrakte Begriffe werden stets in Handlungen übersetzt, sie sind im Nachttraum nur visuell darstellbar. Winson (1986, 263) bringt die mitunter schwer verständlichen Traumszenarien mit ihrer Entstehung im limbisch-frontal-kortikalen System in Zusammen-

hang, welches die „Interpretation von Erfahrungen und die Planung steuert" und ausschließlich auf der Basis von Handlungen funktionieren würde.
Der Träumende selbst nimmt eine mehr oder minder deutliche Bildfolge wahr, die subjektiv zumeist mit erheblicher Affektbesetzung erlebt wird und deren Sinn ihm wegen ihrer Symbolverschlüsselung nicht ohne weiteres verständlich ist. Zunächst erscheint dem Individuum sein Traumgeschehen in der Erinnerung alogisch, diffus, mitunter chaotisch; jedenfalls sind nur sehr selten die üblichen gesetzmäßigen Denkabläufe wiederzufinden. Wie bereits erwähnt, werden Gefühlsbesetzungen mehr oder minder intensiver Art mit den Traumphantasien verbunden. Zuweilen bemüht sich ein Mensch mit Hilfe von Assoziationen verschiedenster Art, die sich im Zusammenhang mit den Traumerinnerungen einstellen, zumindest subjektiv einen gewissen Sinn in den Ablauf der Traumbilder zu bringen, der allerdings nicht immer eindeutig sein kann. Das Ziel der wissenschaftlichen Traumforschung sollte sich daher auch auf die systematische Untersuchung des emotionalen Inhaltes im Traumkontext konzentrieren, denn nur dieser mit seiner besonderen, aus dem Unbewussten heraus strukturierten Ordnung erklärt die räumliche, zeitliche, gestaltliche, kausale, moralische, logische und realitätskritische Ordnung des Bewusstseins (Klumbies, 1974) in den Traumimaginationen.
Im Unterschied zum Nachttraum erscheinen Tagträume bewusstseinsnäher, sie enthalten bisweilen psychisches Material aus mehreren Bewusstseinsebenen gleichzeitig nebeneinander, das nötigenfalls sogar der subjektiven Bewusstseinskontrolle zugänglich ist. Tagträume können daher durchaus gewisse abstrakte Inhalte neben den primärprozesshaften Bildsymbolen enthalten. Dennoch liegen heute bereits ausreichende Befunde vor, die auf eine wesentliche Entsprechung von Tag- und Nachtträumen hinweisen (Thomä/Kächele, 1986).
Psychodynamisch manifestieren sich im Trauminhalt Ängste und Befürchtungen, Aggressionen, Wünsche und Hoffnungen, Einstellungen und Unsicherheiten eines Menschen, die in die Formen der Traumsymbolik verkleidet sind (Freud, 1900). In ihr finden sich Eifersucht, Liebe, Selbstbild und Wunschbild ebenso wie sexuelle Orientierungen bis hin zu Bewältigungsstrategien für die Realität wieder; sie repräsentiert den unbewussten Anteil der Persönlichkeit eines Individuums (Winson, 1986, 276). Nach Kast (1987, 8) kann jede im Traum auftretende Figur (wie überhaupt jedes Symbol) auch als Persönlichkeitszug des Träumers aufgefasst werden. Eine Trauerarbeit im Traumgeschehen (mit oftmals subjektiv zunächst nicht immer annehmbaren Motiven) wird beispielsweise durch solche psychischen Mechanismen wie Verdichtung, Vergrößerung, Umwandlung und Symbolverkleidung für den Träumenden möglich und erträglich. Durch Traumanalysen können folglich unbewusste Motive affektiver Art transparenter werden; Trauminhalte sind damit nützliche Hilfsmittel für psychotherapeutische Interventionen. Sie vermögen dem Psycho-

therapeuten Aufschluss über bestimmte pathogene Erlebnisverarbeitungen oder auch subjektiv nicht angemessene Verhaltensstrategien zu geben, die unbewusst, z. B. hinter einem so genannten „Charakterpanzer" (Katzenstein, 1981) versteckt, wirken und als permanente, oft latente Störfaktoren eine psychische oder psychosomatische Erkrankung entweder verursachen (bzw. mit verursachen) oder unterhalten.

Dynamische Bildsymbole, die im fortlaufenden Traumkontext eingebettet mitunter auch Bilddenken genannt werden, sind die Sprache des Traumes. Sie stehen, darauf sei nochmals verwiesen, einerseits in engem Zusammenhang mit der Lebensgeschichte, der aktuellen sozialen Situation und Tagesereignissen, der individuellen Gestimmtheit, emotionalen Wünschen, Bedürfnissen, Einstellungen, kurzum mit einer Vielzahl psychodynamischer und sozialdynamischer sowie nicht zuletzt biologisch-somatischer Faktoren und werden andererseits wesentlich von habituellen Persönlichkeitsfaktoren sowie der Phantasie und Kreativität eines Individuums mitgeformt.

Kovolkovy (1968) sieht bestimmte Trauminhalte nicht nur als diagnostisch nützlich an, sondern schreibt ihnen eine erste Signalfunktion für somatische Erkrankungen zu; danach zeigen sie als außerordentlich sensible Indikatoren Veränderungen im Organismus an.

Wenig sinnvoll, mitunter sogar gefährlich und damit eigentlich unzulässig wäre der Versuch einer verallgemeinernden direkten Übersetzung von Traumsymbolen (Schraml/Baumann, 1975) unabhängig vom Subjekt. Diese sind stets mehrdeutig und eigentlich nur vom Träumenden selbst zu entschlüsseln (Freud, 1912).

Unter dem Entwicklungsaspekt unterscheidet Freud (1900) zwei Funktionssysteme des Psychischen, nämlich Primär- und Sekundärvorgänge. Primärvorgänge sind die genetisch frühen Stufen des so genannten infantilen Ichs (also das kindliche Denken etwa bis zum Beginn des Schulalters); der Traum und seine Symbolbildung sind ausschließlich in diesem Funktionsbereich angesiedelt. Eine Reihe von Untersuchungsergebnissen scheint darauf hinzuweisen, dass diese Primärvorgänge mit ihren Funktionsweisen neben den folgenden Sekundärvorgängen des „maturen Ichs", die sich am Realitätsprinzip orientieren, während des ganzen Lebens eines Menschen wirksam bleiben. Jedenfalls lassen einige empirische Befunde darauf schließen, dass bei gewissen Veränderungen des Bewusstseingrades, u. a. provoziert durch Reizverarmung, Reizüberflutung, Konzentrationsverschiebungen oder Drogen realitätsferne oder realitätsfremde Phänomene die psychische Tätigkeit eines Individuums zunehmend beeinflussen oder bestimmen (Katzenstein, 1978; Leuner, 1981), wobei subjektiv regressives Erleben beschrieben wird.

Diese den jeweiligen Sekundärvorgang (also kognitive Abläufe) teilweise oder ganz verdrängenden Erscheinungen werden subjektiv häufig als Symbolbilder bzw. ganze Symboldramen wahrgenommen. Schließlich können, eng verbunden mit der Dynamik aktueller Bewusstseinszustände, Tagträume (katathyme Bilder oder Phantasievorstellungen) sowohl auf der Ebene von Primärprozessen als auch von Sekundärprozessen (unter gewissen Bedingungen auch auf beiden Ebenen gleichzeitig) ablaufen. Diese Phänomene werden in der psychotherapeutischen Arbeit mit dem Katathymen Bilderleben therapeutisch genutzt. Es scheint deshalb weniger sinnvoll, Primär- und Sekundärvorgänge als strikt getrennte psychische Prozesse zu betrachten. Vielmehr sind sie als Pole eines Kontinuums anzusehen, die sowohl unter ontogenetischem als auch unter aktualgenetischem Aspekt vielfältige dynamische Übergänge zeigen, die ihrerseits mehr oder weniger bewusst oder unbewusst erlebt werden. Entsprechend sind die unbewussten Symbolismen eines Menschen, auch wenn deren Bedeutung subjektiv teilweise oder gänzlich unklar ist, im Sinne eines Sonderfalles allgemeiner Symbolismen (als Eigenschaft des Menschen, seine Welt in Symbole verschlüsselt zu erleben) interpretierbar.

Nach Winson (1986) werden in den Bearbeitungsprozessen der Traumphasen (hier im Nachttraum) insbesondere jüngerer Kinder wesentliche Erlebnisstrategien im Gedächtnis fixiert. Diese lebenslang gespeicherten und in der Regel unbewussten Gedächtnisinhalte bilden eine „ständig aktive mentale Struktur", also das Unbewusste, „das die Lebenserfahrung zur Kenntnis nimmt und im Einklang mit seinem eigenen Schema der Interpretation und Beantwortung reagiert" (Winson, 1986, 296).

Im Verlauf der Ontogenese existieren deshalb beim Kind nahezu sämtliche Formen von bewusstem (Bildanalogie und dgl.) bis zum unbewussten Symbolismus (Traum- bzw. Tagtraumbilder), oftmals unmittelbar nebeneinander, die sich im Phantasiespiel oder Symbolspiel manifestieren (Piaget, 1969). Alle diese Phänomene stehen mit der Interiorisation (Verinnerlichung, Identitätsfindung, Sozialisation, Bewältigungs- und Bearbeitungsstrategien) im Zusammenhang (Schmidt, 1970). Der Entwicklungsprozess führt zwar allmählich zur Ich-Reifung (d. h. auch zunehmender kognitiver Steuerung der psychischen Tätigkeit), jedoch spielen auch beim Erwachsenen die unbewussten Symbolbildungen neben den bewussten weiterhin eine wichtige (wahrscheinlich auch psychohygienische) Rolle, zumindest im Traum bzw. Tagtraum. Mit Piaget (1969, 255) kann „die Unterdrückung des Bewusstseins vom Ich durch eine völlige, imaginäre Absorption der äußeren Welt, also durch Vermischung dieser", als Prinzip des unbewussten Symbols angenommen werden; dieses Prinzip wird weiter als einfacher Grenzfall der Angleichung der Wirklichkeit an das Ich beschrieben. Hierdurch wird die extreme Egozentrik eines Traumes („Zustand der völligen Nichtdifferenzierung zwischen dem Ich und der äußeren Welt. ... ein Zustand der Projektion innerer Eindrücke auf die Formen, die von der äußeren Welt geliefert werden", Piaget, 1969, 155) einsichtiger.

Transparenter wird somit weiter, dass unbewusste Symbolbilder von Träumenden, die subjektive Wünsche und Eindrücke beinhalten, welche dem Ich nicht ohne weiteres verständlich sind (weil im Traum in der Regel, im Tagtraum mitunter, das Ich-Bewusstsein fehlt), auf regressiven Ebenen ablaufen. Piaget (256 ff) spricht von unbewussten Symbolismen als Fortsetzung des spielerischen Symbolismus des Kindes. Offensichtlich sind in dieser Weise Abwehrmechanismen (Widerstände, Verdrängungstendenzen) in einer für das Individuum akzeptablen und erträglichen Weise zu überwinden. Letztlich lassen sich aus diesen Überlegungen unschwer die Nützlichkeit und einige Wirkungsmechanismen der Träume bzw. Tagträume in der Psychotherapie ableiten. Die im Traum- bzw. Tagtraumgeschehen ablaufenden Bildfolgen und die diese begleitenden emotionalen Erlebnisse spiegeln in besonderer Weise unbewusste bzw. vorbewusste psychische Traumata wider, die den Beziehungsstörungen, Ich-Störungen, gestörten Objektbeziehungen usw. bei psychisch oder psychosomatisch auffälligen, gestörten bzw. erkrankten Menschen zugrunde liegen.

2.3.3 Zur Stellung von Imagination in verschiedenen psychotherapeutischen Verfahren

Heutzutage nutzen viele der bedeutsamen psychotherapeutischen Schulen, ihrer theoretischen Konzeption und klinischen Vorgehensweisen entsprechend, Imaginationen für ihre Interventionen (Hennig, 1986).
So verwenden z. B. Verhaltenstherapeuten Vorstellungsbilder von realen Situationen, Personen oder Gegenständen als Medien für bestimmte Lernvorgänge (kognitive Umstrukturierungen) bei Desensibilisierungen oder Konfrontationen sowie beim symbolischen Modelllernen (Butollo, 1979; Hennig, 1978; Lazarus, 1976; Singer, 1978 u. a.).
Einen etwas breiteren Bedeutungshintergrund von Vorstellungsbildern macht sich die im Rahmen der klientzentrierten Psychotherapie entwickelte Methode des Focusing zunutze. Über provozierte Vorstellungsmuster werden Gefühlsbereiche im weitesten Sinne für den Patienten erlebbar und gegebenenfalls auf ihre Ursache hin subjektiv überprüfbar, was ebenfalls zu Einstellungsänderungen durch Umstrukturierungen im Erleben führen kann (Gendlin, 1981). Im Vergleich mit der zumeist rein kognitiv orientierten Verhaltenstherapie gibt es hier bereits weitergehende Ansätze, kognitive Inhalte zugunsten von emotionalen Vorgängen zurückzudrängen (Pavel, 1978).
Die Psychoanalyse, die in ihren Anfängen sehr wohl fremdsuggerierte individuelle Vorstellungsbilder in ihre therapeutische Arbeit einbezogen hat (Freud, 1900), widmet ihre Aufmerksamkeit zunehmend den Interpretationen der freien Assoziationen eines Patienten und weniger seinen katathymen Imaginationen. Von den tiefenpsychologischen therapeutischen Schulen hat insbesondere diejenige, die sich den Anschauungen von C. G. Jung (1971) verbunden fühlt, Tagtraumtechniken (so genannte „aktive Imaginationen") in beson-

derer Weise weiterentwickelt. Einige Vertreter der so genannten Neo-Psychoanalyse (Epstein, 1985; Sullivan, 1956) integrieren Imaginationen in ihr therapeutisches Vorgehen. In allen analytisch-psychodynamisch orientierten Psychotherapietechniken dienen Imaginationen der Erschließung unbewusster psychischer Inhalte. Moderne Methoden der Gruppen- und Familientherapie enthalten ihrem Selbstverständnis entsprechend weniger therapeutische Imaginationen (Höck, 1976; Richter, 19772; Willi, 1975). Eine Ausnahme bildet die Gestalttherapie (Perls, 1982), die intensiv mit Phantasie und Tagtraum umgeht, etwa in Form der hier praktizierten am Körper bzw. an Körpererlebnissen orientierten Imaginationen oder der aktiven Traumbearbeitung in der Gruppe.

Perls (1982) betont in diesem Zusammenhang stets die Bedeutung von Projektionsphänomenen.

In der Suggestivtherapie nehmen Imaginationen einen bedeutenden Platz ein. Sowohl fremdsuggestive Techniken als auch autosuggestiv orientierte Verfahren bedienen sich in vielfältiger Weise bildhafter Vorstellungen. J. H. Schultz (1979, 164 ff) erwähnt ausdrücklich, dass die „... Veranschaulichung inneren Erlebens ... in versenktem Zustand ..." im Verlauf der Oberstufe des von ihm entwickelten Autogenen Trainings einen Beitrag zur Entschlüsselung von individuellen Symbolen leisten kann. Entsprechend finden sich in den Patientenprotokollen bei Schultz (1932) Imaginationen von Farben, abstrakten Begriffen (wie Glück, Gerechtigkeit und dgl.), Blumenlandschaften, konkrete Personen (z. B. Mutter- oder Vatergestalten), Figuren aus Sagen und Mythen, Landschaften; aber auch phantasievolle Variationen realer Lebenssituationen. Schultz (1972) selbst stellt diesen „besonderen seelischen Zustand" in die Nähe des Nachttraumes und schreibt ihm zumindest kathartische Wirkung zu. Ferner verspricht er sich von einer sorgfältigen Analyse der Bilderlebnisse Aufschlüsse über die neurosepsychologischen Zusammenhänge eines Patienten; angestrebt sind schließlich eine selbständige nachhaltige Persönlichkeitsgestaltung und die Persönlichkeitsentwicklung im psychotherapeutischen (psychodynamischen Sinne). Thomas (1976) erweitert die Oberstufentechnik des Autogenen Trainings mit zusätzlichen Imaginationen, die er „autogene Imagik" nennt (Wege auf dem Meeresgrund oder auf Berghöhen, märchenhafte Motive usw.). Im Verlauf dieser gelenkten Tagträume konnte er oftmals emotional intensiv wirkende Symbolassoziationen beobachten. Bouchal (1981) hat während der Selbsterfahrung bei der Ausbildung von Suggestivtherapeuten Imaginationen zur Phantasieausbildung und Selbstreflexion eingesetzt. Ähnlich verwendet Luthe (1969/70) im Verlauf seiner „autogenen Meditation" frei aufsteigende Imaginationen (Empfindungen, Eindrücke, Gedanken, Farben, Bilder), wobei lediglich die Bewusstseinseinschränkung fremdsuggestiv provoziert wird. Luthe (1969/70) beschreibt diese besondere Art der Imaginationsabläufe als eine ideatorische Form autogener Entladungen, deren selbstheilende Wirkung durch eine so genannte zentrale Programmsteuerung autonom reguliert wird (Schaeffer 1979). Eine an Desensibilisierungstechniken erinnernde Anwendung von Vorstellungsinhalten (Ängste, Zwangsinhalte, Aggressionen usw.) stellt die von Luthe (1969/70) empfohlene Methode der autogenen Verbalisation dar. Hier wird eine Neutralisation der als störend erlebten psychischen Inhalte durch vielfache Wiederholungen bestimmter Imaginationsstrukturen versucht. Im Verlauf von hypnotherapeutischen Interventionen werden Imaginationen bei fremdsuggestiv mehr oder weniger herabgesetzter Bewusstseinkontrolle in vielfältiger Weise genutzt.

Langen (1982) und besonders Kretschmar (1975) erwähnen ein im hypnotischen Trance wahrnehmbares „Bildstreifendenken", das Nachtträumen nahe kommt und eine individuelle Gestaltung zeigt, was jedoch psychodynamisch weniger genutzt wird. Gelegentlich suggerieren Hypnotherapeuten bildhafte Vorstellungen, die der indirekten Verhaltensbeeinflussung dienen (Kriegel/Gaefke, 1978).

Erickson (1978), der im Verlauf seiner therapeutischen Hypnosen die Dynamik unbewusster Prozesse im Verhalten seiner Patienten sowie deren individuelle, intellektuelle und emotionale Besonderheiten berücksichtigt, verwendet Imaginationen („innere Bilder") sowohl in der Phase seiner so genannten indirekten Induktion als auch in dem darauf folgenden therapeutischen Verlauf. Er distanziert sich ausdrücklich von solchen Lehrmeinungen, die der Hypnose ausschließlich die Rolle einer Manipulations- und Kontrolltechnik zuschreiben. Er sieht im hypnotischen Trance einen Zustand, der in richtiger Weise therapeutisch genutzt, dem Patienten ähnlich wie im Traum, im Tagtraum oder im Verlauf von Imaginationen, die Möglichkeit für ein aktives selbständiges und kreatives Bearbeiten seiner Problematik ermöglicht (Katzenstein, 1983).

Wesentlich ist im Trance nach Erickson (1978, 39), dass weniger Restriktionen von Ich-Funktionen ausgehen und dadurch die „autonomen (unbewussten) Erscheinungen (alles, von Gefühlen und Emotionen an bis hin zu Träumen und spontanen Assoziationen)" freigesetzt werden und damit dem therapeutischen Prozess zugänglich sind. So kommt damit auch den im Verlauf dieser hypnotherapeutischen Technik angewandten Imaginationen die Rolle eines besonderen Mediums zu, dessen sich der Therapeut vorrangig zur Förderung und Strukturierung einer „Annahme-Haltung" bei dem Patienten sowie einer selbständigen Erschließung der eigenen assoziativen Struktur und der psychischen Prozesse außerhalb der bewussten Ich-Kontrolle bedient. Es ist jedoch nicht beabsichtigt die benutzten Imaginationen hinsichtlich ihrer Symbolinhalte zu entschlüsseln. Ihrer Vielfalt hingegen sind keine Grenzen gesetzt; die verschiedensten bildhaften Vorstellungen (Regressionen in die Kindheit, Erinnerungsbilder, Landschaften usw.) werden vom Therapeuten suggeriert und gegebenenfalls bei selbständig ablaufenden Bildassoziationen von ihm akzeptiert. Sie sind jedoch bei Erickson/Rossi (1979) gemeinsam mit einer Vielfalt von speziellen Techniken, z. B. Bindungen und Doppelbindungen nach Watzlawick u.a. (1974), Wechsel der Kommunikationsebenen etc., Hilfsmittel zur Anwendung indirekter hypnotischer Suggestionen, die Bewusstseinsveränderungen (Trance) zur Folge haben, welche ihrerseits erst Voraussetzungen für die eigentlichen therapeutischen (dynamischen) Vorgänge sind. Diese pragmatische und in der Praxis von Erickson (1985, 1981) außerordentlich raffinierte Nutzung von Imaginationen als Vehikel zur indirekten Tranceauslösung lässt sich mit der Auffassung dieses Autors vom Unbewussten erklären. Letzteres wird im Gegensatz zu psychoanalytischen Auffassungen als eine „intelligente, komplexe Ebene geistigen Funktionierens" beschrieben, die gewisse Ich-Anteile enthält.

Eine besonders unkonventionelle Art im psychotherapeutischen Umgang mit Imaginationen wird mit den NLP-Techniken (Neuro-Linguistic-Programming; Grindler/Bandler, 1984) praktiziert. Imaginationen dienen hier einerseits der Trance-Induktion und andererseits verschiedenen Formen von kognitiven Umstrukturierungen. Diesen Ausführungen kann sicherlich die bedeutende Rolle, die Imaginationen in der Psychotherapie überhaupt spielen, entnommen werden. Ihr jeweiliger Stellenwert ist, abhängig von der jeweiligen theoretischen Konzeption und dem daraus abgeleiteten therapeutischen Vorgehen, sehr verschiedenartig, ihre prinzipielle Wertigkeit für therapeutische Interventionen jedoch unbestritten.

2.4 Zu einigen theoretischen Grundlagen und zur Konzeption des Katathymen Bilderlebens (KB)

Als strukturierte therapeutische Tagtraumtechnik nutzt das Katathyme Bilderleben Imaginationen als zentrales therapeutisches Medium. Grundsätzlich ist der Tagtraum ein Mittel zur Aufdeckung vor- und unbewussten psychischen Materials und zugleich die Bühne für die wesentlichen therapeutischen Auseinandersetzungen. Die imaginierten Symbole bzw. Symbolkonstellationen sind damit zusammengefasst als präverbale Verdichtungen von verdrängten, oftmals nach den Gesetzen der kindlichen Primärvorgänge ablaufenden unbewussten pathogen-dynamischen Prozesse zu charakterisieren, die im Verlauf der therapeutischen Arbeit eine Verschiebung hin zu reiferen Ich-Vorgängen (Sekundärvorgänge) erfahren.

Hierdurch wird wiederum das psychodynamische und auch tiefenpsychologische Konzept, das dem Katathymen Bilderleben zugrunde liegt, deutlich. Insofern ist das Symboldrama den psychodynamischen Methoden zuzuordnen, d. h. die Symptombeseitigung wird über die Beeinflussung unbewusst ablaufender psychischer Prozesse versucht (vgl. Kulawik, 1984). Das breite Spektrum tiefenpsychologischer Aspekte findet, soweit sich seine Brauchbarkeit für die klinische psychotherapeutische und psychiatrische Arbeit erwiesen hat (Katzenstein, 1981), einschließlich der modernen Weiterentwicklungen psychoanalytischer Denkansätze (z. B. der Ich-Psychologie) weitgehend Beachtung.

Im Übrigen kann Leuner (1980) zugestimmt werden, dass für die Abbildung der emotionalen und affektiven Prozesse eines Individuums sowie der Psychodynamik seiner zwischenmenschlichen Interaktionen derzeit die tiefenpsychologische Konzeption der Psychoanalyse in ihrer modernen Weiterentwicklung am besten geeignet scheint, jedenfalls steht bis heute noch kein anderes vergleichbares psychologisches Lehrgebäude zur Verfügung. Dabei wird das psychoanalytische Gedankengut stets in der bereits erwähnten kritischen Betrachtung genutzt (Katzenstein u.a., 1981) und berechtigte Vorbehalte gegenüber triebtheoretischen Überlegungen beibehalten.

Als Psychotherapie mit Tagträumen bewegt sich das Katathyme Bilderleben in erheblichem Maße auf regressiven oder auch archaischen Ebenen, d. h., das Symboldrama unterliegt vorrangig dem Primärvorgang (Leuner, 1978, 171 ff). Damit ist bekanntlich jenes psychische Funktionssystem gemeint, dem auch kindliches Denken bis etwa zum fünften bzw. sechsten Lebensjahr überwiegend unterliegt und das schließlich im Verlauf der Ontogenese in dem Sekundärvorgang des erwachsenen Denkens aufgeht. Von der Kindheit zum Erwachsenen hin gewinnen zunehmend Sekundärvorgänge als logische und folgenkritische Denkarbeit an Bedeutung, und Primärvorgänge treten in den Hintergrund. Dabei bleibt bei jedem Individuum unter besonderen Bewusstseinszuständen (z. B. Schlaf, Hypnoid, Intoxikation) ein Oszillieren beider Vorgänge untereinander erhalten; Primär- und Sekundärvorgänge stellen also abhängig von Bewusstseinsbedingungen ein Kontinuum dar (vgl. Lorenzer, 1970). Beide stellen damit Teile eines dialektischen Prozesses dar, sie ergänzen sich im Verlauf kreativer Vorgänge (Baumberger, 1984, 56 ff; Oerter, 1971, 285 ff) und zeigen weiter abhängig von individuellen Dispositionen sowie aktualgenetischen Faktoren wechselnde Dominanz. Pathogene Einflüsse auf den jeweiligen Bewusstseinzustand eines Menschen zeigen zusätzliche Auswirkungen auf die Primär- und Sekundärvorgänge, wie sich mit phänomenologischen Verlaufsstudien von neurotischen und psychotischen Erkrankungen unschwer nachweisen lässt.

Im therapeutischen Ablauf mit dem KB sind jene Oszillationen von Primär- und Sekundärvorgängen allenthalben beobachtbar, insofern kommt dem therapeutischen Tagtraum mitunter geradezu der Stellenwert einer experimentellen Psychoanalyse zu. Die von Leuner (1980) mehrfach beschriebenen, im Verlauf des Ablaufs katathymer Bilder nahezu zwangsläufig auftretenden Bewusstseinsveränderungen werden in der Regel von Regressionsphänomenen auf verschiedenen Ebenen begleitet, zuweilen kann nahezu von einem regressiven Bewusstseinsniveau gesprochen werden. Dabei steht auch als Folge eines eingeengten Bewusstseins die Wahrnehmung von optischen Vorgängen und Bildern, von Gefühlen und Vorgängen im Körperinneren im Vordergrund; das schlussfolgernde und folgenkritische Denken tritt merklich in den Hintergrund, die Außenwahrnehmung ist begrenzt.

Der eigentliche therapeutische Prozess besteht in der Wiederbelebung, Wiederholung und innerpsychischen Bearbeitung (einschließlich Bewältigung und Akzeptierung) von Konfliktsituationen auf verschiedenen Ebenen dieses kontrollierten Regressionsgeschehens in mannigfaltigen Symbol- bzw. Bildstrukturen, die jedoch häufig an subjektiver Evidenz den realen symptomverursachenden oder -auslösenden bzw. -erhaltenden Erlebnissen eines Patienten nicht nachstehen (Hennig, 1980).

Die therapeutische Arbeit wird wesentlich dadurch erleichtert, dass Abwehrmechanismen sowohl durch die eigentliche Regression als auch durch das unmittelbar im Zusammenhang mit dem Auftreten katathymer Bilder einsetzende selbstinduzierte Hypnoid, das neben seiner Funktion als Voraussetzung für das Entstehen von Tagträumen überhaupt, zumindest einen gewissen Relaxationsschutz bietet, reduziert bzw. gelockert werden. Hinzu kommt, dass die in der Regel begleitende, im Bedarfsfall jedoch stützende Haltung des Therapeuten, die sich zumeist auf einen akzeptierenden Stil beschränken kann, den Vorgang der Abwehrminderung zusätzlich anregt. Dabei führt die Reduzierung der Abwehr und damit das Ausmaß der Regression bei ausreichend erhaltenen gesunden Ich-Anteilen einer Persönlichkeit nicht über ein erträgliches Maß hinaus, Ich-Destruktion infolge eines Abwehrzerfalls oder maligner Regressionen (Balint, 1970) sind bei einer kunstgerechten Anwendung des Verfahrens kaum zu befürchten.

Dabei wirken die wesentlichsten Übertragungsbeziehungen des Patienten auf den „Projektionsschirm" des katathymen Symboldramas, das sich aus vielfältigen, im Verlauf der Ontogenese verinnerlichten, gespeicherten und nunmehr wiederbelebten Objektbeziehungen zusammensetzt. Im Gegensatz zur Psychoanalyse, in deren Verlauf eine Übertragungsneurose von besonderer Bedeutung ist, kann man im Prozess der emotionalen Auseinandersetzungen auf der Bildebene von einer „Projektionsneurose" sprechen (Leuner, 1970). Gewisse Übertragungs- bzw. Gegenübertragungselemente, welche die Therapeut-Patient-Beziehung gestalten, spielen damit für das zentrale therapeutische Geschehen im Allgemeinen eine randständigere Rolle.

Die Auseinandersetzungen oder Konfrontationen des psychisch leidenden Patienten mit Personen, Objekten und Situationen, die entweder symbolverkleidet oder direkt im Tagtraum auftreten, erfolgt also unmittelbar emotional auf seinem „Bildschirm", wobei aus der affektiven Situation des Patienten heraus ein Projektionsdruck entsteht, der zu einer Fokussierung der Tagtraumszenerie auf mancherlei Konfliktkerne und damit zur besonderen Eignung des KB als Kurzpsychotherapie beiträgt (Hennig, 1982; Leuner, 1981). Einige Autoren, u.a. Kulessa/Jung (1980), Wächter/Pudel (1980) haben mittels empirischer Untersuchungen bei Patienten mit verschiedenen Syndromen die Effizienz des KB eindeutig nachweisen können. Jedoch steht eine differenzierte prozessbegleitende Erforschung individueller Verläufe bei psychotherapeutischen Interventionen mit dem KB vorläufig noch aus.

Freilich ist die Ermittlung von Wirkfaktoren sowie deren Effekte im Verlauf psychotherapeutischer Interventionen eine wesentliche Voraussetzung für die Konstruktion von brauchbaren theoretischen Modellvorstellungen. Diese müssen möglichst schulunabhängig untersucht werden. Dabei sollten sowohl gewisse ex juvantibus beobachtbare Anteile ebenso Berücksichtigung finden wie diejenigen, die wissenschaftlich exakter den Therapieprozess selbst abbilden (vgl. auch Geyer, 1987).

Anlass hierzu sind nicht zuletzt die bereits seit einiger Zeit bekannten umfangreichen vorrangig faktorenanalytischen Untersuchungsansätze zur Messung von Therapieerfolg, die weder zwischen gruppen- und einzeltherapeutischem Vorgehen, noch zwischen der Zugehörigkeit der Therapeuten zu einer bestimmten psychotherapeutischen Schule wesentliche Unterschiede hinsichtlich messbarer Einflüsse auf den Therapieerfolg ermitteln konnten (Beckmann u.a., 1974; Mintz u.a., 1971).

Es scheint heute relativ sicher, dass die Einstellung des Therapeuten den Verlauf des therapeutischen Geschehens in besonderer Weise gestaltet (Hennig u.a., 1982). So konnten Howard u.a. (1970) für den psychotherapeutischen Prozess zumindest drei positive „therapeutische Potentiale" über Faktorenanalysen extrahieren, die als „kollaborativ-analytisch, magisch-faszinativ und vertrauensvoll-offen" charakterisiert werden. Es ist sehr wahrscheinlich, dass diese Faktoren wesentlich die Effektivität jeder psychotherapeutischen Methode ausmachen. Ein von diesem Kooperationsstil getragenes psychotherapeutisches Arrangement verlangt eine reife, kreativ handelnde Therapeutenpersönlichkeit, die psychologisch-psychotherapeutisch sowie psychopathologisch-psychodynamisch hinreichend vorgebildet und in ausreichender Selbsterfahrung mit Besonderheiten des eigenen Erlebens und Verhaltens konfrontiert worden ist. Das eigentliche therapeutische Vorgehen sollte grundsätzlich durch die Persönlichkeitsstruktur, die Entwicklungsgeschichte, das soziale Umfeld und in gewissem Ausmaß auch durch die Symptomatik eines Patienten bestimmt und weniger von Schulmeinungen beeinflusst sein.

Es wäre daher anzustreben, dass alle Psychotherapeuten grundsätzlich über eine breitere Palette psychotherapeutischer Methoden verfügen sollten, die ihnen ausreichende Kompetenz im Umgang mit den verschiedenen Patientenpersönlichkeiten bzw. Patientengruppen und genügend Sicherheit in der Anwendung verschiedener Kommunikationsstile und therapeutischer Techniken gewährleistet.

Im Grunde ist jede Psychotherapie nichts anderes als menschliche Kommunikation, wenngleich eine ihrer besonderen Formen: Sie ist einerseits als ein erweitertes Kommunikationssystem anzusehen, weil sie über gewöhnliche Ratschläge und dgl., also die im Alltag üblichen Beziehungen, hinausgeht (Watzlawick u.a., 1974); andererseits bedeutet psychotherapeutische Kommunikation stets ein Spezifizieren und damit notwendiges Einengen des Kommunikationsgeschehens auf bestimmte, zumeist vom Therapieziel ausgehende Aspekte. Dabei setzen die bereits von den theoretischen Konzepten der einzelnen Schulmeinungen diktierten Regeln, deren prinzipielle Notwendigkeit schon wegen der wissenschaftlichen Systematik nicht angezweifelt wird, dem therapeutischen Kommunikationsprozess weitere Akzente. Beispielsweise zentrieren Verhaltenstherapeuten die therapeutische Kommunikation eher auf die Symptomatik eines Patienten, hingegen richten psychodynamisch orientierte Psychotherapeuten ihr Augenmerk (oft unter Vernachlässigung dieser Symptomatik) vorrangig auf kausale, weniger bewusste oder unbewusste psychische Bereiche. Indes wird bei näherer Betrachtung des therapeutischen Stils der wichtigsten psychotherapeutischen bzw. psychotherapeutisch relevanten psychologischen Schulen heute immer deutlicher, das gleichsam jeder von der jeweiligen Schulmeinung methodisch beeinflusste therapeutische Kommunikationsablauf zwar einen gewissen Artefakt darstellt, dennoch aber auch eine Fülle von Elementen beinhaltet, die weniger im Zentrum des beabsichtigten therapeutischen Geschehens zu stehen scheinen. Diese Kommunikationsanteile sind jedoch, je nach Therapiephase, nicht weniger wirksam; die Wertigkeit einzelner Kommunikationselemente innerhalb einer therapeutischen Folge ist bisher allerdings noch nicht exakt schätzbar.

Auch im KB lassen sich auf der „Projektionsebene" des Tagtraumes unschwer neben psychodynamisch-analytischem Bearbeiten konfliktträchtiger Probleme lerntheoretisch begründbare Schritte in verschiedenen Bewältigungsphasen nachweisen (Hennig, 1976). Ebenso findet der fachkundige Beobachter im Verhalten des KB-Therapeuten Ansätze, die sich verhaltenspsychologisch beschreiben lassen, neben solchen, die eher an non-direktive, gesprächspsychotherapeutische Überlegungen anknüpfen, wenngleich es dessen zentrales Anliegen ist, die Bearbeitung psychodynamischer Vorgänge mittels einer angemessenen Form der Begleitung des Patienten durch das Symboldrama seiner Tagträume anzuregen. Im Prozess der Freilegung unbewusster Konfliktstrukturen im KB-Verlauf zeigt sich in Form der Bildsymbolik der Tagträume ein Kompromiss zwischen katathym aufsteigenden oder weniger affektgeladenen Erinnerungsimpulsen und entsprechenden Abwehrmechanismen, die einerseits vermindert werden müssen, andererseits eine konstruktive persönlichkeitsbewahrende Funktion haben. Nach Leuner (1985, 140 ff) besteht die therapeutische Strategie beim KB darin, „Konfliktkerne zur symbolischen Darstellung zu bringen", gegebenenfalls also unter Nutzung indirekter oder gelegentlich direkter Interventionen in flukturierende, sich kreativ selbst gestaltende (und dabei therapeutisch wirksam werdende) Strukturen zu überführen.

In jüngster Zeit hat Leuner (1985) eine Reihe von Wirkdimensionen beschrieben, von denen diese oben beschriebene Konfliktbearbeitung im Sinne einer psychodynamisch fundierten Psychotherapie die erste Dimension darstellt. Auf der Grundlage von kontrollierten Regressionen (Barolin u.a., 1982) entwickeln sich oftmals spontan auftretende, mitunter induzierte Regressionen in Lebensabschnitte, die vor der traumatisierenden (eventuell frühkindlichen) Periode eines Patienten lagen. Diese zweite Wirkdimension ist nicht selten mit deutlich narzisstischem Befriedigungserleben verbunden, sie liegt im Bereich symbolischer Kompensation fehlender emotionaler Zuwendung und dient letztlich der Ich-Stärkung, also der Persönlichkeitsstabilisierung. Hier findet sich ein engerer Bezug zum Narzissmuskonzept der modernen Psychoanalyse (Kohut, 1966). Die mögliche Ich-Schwäche eines Patienten als so genanntes narzisstisches Defizit, die sich als Unruhe, Spannung oder Angst zeigt, wird durch das Erleben von Ruhe, Gelassenheit, Befriedigung und Zufriedenheit, das sich aus gewissen katathymen Symbolkonstellationen ergibt, im therapeutischen Sinne beeinflusst (Leuner, 1982) (übrigens ein Effekt, der sich für psychotherapeutische Krisenintervention sehr sinnvoll nutzen lässt).

Die „kreative Funktion des phantasiegetragenen Tagtraumes" (Leuner, 1985, 282), die zur spontanen schöpferischen Entwicklung subjektiv neuer szenischer Symbolkonstellationen führt, welche nicht selten den Stellenwert von Probehandlungen einnehmen und in der autonomen katathymen Szene mitunter verblüffende Problemlösungen mit entsprechendem Realitätstransfer (auch im Sinne kognitiver Umstrukturierung) ergeben, ist die dritte Wirkdimension des Katathymen Bilderlebens. Auch diese Dimension wirkt therapeutisch vorrangig auf die Ich-Funktionen der psychischen, d. h. auf die persönlichkeitsintegrierenden Strukturen (Leuner, 1973).

Das Katathyme Bilderleben ist durch eine von Leuner (1964) bereits frühzeitig eingeführte Strukturierung in eine Reihe von Standardmotiven, die „als Kristallisationskerne für die individuellen projektiven Inhalte" (Leuner, 1985, 19; Hennig u.a., 1982) dienen, lehrbar und erlernbar gemacht worden. Damit wird dem Therapeuten (insbesondere in der Phase des Erlernens dieser Methode) ein überschaubares und praktikables Raster zur Verfügung gestellt, das ein angemessenes Begleiten der Tagträume eines Patienten ermöglicht und anfangs sehr erleichtert (Leuner, 1983). Während der mit dem KB weniger erfahrene Therapeut im Verlauf der Unterstufe dieser Methode vorsichtiges, projektives Führen des Patienten durch seine katathymen Bilder praktizieren kann, gestattet die Mittel- und Oberstufe (als fortgeschrittener Umgang mit therapeutischen Tagträumen) die freie kreative assoziative Entfaltung und damit die echte Problembearbeitung durch den Patienten. Für den therapeutischen Umgang mit dem Katathymen Bildern erweisen sich die von Leuner

(1985) entwickelten Regieprinzipien sowie speziell für das KB zusammengestellten therapeutischen Techniken als besonders nützlich.
Damit verfügt das KB über eine kontrollierbare Verfahrenstechnik, die sich, wie eine Fülle inzwischen publizierter empirischer Arbeiten nachweist (Hennig, 1985; Leuner, 1980; Leuner/Lang, 1982; Roth, 1980), in der klinischen Praxis durchaus bewährt hat. Weitere Festlegungen betreffen den äußeren Rahmen (z. B. die Einbettung des Verfahrens in das übliche klinisch-diagnostische Programm, Fragen der Protokollführung und begleitender oder nachträglicher gestalterischer Darstellung imaginierter Inhalte). Ebenso sind gewisse Anteile der Einleitung des KB, die äußere Haltung des Therapeuten zum Patienten und einige technische Details des Führungs- oder Begleitstils einheitlich geregelt.
Die therapeutischen Anwendungsbereiche des KB sind heute bereits relativ breit, auf Indikation und Kontraindikation wird in einem gesonderten Abschnitt eingegangen.
Schon sehr früh hat Leuner (1955, 1957) die Tatsache erkannt, dass es einen direkten Transfer von Tagtraumgeschehen auf das Realverhalten gibt. Daher sind in der Regel irgendwelche Deutungen des KB-Ablaufes gegenüber dem Patienten in diesem nichtinterpretierenden Verfahren weniger sinnvoll.
Trotz der Einbettung des KB in die Mitte zwischen psychodynamischen und suggestiven Verfahren sowie ihren verhaltenstherapeutischen und nicht-direktiven Anteil ist dieses Verfahren durch die zentrale Stellung der Imaginationen als das tatsächlich wirksame therapeutische Medium ausreichend definiert. Im Unterschied zu anderen Imaginationsverfahren ist das KB durch die klare und systematische Strukturierung des Imaginationsfeldes bereits durch die Standardmotive gekennzeichnet. Letztere stimulieren gezielt den Imaginationsprozess und beinhalten fokussierende Intentionen.
Das KB kann durch diese Strukturierung sowie durch seine Regieprinzipien und therapeutischen Techniken in sehr individueller Weise maximal der jeweiligen therapeutischen Situation sowie den Möglichkeiten des Therapeuten angepasst werden. Es stellt sich damit als ein erstaunlich flexibles und weniger schulabhängiges Verfahren dar.
Im Gegensatz zur erwähnten Oberstufe des Autogenen Trainings (Thomas, 1976) oder der aktiven Imaginationen nach C. G. Jung (1971) entfaltet sich der Tagtraum im KB also „im dialogischen Prozess zwischen Patient und Therapeut" (1971), das kontrollierte regressive Szenarium der imaginierten Bildmotive bestimmt als Abbild innerpsychischer dynamischer Vorgänge mit hoher subjektiver Verbindlichkeit das Therapiegeschehen.
Zu einem effektiven aktiven therapeutischen Umgang mit diesem Katathymen Bilderleben gehören allerdings neben einer Reihe theoretischer und technischer Kenntnisse vielfältige gründliche praktisch-klinische Übungen und hinlängliche Selbsterfahrungen mit der Grund-, Mittel- und Oberstufe.

Ein entsprechendes Ausbildungsprogramm für Psychotherapeuten, die mit dem KB arbeiten wollen, wird weiter unten vorgestellt.

2.5 Psychotherapie mit dem Katathymen Bilderleben (KB)

2.5.1 Einiges zum praktisch-therapeutischen Vorgehen

2.5.1.1 Zur Einleitung des KB

Für das praktisch-therapeutische Vorgehen wurde eine Reihe systematischer und erlernbarer Behandlungsschritte erarbeitet, die sich sowohl auf die Einleitung des Tagtraums als auch auf den Ablauf des Katathymen Bildprozesses einschließlich entsprechender Begleit- und Führungsformen für den Therapeuten beziehen (Leuner, 1981).
Der Patient (bzw. der Imaginierende) sitzt oder liegt mit geschlossenen Augen neben dem Therapeuten. In dieser Haltung drückt sich bereits die begleitende, notfalls auch stützende Funktion des KB-Therapeuten aus.
Zur Einleitung des Tagtraumes sollte sich der Patient in einem entspannten Zustand befinden. Dieser kann sowohl fremdsuggestiv als auch autosuggestiv hervorgerufen werden. Hierfür sind u. a. die Anfangsübungen (Ruhe, Schwere, eventuell auch Wärme) des Autogenen Trainings (AT) geeignet. Der Patient gerät in einen zumeist leichteren hypnoiden Zustand, der durch Senkung und Einengung des Bewusstseins, Erhöhung der Suggestibilität, Aufhebung des Zeitgefühls und Schwächung von rationalen Anteilen der Abwehr charakterisiert ist (Krapf, 1977). Die Befürchtung, dass eine durch das AT bedingte mögliche psychovegetative Sedierung des Patienten leidensdruckmindernde und damit abwehrstärkende Wirkung zeigen könnte, ist sicherlich unbegründet.
Abgesehen davon, dass im Ablauf echter katathymer Bildfolgen die eigenständige Psychodynamik mehr oder weniger unbewusster psychischer Bereiche nach autochthonen Gesetzmäßigkeiten, die nicht selten zwangsläufig zu Konfliktfokussierungen führen, sichtbar werden, hat die klinische Erfahrung gezeigt, dass die leichte Trance eher einen nützlichen Schutz gegen eine Überflutung des Ichs mit katathymem Material bildet. Im Schutz dieses veränderten Bewusstseinszustandes ist es vielmehr die hiermit zusammenhängende Abwehrlockerung, die das Aufsteigen konfliktträchtiger Traumsymbole in das Bewusstsein erleichtert, manchmal geradezu erst ermöglicht und damit einer subjektiven Bearbeitung zugänglich macht.

Schließlich kann das AT eine KB-Behandlung durchaus begleiten und - insbesondere beim ambulanten Vorgehen - vom Patienten zu Hause selbständig fortgesetzt werden. Weiterhin kann selbst bei einigen über einen längeren Zeitraum stationär mit dem KB behandelten Patienten AT als die Methode der Wahl zur Nachbetreuung eingesetzt werden. Freilich sollten hierfür besondere Indikationen vorliegen; auf derartige Kombinationen wird im Übrigen weiter unten ausführlicher eingegangen.

Selbstverständlich kann das KB auch mit einer anderen Entspannungsmethode, etwa der progressiven Relaxation nach Jacobsen (1958) oder der Aktiven Tonusregulation nach Stokvis u.a. (1971) eingeleitet werden. Anzuraten ist lediglich, allzu suggestives Vorgehen bei Relaxationshilfen durch den Therapeuten zu vermeiden. Stets ist jedoch darauf zu achten, dass dieser Relaxation nur die Funktion des Einstieges in den eigentlichen katathymen Bildprozess zukommt. Ferner ist daran zu denken, dass die jeden Tagtraumverlauf begleitenden Relaxations- und Trancephänomene im Zusammenhang mit Bewusstseinsveränderungen nützliche therapiebegleitende Erscheinungen darstellen, dass sie aber keinesfalls als zentrales Medium der therapeutischen Intervention angesehen werden dürfen.

Bewusstseinsveränderungen mit ähnlichen vegetativen Begleitsymptomen verschiedenen Ausprägungsgrades finden sich eigentlich im Ablauf mit nahezu jeder psychotherapeutischen Methode, leider findet dieser Aspekt bei Kontrolluntersuchungen bis heute kaum angemessene Beachtung (Katzenstein, 1978).

Umso näher liegt es, den katathymen Bildprozess möglichst wenig fremdsuggestiv zu beginnen und autosuggestiven Einleitungen den Vorrang zu geben. Zumindest sind Ruhe-Suggestionen durch den Therapeuten, falls sie bei bestimmten unruhigen Patienten nicht zu umgehen sind, diesem durchaus auch in indirekter Form zu applizieren. Indirekte Suggestionen berücksichtigen weit mehr die individuellen Besonderheiten der Persönlichkeit des Patienten und fördern damit dessen kreative Mitarbeit.

Freilich werden derartige indirekte Einleitungen inzwischen ebenso in anderen psychotherapeutischen Methoden gebraucht; die indirekte Hypnoseeinleitung und -durchführung von Erickson (1985) hat mit der passiven Patientenhaltung in der klassischen Hypnose (Forel, 1923) nur noch wenig gemein. Im Grunde ist eigentlich in jeder einleitenden Phase einer psychotherapeutischen Kommunikation ein suggestiver Aspekt nachweisbar, der sich nahezu zwangsläufig aus der Therapeut-Patient-Beziehung ergibt (Chertok, 1985). Insofern ist ein völliger Ausschluss suggestiver Elemente im KB wie eben in jeder Psychotherapie, wie Leuner (1981) fordert, nicht realisierbar.

Selbst die für eine Reihe von Patienten einfachste Einleitung des Katathymen Bilderlebens durch die unmittelbare Aufforderung, sich mit geschlossenen Augen in bequemer sitzender oder liegender Haltung ein bestimmtes Bildmotiv

oder überhaupt ein Bild vorzustellen, ist nicht völlig frei von suggestiven Anteilen. Diese Form der Tagtraumprovokation ist sicherlich für die meisten Patienten eine neutrale und von Erwartungsspannung weniger belastete Form des Therapiebeginns, sie sollte bevorzugt Anwendung finden.
Gleichzeitig dient diese Aufforderung an den Patienten, sich ein Bildmotiv vorzustellen und darüber zu berichten, als ein erster Test, inwieweit seine Kreativität und Imaginationsfähigkeit (die u. a. wesentlich von dessen Kooperationsbereitschaft und dem Leidensdruck abhängen) ausreichen, um mit dieser Methode erfolgreich zu arbeiten.
Als Motive hierfür haben sich eine Blume oder eine Wiese bewährt; beide Motive werden in der Regel positiv und angenehm erlebt und stimmen damit in lockerer Form auf weiteres Bildgeschehen ein. Hierzu bittet man also den auf diese Prozedur unvorbereiteten Patienten, der lediglich auf eine entspannte, halbschlafähnliche oder dösende Haltung hingewiesen wird, sich mit geschlossenen Augen eine Blume (bzw. eine Wiese oder überhaupt eine Landschaft) vorzustellen und diese zu beschreiben. In der Regel bieten die meisten Personen in diesem Vorversuch ein imaginiertes Bild, das ein wesentlicher Indikator für ihre Eignung zu dieser Behandlungsmethode sein kann und gleichzeitig erste Aufschlüsse über bestimmte aktuelle psychische Impulse, die auf das katathyme Bildgeschehen einwirken (etwa die Gestimmtheit, das Antriebsgeschehen, Einstellungen) gibt. Orientierende Fragen des Therapeuten in diesem Test sollten auf Einzelheiten (neben optischen auch taktile) gerichtet sein. Vielen Patienten gelingt dieses erste Bild zumeist ziemlich detailliert. Den Beobachtungen von Leuner (1981, 23) kann zugestimmt werden, dass sich eine enge Korrelation zwischen Imaginationen und Entspannung nachweisen lässt. Je farbiger und plastischer eine Imagination wahrgenommen wird, also je emotionaler ein katathymes Bild erlebt wird, umso intensiver stellt sich die Entspannung ein und umgekehrt.
Mögliche Amplifikationen des Hypnoids bzw. der Trance hängen damit natürlich auch von vielerlei Persönlichkeitseigenschaften des Imaginierenden ab, die sich einerseits in den katathymen Bildfolgen und andererseits in den individuellen Trancephänomenen widerspiegeln. Zweifelsohne spielt das gesamte Therapeutenverhalten für die Einleitung des KB eine wesentliche Rolle. Sicherlich sollte der Therapeut gemäß den bekannten Therapeutenvariablen (Helm, 1978) echt, einfühlsam und akzeptierend sein und sich darüber hinaus mancher magisch faszinativer Anteile seines Vorgehens bewusst sein.
Diesen Faktoren kommt wohl bei der Entstehung einer positiven Übertragung bzw. Gegenübertragung, die als wesentlichste Voraussetzung für die Entwicklung einer hinreichend guten Therapeut-Patient-Beziehung anzusehen sind, eine erhebliche Bedeutung zu.
Gewöhnlich hat sich für die Psychotherapie mit dem KB ein durchgehend zurückhaltend-gewährender Verhaltensstil am besten bewährt. Dieser fördert

die kreative eigene therapeutische Arbeit des Patienten, er behindert das sensible Zusammenspiel zwischen Abwehr und Zulassen unbewusster Konfliktinhalte durch das Individuum nicht und lässt spontanen Impulsen breiten Raum. Die praktische Durchführung einer solchen Einleitung in das KB kann etwa folgendermaßen gestaltet werden:
„Bitte setzen (oder legen) Sie sich so bequem wie möglich auf diesen Sessel (diese Liege) ... versuchen Sie, locker und gelöst zu sitzen (zu liegen) ... schließen Sie die Augen und dösen Sie vor sich hin ... . Sie können versuchen, sich zu entspannen ... ganz ruhig und gelassen zu sein ... Sie spüren, wie die Arme angenehm schwer werden ... die Beine angenehm schwer werden ... der Atem fließt frei und ruhig ... die Ruhe und Gelassenheit breitet sich über den ganzen Körper aus ... nun versuchen Sie bitte, sich eine Blume (eine Wiese, eine Landschaft usw.) vorzustellen ... wenn sich ein anderes Bild einstellt, dann schauen Sie ruhig und geduldig, bis vor Ihrem inneren Auge ein Bild auftaucht ... warten Sie ruhig ab, bis das Bild klar und deutlich ist ... wenn Sie wollen, dann können Sie über dieses Bild sprechen, dieses näher beschreiben ... ."
Den Erfahrungen von Leuner (1985, 376) zufolge ist es ein Fehler, statt „vorstellen" das Wort „sehen" zu gebrauchen, weil dieses Leistungsstreben anregt und vermehrt innere Verspannungen provoziert. Der Anteil fremdsuggestiver Ruhestörungen bzw. von Entspannungssuggestionen in einer solchen Einleitung ist von der Persönlichkeit des Patienten, insbesondere von seinen aktuellen Verunsicherungen, Befürchtungen und Ängsten (auf der Verhaltensebene von seiner Unruhe, Gehemmtheit sowie Verspanntheit) abhängig. Solcherart Einleitungshilfen dienen freilich nur der Vorbereitung des Patienten auf sein Bilderleben, sie sollten keinesfalls eine intendierende Funktion auf den weiteren Bildverlauf ausüben.
Zweifellos ist mit diesen pragmatischen Bemerkungen zum Therapeutenverhalten „die verwirrende Vielfalt der Übertragungs- und Widerstandsphänomene" (Thomä/ Kächele, 1986, 54 ff), die den therapeutischen Prozess von Beginn an wesentlich gestalten, nicht vollständig erfassbar. Alle diese Verhaltensregeln stehen im Dienst der Übertragung (und Gegenübertragung) wie jede menschliche Beziehung. Der Therapeut muss im Umgang hiermit geübt und sicher sein, auch wenn im Prozess des KB zunehmend besondere Übertragungsbedingungen wirksam werden.

2.5.1.2 Rücknahme im KB

Ähnlich wie nach der Behandlung mit Suggestivverfahren ist zur Beendigung des Tagtraumes eine Rücknahme erforderlich.

Nicht selten bietet der bildernde Patient im Verlauf seines Tagtraumes nach etwa 20-30 Minuten Symbole an, die zum Ausruhen und Verweilen geeignet sind. So kann z. B. eine Bank auf einer Wiese oder einem Berg stehen, ein Felsabsatz mit angenehmer Aussicht wird geschildert o. Ä. Jedenfalls sollte der Therapeut spätestens nach etwa 40-50 Minuten den Abschluss eines Tagtraumes anregen. Hierfür kann er geschickt eine günstige Phase des katathymen Geschehens abwarten und in emotionaler Übereinstimmung mit der Symbolproduktion des Patienten Einzelheiten aus dem Symboldrama nutzen. Seltener jedoch gehen Tagträume über einen Zeitraum von ca. 20-30 Minuten hinaus; vielmehr häufen sich dann erfahrungsgemäß die vom Patienten in seinem Symboldrama selbst angebotenen Ruhesymbole. Einfühlend muss auf einen für den Tagträumer akzeptablen und, besonders bei sehr dramatischen Traumverläufen, erträglichen Schluss geachtet werden. Gegebenenfalls kann das positiv getönte Wiesensymbol o. Ä. auch durch den Therapeuten zu diesem Zweck wiederum verwendet werden.

Dem Patienten wird die Möglichkeit zum Verweilen und Ausruhen angeboten. Dann lässt sich zumeist der Tagtraum beenden, indem der Patient aufgefordert wird, das Bild verblassen zu lassen, tief durchzuatmen und die Augen zu öffnen. Zusätzlich kann eine weitere Aufforderung zum Anspannen der Muskulatur der einzelnen Extremitäten erfolgen.

Eine Reihe von Patienten benötigt einige Zeit, um sich wieder orientieren zu können, sie äußern vielfach das Erlebnis, „von weit her aufzutauchen" oder „wie aus einem tiefen Schlaf oder Traum zu erwachen." Die Rücknahme empfiehlt sich daher behutsam, der Zeitraum sollte der Trancetiefe (die häufig auch mit der Erlebnistiefe korreliert) angemessen sein.

Vom Patienten angestrebte Nachgespräche müssen nachwirkende Affekte aus dem Bildgeschehen berücksichtigen. Freilich sind diese, entsprechend dem therapeutischen Konzept des KB, nur in Ausnahmefällen nötig. Deutende oder interpretierende Nachbearbeitungen haben daher nur in selteneren Fällen eine wesentliche therapieergänzende Funktion, etwa dann, wenn Patienten durch nachdrängende Bilder erheblich beunruhigt oder verängstigt sind. Ähnlich wie in anderen psychoanalytischen Verfahren ist es dann am effektivsten, den Patienten zu den ihn besonders involvierenden Bildern frei assoziieren („was fällt Ihnen selbst dazu ein?") zu lassen.

Unter solchen Umständen kann eine gewisse kognitive Reflektion mancher Traumpassagen im Dienste einer notwendigen Ich-Stärkung (durch Abwehr) notwendig sein. Jedes Nachgespräch enthält erhebliche Anteile rationaler Art, bewegt sich also vorzugsweise auf der Ebene der Sekundärprozesse und ist für Klarifizierungsvorgänge an sich nur bedingt geeignet, allerdings bisweilen eine Voraussetzung hierfür.

Sinnvoll ist es in vielerlei Hinsicht, vom Patienten nach der Beendigung der Behandlung ein Traumprotokoll, gegebenenfalls auch eine oder mehrere

Zeichnungen von bestimmten Traumphasen zu erbitten. Protokolle und Zeichnungen können sowohl nachträglichen Reflektionen durch den Patienten selbst als auch dem gemeinsamen zusätzlich aufarbeitenden Gespräch zwischen Patient und Therapeut dienen. Bei einer Reihe von Patienten ist es ohnehin für den Therapeuten zweckmäßig, Verlaufsprotokolle (schriftlich oder auf Tonträgern) mit dessen Einverständnis zu führen; diese erleichtern dann Verlaufsanalysen und Prozesskontrollen sowie die Supervision wesentlich.

2.5.1.3 Weitere Bemerkungen zu den äußeren Bedingungen des Verfahrens

Anfänger unter den Therapeuten sollten sich nicht davon irritieren lassen, dass manche Patienten trotz hinreichender Motivation oftmals mehrere Sitzungen benötigen, um sich mit den Besonderheiten des KB vertraut zu machen. Einer Reihe von Personen, die besonders zum Intellektualisieren und Rationalisieren neigen, fällt es nicht leicht, sich auf kreative emotionale Bildvorstellungen einzulassen und mit diesen umzugehen.

Als Übergang zu echten katathymen Bildern im definierten Sinne sind übrigens Erinnerungsbilder durchaus legitim, sie haben nicht nur mancherlei Ich-stärkende Wirkungen, sondern lockern die eigene Abwehr des Patienten und ebnen somit den Weg zur freien Entfaltung von Bildphantasien. Auf keinen Fall darf der Therapeut gegenüber dem Patienten Erinnerungsbilder und katathyme Bilder auf ihre Wertigkeit hin beurteilen.

Im Verlauf der Behandlung lässt sich nicht selten ein permanenter Wechsel zwischen katathymen Bildfolgen, Erinnerungsbildern und kognitiven Reflexionen bei einigen Patienten beobachten. In der Regel spiegelt sich hier die Balance zwischen dem subjektiven Ertragen unbewusster psychischer Inhalte und bewussten intellektualisierenden oder rationalisierenden Abwehrtendenzen wider. Es handelt sich demnach um einen gesunden Schutzmechanismus der Ich-Funktion, der für eine Art erträgliche innerpsychische Ökologie Sorge trägt und emotionale Überschwemmungen oder Ich-Zerfall verhindert.

Die Anzahl der therapeutischen Sitzungen mit dem KB richtet sich nach diagnostischen Kriterien. Auf Einzelheiten zur Indikationsstellung wird in einem späteren Kapitel eingegangen. Bei Behandlungsbeginn erweist es sich als nützlich, mit dem Patienten eine vorläufige Therapiedauer, zumindest aber von vornherein eine gewisse Begrenzung der Therapiestunden zu vereinbaren. Durch bestimmte, oft notwendige Therapievereinbarungen darf jedoch kein zusätzlicher psychischer Druck beim Patienten provoziert werden. Eine Kurztherapie kann etwa 15-30 Stunden umfassen. In Ausnahmefällen sind einige extrem kurze Therapieverläufe bekannt geworden. Roth (1980) berichtet

z. B. über sehr kurze Therapiezeiten bei der Behandlung psychosomatischer Störungen im gynäkologischen Bereich, andere Autoren (Hennig, 1976; Hennig/Dober, 1979) beschreiben erfolgreiche Krisenintervention bei Jugendlichen mit außerordentlich wenigen Therapiestunden mit dem KB.

Dennoch muss der erfahrene Therapeut beachten, dass im Verlauf der Tagtraumbearbeitung mitunter ein länger andauernder innerpsychischer Prozess beim Patienten in Gang gesetzt werden kann, der nach einer vereinbarten Zeitdauer fokaler Therapiearbeit mitunter noch nicht beendet ist. Dann sollte die Therapie mit dem KB fortgesetzt oder mit anderen therapeutischen Interventionen weitergeführt werden, wobei sich auch hier eine Limitierung im Sinne eines Therapievertrages empfiehlt.

Für die ambulante und stationäre Behandlung reichen im Regelfall ein bis zwei Sitzungen in der Woche aus. Einem Tagtraum folgen dann jeweils individuell notwendige Sitzungen mit verbalen Assoziationen. Im Rahmen stationärer Intensivbehandlungen ihrer akuten psychosomatischen Syndrome, z. B. der Anorexia nervosa (Hennig/Dober, 1985) oder Bulimia nervosa (Hennig u.a., 1986), kann für einen bestimmten Zeitraum durchaus täglich eine KB-Sitzung stattfinden, die in ein bestimmtes Setting eingebunden ist. Die Reduzierung der Behandlungsintensität muss dann bei positivem Effekt fraktioniert und einfühlsam erfolgen. Eine derartige hochfrequente Behandlung mit dem KB muss jedoch stets von der Indikation her gerechtfertigt sein. Auf die Bemerkung von Thomä und Kächele (1986, 61 ff) sei verwiesen, dass heutzutage „standardisierte Festlegungen ..." im Hinblick auf Zeitintensität und Therapiefrequenz ... „als Rückstände eines ideologisierten Verständnisses von Psychoanalyse" anzusehen sind.

2.5.2 Standardmotive des KB

Eine charakteristische Besonderheit des Katathymen Bilderlebens ist die Möglichkeit der Strukturierung des Tagtraumes. Für den Therapeuten ist demzufolge die Möglichkeit gegeben, sich zur Induktion von therapeutischen Imaginationen vorgegebener Standardmotive zu bedienen, die für die einzelnen Stufen des KB (Grund-, Mittel- und Oberstufe) verschieden sind.

Dieses zu Beginn einer Tagtraumtherapie oftmals unumgängliche vorgegebene Vorstellungsmotiv hat gelegentlich die Funktion eines initialen Auslösers und sollte deshalb möglichst für viele emotionale Besetzungen durch den Imaginierenden offen sein.

Leuner (1955) konnte empirisch überzeugend nachweisen, dass für jede Stufe des KB eine bestimmte Anzahl von Bildmotiven für den Imaginationsablauf sinnvoll ist. Diese sind schon deshalb als Standardmotive verwendbar, weil sie, Kristallisationskernen ähnlich, Affekte in einer dem imaginierenden Indivi-

duum angemessenen Weise auslösen, die alsbald in symbolerweiternder Form das subjektive Konfliktfeld deutlich werden lassen und einen Einblick in die Konfliktstruktur ermöglichen. Im klinischen Umgang mit dem KB fällt alsbald auf, dass diese hier als Standardmotive angegebenen Bildinhalte nicht nur der Einstellung therapeutisch wirksamer Motive dienlich sind, sondern dass sie sich in der überwiegenden Anzahl therapeutischer Tagträume früher oder später spontan einstellen. Sie sind allerdings jeweils in sehr verschiedene Bildstrukturen eingebettet und haben individuell in der Regel sehr unterschiedliche Symbolbedeutungen. Um Missverständnissen vorzubeugen sei nochmals erwähnt, dass dem Patienten für den Einstieg in einen Tagtraum neben der Vorgabe eines Standardmotives gleichzeitig die Freiheit bleiben muss, auch andere in sein Bewusstsein drängende Bildmotive beschreiben zu können. Bisweilen lassen sich bei manchen Personen gleichzeitige Überlagerungen von mehreren Tagträumen, die in gewisser Weise miteinander konkurrieren können, beobachten, die auf eine vorliegende Ambivalenz widerstrebender Gefühle hinweisen.
Zudem sind die Standardmotive auf den verschiedenen Stufen des KB ein unentbehrliches Instrumentarium für die Lehr- und Lernbarkeit des Verfahrens. Bewusst wird damit die Vielfalt der möglichen optischen Vorstellungsstrukturen thematisch begrenzt, um die individuell verschiedenartige Fülle der aus dem Unbewussten eines Menschen aufsteigenden Emotionen in eine für Patient und Therapeut überschaubare und relativ vergleichbare Form zu bringen.
Die jeweils individuellen Affektbesonderheiten strukturieren die vorgegebenen Projektionsfelder ohnehin stets in besonderer Weise, die Standardmotive an sich erlauben aber einerseits gewisse Vergleiche von Tagträumen der einzelnen Patienten bzw. von Patientengruppen untereinander und andererseits erleichtern sie Versuche, Ordnungsprinzipien in den einzelnen Symbolkonfigurationen zu erkennen und zu verfolgen. Diese nahezu zwanglos wirkende Möglichkeit, Tagtraumphantasien einem „sinnvollen Ordnungsgefüge" (Hennig, 1981, 43) zu unterwerfen, ist sicherlich ein außerordentlicher Vorzug des KB gegenüber anderen Imaginationstechniken.
In Tabelle 1 sind sämtliche therapeutischen Instrumente des KB stufenweise geordnet zusammengefasst. Neben den Standardmotiven werden die therapeutischen Techniken und die so genannten Regieprinzipien überblicksartig dargestellt.

Tabelle I: Zusammenstellung des therapeutischen Instrumentariums des KB [modifiziert in Anlehnung an Krapf (1977) und Leuner (1985)]

Stufe	Standardmotive	Therapeutische Techniken	Regieprinzipien
Grundstufe	- Wiese - Bach - Berg - Haus - Waldrand bzw. Wald	- Stützen und Führen - Übendes Vorgehen - Entfalten kreativer Imaginationen	- Distanzieren - Versöhnen - Nähren und Anreichern
Mittelstufe	- Beziehungsperson - Identität und Identifikationen - Sexualität - Aggressivität	- Assoziatives Vorgehen - Nachttraum - Fokussierung akuter Konflikte - Imaginationen des Körperinnern - Befriedigung von primären Bedürfnissen - Durcharbeiten bzw. Bearbeiten	- Symbolkonfrontation - Innerer Schrittmacher - Durchleben und Durchleiden
Oberstufe	- Höhle - Sumpfloch - Vulkan - Folianten	- Übertragungsanalyse - Kombination mit psychoanalytischen oder anderen psychodynamischen Verfahren	- Erschöpfen und Mindern - Magische Flüssigkeiten

2.5.2.1 Standardmotive der Grundstufe

Das Standardmotiv Wiese

Häufig wird das KB mit dem Motiv Wiese begonnen. Diese zunächst neutral wirkende Motivvorgabe ermöglicht zumeist einen raschen und unkomplizierten Einstieg in das Imaginationsgeschehen. Je nach seiner Persönlichkeitsstruktur und aktueller Psychodynamik sowie den sich alsbald einstellenden Assoziationen wird sich im Tagtraumablauf ein breites Landschaftspanorama oder eine Anzahl von Details darstellen, die dem Therapeuten einen raschen Eindruck von der aktuellen Gestimmtheit seines imaginierenden Patienten übermitteln.

Das Wiesenmotiv eignet sich als ein die kreative Entfaltung von Tagträumen anregendes Basismotiv in hervorragender Weise als Einstieg in das KB, es kann gegebenenfalls bei bestimmten Patienten grundsätzlich jeden Tagtraum einleiten.

Im Panorama der Wiesenlandschaft, im Wetter, in den hiermit im Zusammenhang phantasierten Pflanzen, Tieren und Personen sowie den Farben und Formen der Bildinhalte spiegeln sich symbolisch die Vielfalt des Erlebens des Imaginierenden, seine Emotionen und Affekte, seine Persönlichkeitsbesonderheiten und seine Psychodynamik wider. Unschwer lassen sich in den Tagträumen psychische Schwierigkeiten, Störungen oder Erkrankungen bei Patienten erkennen; die Wiese wird von ihnen häufig grau und verregnet, gefroren, verbrannt, sumpfig oder gefährlich geschildert.

Der imaginierende Patient kann dann (falls er nicht von selbst Bildassoziationen berichtet) auf Schilderungen der genannten Wiesenlandschaft oder verschiedener Details gelenkt werden; der Therapeut kann sich mit gezielten Nachfragen über das Wetter, die Tages- bzw. Jahreszeit und dgl. stets über die akute Stimmungslage informieren. Möglichkeiten zum kontemplativen Verweilen können ebenso therapeutisch genutzt werden wie aktive Unternehmungen (z.B. Wandern), die gesamte Struktur und Dynamik des Wahrnehmungsfeldes im Imaginationsverlauf ist jedenfalls von Bedeutung.

> Beispiel 1: 22-jährige Patientin mit einer seit 4 Jahren bestehenden Anorexia nervosa, es bestehen Identifikations- und Identitätsprobleme, die Charakterstruktur ist überwiegend depressiv-hysterisch (Protokollauszug aus der 1. Therapiestunde).
> „Ich sehe eine Wiese ... nicht grün, sondern verbrannt, als wenn das Gras verbrannt wäre, man kann sie kaum noch als Wiese bezeichnen, sie liegt sehr hoch oben im Gebirge ... da sind viele Steine ... Blumen sehe ich nicht, nur das vergilbte Gras, so gelblich ..."

Hier spiegelt sich sowohl die akute Stimmungslage als auch die syndrombedingte gestörte Persönlichkeit der sonst alexithym agierenden Patientin wider.

> Beispiel 2: 20-jährige, zwanghaft strukturierte Kindergärtnerin mit hohem Anspruchsniveau, moralisierend und streng wertend, lebt mit Ehemann „wie Bruder und Schwester", sucht gemeinsam mit diesem die Sprechstunde wegen ihrer Alibidonie auf (Protokollauszug aus der 1. Therapiestunde).
> „Da ist eine Wiese hinter meinem Wohnhaus ... es ist Hochsommer, knallig warm ... ich betrachte die Wiese, ich liege im Liegestuhl in der Sonne ... im Bikini, will braun werden ... hinten steht ein großer Kirschbaum, der hat aber nur in der Krone reife Früchte, die sind reif und verlockend ... am Baum lehnt eine lange Obstleiter ... ich stehe auf und steige auf die Leiter

> ... die kommt mir unheimlich hoch vor ... jetzt bin ich ungefähr auf der Hälfte der Höhe ...das macht mir Angst ... ich kehre lieber um ... lege mich wieder in meinen Liegestuhl und genieße die wärmende Sonne ....".

Auch in diesem Bildablauf zeigt sich die Problematik der Patientin sehr deutlich, ihre derzeitige Unfähigkeit zu selbständigen Lösungsversuchen wird sichtbar.

Das Standardmotiv Bach:
Im Zusammenhang mit dem Wiesenmotiv oder in der anschließenden Sitzung wird der Patient auf das Motiv des Baches gelenkt, ein Bildsymbol, welches sich zuweilen beim Betrachten einer Wiese bereits spontan einstellt. Im Bachmotiv spiegelt sich gewissermaßen die Psychodynamik des Imaginierenden wider. Nicht selten findet er daneben bereits in der ersten Beschäftigung mit diesem Motiv Einzelheiten aus seiner individuellen Psychogenese, persönliche Sinngebungen u. a. komprimiert in der Symbolstruktur des Baches als fließendes Gewässer vor. Das Erleben ist meist von hoher Evidenz. Gestimmtheit, Vigilanz, Grundeinstellungen und Bewertungen, psychische Starrheit und Beweglichkeit zeigen sich bald deutlich.

Nun ist der Bach nur ein Sonderfall des facettenreichen Symbols Wasser; er kann von der Quelle bis zur Mündung in Flüssen oder im Meer verfolgt werden, Teiche und Seen können aufgesucht werden. Der Tagträumer kann zum Trinken oder Baden ermuntert werden. Dabei kommt dem Umgang mit dem Element Wasser häufig ein besonderer therapeutischer Wert zu (Pszywyj, 1980).

Bei der Imagination des Baches sind u. a. die Klarheit bzw. Trübung des Wassers, der Bachgrund, die Pflanzen und Tiere im Bach, die Uferbeschaffenheit u. a. mehr bedeutsam. Psychische Störungen zeigen sich nahezu regelhaft in Verhinderungsmotiven (Leuner, 1983), z. B. versiegte Quellen, übel riechendes oder schmeckendes, trübes, vereistes Wasser. Mitunter ergeben sich Wasserfall- oder auch Strandmotive aus dem Bildverlauf, was durchaus bereits auf der Grundstufe bearbeitet werden kann.

> Beispiel 3: 23-jährige Patientin mit psychogener Essstörung (keine Anorexia nervosa), die sich aus Schuldgefühlen heraus entwickelte, welche nach einer Verlobung entstanden. Wegen dieser Verlobung habe sie die Kontakte zu einem langjährigen Freund abgebrochen. Sie muss sich obendrein von ihrer Familie trennen, um dann nach der Heirat in einer Großstadt zu wohnen. Die Patientin schildert einen Bach, der in einem sonnendurchschienenen Laubwald beginnt. Der Bach entsteht aus mehreren Rinnsalen, die aus

> kleinen Felsspalten an einem dunklen bemoosten Felsen hervortreten. Sie sammeln sich zu einem kleinen Wasserfall, der sprudelnd in ein kleines von ihm ausgewaschenes Sandbecken fällt. Die Sonne scheint hinein und es entsteht ein Regenbogen. Kleine Fische flitzen im Wasser herum, im Wald und auf dem Felsen zwitschern lustig viele Vögel... sie trennt sich ungern von hier und verfolgt den Bachlauf. Dieser wird tiefer und breiter, wird dunkler, aus einer riesigen Stadt werden die Abwässer in ihn hineingeleitet, er stinkt. Er hat jetzt gefährliche Strudel, wenn man mit einem Boot fahren würde, dann würde man von einem größeren Schiff gerammt und in den Grund gebohrt.

Dieser Protokollausschnitt spiegelt die mangelhafte Individuation der Patientin, ihre Furcht vor der Ablösung aus der Geborgenheit des Elternhauses wider und zeigt weiter subjektiv angstvoll und ungewiss erlebte Zukunftsphantasien. Daneben kommen sexuelle Ängste zur symbolischen Darstellung.

Das Standardmotiv Berg:
Von der Wiese oder über einen Weg, vielleicht auch über einen Ausblick in die Landschaft überhaupt, kann der Patient auf das Motiv Berg eingestellt werden. Er wird dann am besten aufgefordert, den Berg selbst und die ihn umgebende Landschaft (eventuell ein Gebirge o. a.) zu beschreiben; die Form, die Höhe und die Beschaffenheit des Berges sind von besonderem Interesse, weil sie Aufschlüsse über sein persönliches Anspruchsniveau, seine Autoritäts- und Rivalitätsprobleme, subjektive Bewältigungsstrategien bis hin zu Lebenszielen enthalten können.
Nach Leuner (1985) sind die Symbolbedeutungen des Aufstiegs, des Rundblicks vom Berg (das katathyme Panorama) und der Abstieg besonders aufschlussreich. Im Verlauf der katathymen Bergbesteigung zeigen sich vorrangig bei älteren Patienten die bisherigen Lebenserfolge, aber auch die Mühen und Sorgen ihrer Lebensgeschichte in symbolverkleideter Form; die Gestalt des Gipfels steht vielfach für Erwartungen, der Rundblick vom Berg in die Landschaft gibt nicht selten Auskünfte über Erlebnisoffenheit, individuelle Sinngebung und subjektive Lebensbewertungen.
Hinweise auf mögliche akute Konflikte oder psychische Störungen sind z. B. Vermeidungs- oder Behinderungsmotive (Barriere in Form von Klippen, Steilhängen, Schluchten und dergleichen, Regenfälle und Gewitter, Schneestürme, Nebel u. a.), extreme Berghöhen, Gletscher, Einschränkungen des Rundblicks sowie Abstiegshindernisse.
Auf den Bedeutungsgehalt der Blickrichtung etwa beim Rundblick vom Gipfel (nach hinten, vorn, links, rechts) sei hier nur verwiesen.

> Beispiel 4: 18-jährige Patientin mit einer Bulimia nervosa bei erheblicher Ablösungsproblematik vom Elternhaus und wahrscheinlicher Grundstörung (Protokollauszug aus der 4. Therapiestunde). „... Weiter weg sehe ich ein paar Berge ... ziemlich weit... ein Gebirge zieht sich da hin ... da gehe ich an einem langen Feld vorbei, das wird gerade abgeerntet ... am Berg sehe ich, dass der ziemlich steil ist, mit Sträuchern bewachsen ... ein breiter Weg führt hoch, steiniger Weg mit Pfützen ... der breite Weg ist zwar bequem, er zieht sich dafür in die Länge, da nehme ich 'ne Abkürzung, das ist aber kein richtiger Weg, im Vergleich sehr anstrengend, manchmal muss ich auf allen Vieren gehen, damit ich es schaffe ... aber dafür habe ich dann etwas geschafft, das ist dann schön ... manchmal möchte ich auch aufgeben ... .".

Persönliches Anspruchsniveau und entsprechende subjektive Bewältigungsstrategien zeigen sich in diesem Bildausschnitt recht deutlich. Die leistungsorientierte (auch leistungsstarke) Patientin setzt sich permanent intellektuell und emotional unter erheblichen Druck, sie erlebt ausnahmslos jede Situation als existentielle Herausforderung. Dieses Dominanz- und Anerkennungsstreben wird insbesondere durch die prinzipiell fordernd und autoritär auftretenden Eltern unterhalten, die Übertragungsproblematik ist hierbei unschwer zu durchschauen.

Das Standardmotiv Haus:
Sehr nahe an die eigenen oft verdrängten Konflikte und Probleme, wie überhaupt an die eigene Person, wird ein imaginierender Patient mit dem Motiv Haus herangeführt. Die therapeutische Arbeit mit diesem Symbolkomplex ist relativ zeitaufwendig und wegen der möglichen Intensität andrängender Affekte besser mit Patienten durchzuführen, die mit dem KB bereits etwas vertrauter sind. Falls sich ein Haus, eine Hütte, eine Burg oder dergleichen auf einer katathymen „Wanderung" spontan einstellt, dann kann die intensivere Imagination eines Hauses vom Therapeuten angeregt werden.
Die Betrachtung des Hauses von außen (auch von verschiedenen Seiten) und seiner Umgebung bildet lege artis das Ausgangsmotiv, um dann alsbald einen Gang in und durch das Haus zu wagen. Eine genaue Beschreibung der einzelnen Räume (Flur, Küche, Wohnräume, Schlafzimmer, Boden, Keller u. a.) gibt von ihrer Symbolstruktur her eine Fülle von Aufschlüssen über die subjektive Struktur und Psychodynamik des Imaginierenden einschließlich seiner vielfältigen Beziehungen zu den verschiedensten Objekten. Mannigfaltige Abwehrmechanismen (verschlossene Tür, keine Tür finden) Übertragungen (antike Möbel, alte Frau in der Küche) werden im Verlauf der durch den Therapeuten bei Bedarf nachhaltig anzuregenden Hausbesichtigung deutlich. Es ist

schon von Bedeutung, ob der Patient in seinem Symboldrama mit einem Einfamilienhaus, einem Hochhaus, einer Blockhütte oder einer verfallenen Ruine konfrontiert ist, eine Deutung der anfallenden Symbolkonstellationen ist jedoch nur im Gesamtkontext der katathymen Bilder eines Patienten sinnvoll.

> Beispiel 5: 52-jährige neurotische Patientin mit Agoraphobie und permanenter Konfliktlage mit Ehepartner sowie mit ihrem verheirateten Sohn ohne eigene berufliche Tätigkeit.
> Die Patientin sieht ihr Haus abseits von einer Ortschaft, es ist ein einstöckiger, grau wirkender Bau mit flachem Dach, es steht am Rande eines schmutzigen Schlackeplatzes. Das Haus hat keine Eingangstür und nur im 1. Stock Fenster. Schließlich sieht sie an der Seitenfront eine Tür, aber ebenfalls nur in der Höhe des 1. Stockwerkes. Sie muss eine Leiter, die auf der Erde liegt, aufrichten, um dort hinaufzukommen. Sie steigt dann über die Leiter in das Haus ein und sieht sich dort in einem dunklen Flur ohne Türen. Am Ende des Flures findet sie eine Treppe, die weit nach unten führt, in die Kellerregion. Sie muss eine schwere eiserne Tür öffnen und kommt in ein Gewölbe, in dem eiserne Foltergeräte herumstehen. Dort geht sie schaudernd und hastig vorbei. Der Raum verwandelt sich in einen Gang, der zunehmend enger und erdiger wird. Am Ende steigt sie durch eine Öffnung an die Oberfläche und gelangt dadurch auf eine Waldwiese.

Die Patientin zeigt in ihrer katathymen Bildfolge ihre Unfähigkeit zur Lebensgestaltung sowie ihre akute von Angst und Schmerz gekennzeichnete Lage. Die im Kellergewölbe abgelagerten Folterwerkzeuge weisen auf peinigende, verdrängte psychische Inhalte hin.

> Beispiel 6: 17-jährige Patientin mit einer chronischen Anorexia nervosa mit günstiger Prognose und erheblichen Identitätsproblemen. Ferner zeigen sich deutliche Konflikte zwischen ihr und ihrer Mutter sowie der Mutter und der Großmutter der Patientin (ms).
> „... Ich stehe in einem Hof ... da steht ein Haus ... der Hof wirkt leer und verlassen ... nur ein paar Sträucher mit Johannisbeeren kann man sehen, mit viel Unkraut um sie herum ... ich gehe in das Haus, zuerst komme ich in eine Diele, ich gehe in ein Zimmer, da sind keine Möbel, die Wände sind leer, der Boden knarrt ... im nächsten Zimmer sind auch keine Möbel, nur etwas Holz liegt in der Ecke, ein anderes Zimmer ist sehr klein und dunkel, ohne Fenster, hier ist der Fußboden mit Linoleum belegt, man kann deutlich die Abdrücke von einem Ofen sehen, auch die von Tischen und Stühlen ... an der anderen Seite gehe ich aus dem Zimmer, da ist eine Trep-

> pe, die nach oben führt ... ich gehe hoch, es kracht mächtig, die Stufen sind morsch, in ein Zimmer links gehe ich hinein, an der Wand sieht man noch helle Flecke, wo Bilder hingen, vermutlich war es das Schlafzimmer. Rechts ist ein ganz kleines Zimmer, hier ist die Toilette gewesen. Weiter oben ist ein Boden, da ist wieder eine kleine Treppe, ich gehe mal hoch, das Dach ist zum Teil eingefallen, alles ist staubig und dreckig, das ist mir zu viel, ich gehe nach unten und wieder aus dem Haus raus."

Die Ausweglosigkeit und innere Leere der Patientin, ihre Identitätsproblematik sowie ihre Hilflosigkeit gegenüber der aufdrängenden Konfliktdynamik - insbesondere mit der Mutter - werden in den depressiv getönten Bildinhalten deutlich.

Das Standardsymbol Waldrand bzw. Wald:
Der Wald ist wohl das Motiv, welches zumeist am ehesten mit dem Unbewussten als Dunklem, Unbekannten identifiziert werden kann; Waldmotive können jedoch durchaus auch freundlich, verlockend, licht, beruhigend, eben als Genuss oder auch schützend erlebt werden.
Frei aus dem Unbewussten aufsteigende Symbolgestalten (Pflanzen, Tiere, Fabeltiere, Märchenfiguren, Ungeheuer u. a.) können ein buntes, mitunter auch beängstigendes Panorama ergeben, das einen tiefen Einblick in die Psychodynamik des Patienten ermöglicht.
Der Wald wird zunächst häufiger als kontemplatives, narzisstisch-erholsames Naturerlebnis imaginiert. Sofern das Waldmotiv nicht spontan auftritt, empfiehlt es sich eher, den Imaginierenden von der Wiese aus den Waldrand betrachten zu lassen, eine allmähliche Annäherung an diesen zu versuchen. Dabei kann die Aufmerksamkeit des Patienten auf Gestalten oder Personen gelenkt werden, die gegebenenfalls aus dem Wald heraustreten. Der Eintritt in den Wald sollte sich eher aus dem Symboldrama selbst ergeben, weil sich dann bei der Konfrontation mit diesem brisanten Motiv die manchmal nötigen Abwehrmechanismen gesunder Ich-Anteile eines Patienten in ausreichendem Maße einstellen. In bestimmten Situationen kann der erfahrene Therapeut einem Patienten selbstredend auch ein gefährliches und angsterfülltes Durchleiden in einem entsprechenden Waldmotiv zumuten, vorausgesetzt natürlich, dass ihm die Leidensfähigkeit seines Patienten gut bekannt ist. Der therapeutische Begleit- bzw. Führungsstil sollte gerade beim Imaginierenden dieses Motivs besonders sensibel sein.
Das Katathyme Bilderleben des Waldes ist eine Form des Tagtraumes, die dem Nachttraum besonders nahe verwandt ist. Gerade innerhalb dieser Motivstruktur zerfließen die in anderen Motiven zumeist noch einigermaßen ge-

ordneten Konturen der einzelnen Symbole oder Symbolgruppen nicht so selten sehr schnell.
Die gelockerte Abwehr ermöglicht dann ein freies Aufsteigen unbewussten psychischen Materials, das schließlich nur noch den Gesetzen des Traumes gehorcht, sich danach wandelt und assoziierend eine Vielfalt von mitunter subjektiv nicht mehr integrierten Symbolkonfigurationen produziert. Die Symbolgestalten stehen für subjektive (unbewusste) Einstellungen, Haltungen, Wünsche, Ängste und Aggressionen; aber auch für (symbolverkleidete) verinnerlichte Objekte (Introjekte) von Bezugspersonen einschließlich der entsprechenden Übertragungsmuster.
Insofern ist der Wald eigentlich nicht selten eine Motivstruktur, die den Rahmen der Grundstufe sprengt. Der Therapeut sollte im intensiveren Umgang mit diesem Motiv bereits mit den Techniken und Regieprinzipien zumindest der Mittelstufe vertraut sein.

> Beispiel 7: 28-jährige Lehrerin, kinderlos, verheiratet, mit sexuellen Störungen, Frigidität, massive Ablehnung von emotionaler Wärme und Zärtlichkeit ihrem Mann gegenüber. Ihre Erziehung sei ausgesprochen prüde gewesen, der Vater als erfolgreicher Wissenschaftler für sie nicht ansprechbar, obwohl die Patientin sich sehr mit ihm verbunden gefühlt hätte. Die Mutter wurde als Erziehungsträger von ihr nicht akzeptiert.
> Durch den Therapeuten wird das Motiv Waldrand vorgegeben: Nach einer Landschaftsschilderung tritt aus dem Wald ein Reh heraus, welches sich von ihr streicheln und umarmen lässt, mit dem die Patientin ausgesprochen zärtlich umgehen kann, sie beschreibt ein vertrauensvolles Gefühl. Plötzlich nähert sich eine dunkle, männliche, ältere Gestalt. Sie kann nur die Gestalt erkennen, die Person nicht selbst. Das Reh und sie selbst reagieren ängstlich, sie entfernen sich voneinander und beobachten die Gestalt, die schließlich stehen bleibt, sie beide anschaut und dann ohne ein Wort zu sagen, in den Wald verschwindet. Daraufhin erfolgt wieder eine Annäherung und körperlicher Kontakt zwischen der Patientin und dem Reh, bis aus der gleichen Richtung, in der jener Mann verschwunden war, ein Hirsch aus dem Wald tritt. Die Patientin möchte ihn berühren, traut sich aber nicht und dreht sich weg. Sie muss zusehen, wie der Hirsch und das Reh immer vertrauter miteinander umgehen und zusammen in den Wald zurückgehen. Die Patientin selbst bleibt am Waldrand stehen und fühlt sich sehr unglücklich.

Dieses Hirschmotiv am Waldrand kehrt in späteren Imaginationen mehrfach wieder, zwischendurch muss die Patientin in Höhlen mit „kalter Pracht" verschiedene Hindernisse bewältigen.

> In einem der letzten katathymen Bilder vor dem Therapieabschluss steht sie an einer Pfütze. Dort begegnet ihr ein Frosch, den sie anfassen möchte. Dieser springt jedoch in das Wasser. Nach einiger Zeit kommt von rechts ein Hirsch, sie glaubt, sie stehe an einem Wildwechsel. Sie fasst sein Geweih an, er lässt sich streicheln und mit Heu füttern. Es treten noch einige andere Tiere auf, schließlich springt ein großer brauner Hund auf sie zu, der sie umwirft und sich über sie stellt und sie am ganzen Körper beleckt, was sie als ausgesprochen angenehm erlebt. Danach planscht sie ausgesprochen fröhlich in einem kleinen Teich und kommt dann endlich in eine angenehm warme, halbrunde Höhle, wo sie sich, wie sie mehrfach betont, wärmt, trocknet und wohlfühlt.

Die Patientin bearbeitet in diesen Tagträumen ihre Eltern, insbesondere ihre Vaterproblematik, wobei ihre Erlebnisfähigkeit stetig zunahm. Sie berichtete abschließend über deutlich veränderte emotionale und sexuelle Kontakte zu ihrem Partner, sie selbst konnte auf diesen zugehen und war orgasmusfähig.

2.5.2.2 Standardmotive der Mittelstufe

Das Standardmotiv Begegnung mit Bezugspersonen:
Dieses Standardmotiv gibt dem fortgeschrittenen KB-Therapeuten die Möglichkeit, das Symboldrama eines Patienten auf seine Beziehungen zu anderen Personen zu fokussieren. Damit werden allmählich die vielfältigen Übertragungen, die ihrerseits wiederum Ergebnisse verinnerlichter frühester Objektbeziehungen sind, direkt auf den katathymen „Bildschirm" projiziert.
Sicher finden sich Beziehungen zu Bezugspersonen symbolverkleidet bereits in vielen katathymen Bildern auf der Grundstufe; hier lässt der Therapeut jedoch allerlei Abwehrmechanismen zu bzw. begleitet eher stützend und weniger konfrontierend.
Bei Kindern bleibt die Symbolverkleidung der Bezugspersonen häufig langzeitig oder sogar durchgehend erhalten (z. B. Löwe, Bär oder Elefant als Vaterrepräsentanz; Kuh als nährendes Muttersymbol).
Jugendliche und Erwachsene sind aber bald bereit, Realpersonen in ihrem Tagtraum zuzulassen. Der Therapeut sieht sich dann manchmal recht plötzlich dramatischen Durcharbeitungsprozessen gegenüber, die einen sicheren Umgang mit dem KB voraussetzen. Sein Begleitstil soll ein Problem- oder Beziehungsbearbeiten durch den Patienten nicht behindern, also gegebenenfalls auch Durchleiden zulassen. Daneben sind Konfrontationen, etwa in der Form, den Imaginierenden aufzufordern, auftauchende Personen genauer wahrzunehmen, vielleicht zu identifizieren, ihnen in die Augen zu sehen, eventuell

mit ihnen zu sprechen und dergleichen, sehr hilfreich. Subjektive Einstellungen werden hierdurch evident und ermöglichen den Umgang oder Umgangsänderungen mit auftretenden Personen im Symboldrama.

Die Beziehungsproblematik wird im Rahmen dieses Standardmotives sichtbar, wenn Familienmitglieder, Berufskollegen oder Mitschüler, Mitglieder aus dem Freundes- oder Bekanntenkreis, Besucher verschiedener Art, u. a. Kontaktpersonen im katathymen Bildpanorama erscheinen (Hennig, 1980). Spontane Altersregressionen oder auch gelegentliche durch den Therapeuten provozierte regressive Einstellungen sind oftmals nützlich (Barolin u.a., 1982).

Standardmotive zur Imagination von Identifikationen und Identität:
Subjektive Einstellungen, Beziehungen und Verhaltensweisen hängen unmittelbar mit den erwähnten Objektbeziehungen zusammen, wobei Identifikationen und Identität stets wesentliche Anteile an der Genese der psychischen Struktur eines Individuums ausmachen (Hennig, 1986).

Hierfür eignet sich u. a. das von Leuner (1985) beschriebene Motiv zur Darstellung des Ich-Ideals: Der Patient wird aufgefordert, spontan einen gleichgeschlechtlichen Namen auszusprechen und dann einen dazu passenden Menschen zu imaginieren. Die auftauchenden Personen tragen oftmals Züge, Eigenschaften und Fähigkeiten, die sich der Patient gern wünscht. Diskrepanzen zwischen den eigenen Möglichkeiten und den Wunschvorstellungen werden sehr bald deutlich und leiten nicht selten Neuorientierungen ein. Ferner kann der Patient, wenn es die Bildszene zulässt oder sogar anbietet (Modenschau, Badeszene, Tanzveranstaltung u. a.), behutsam mit seinem Selbstbildnis, seinem Fremdbild (oder mehreren Fremdbildern) sowie dem bereits erwähnten Idealbild (auch idealen Fremdbild) konfrontiert werden. Ebenso wie auftauchende Identifikationspersonen lösen diese Vorstellungen subjektiv kritische Reflexionen aus, die außerhalb des katathymen Geschehens nicht zugelassen werden konnten. Übrigens sind spontane Altersregressionen auch im Zusammenhang mit diesen Motiven nicht so selten.

Standardmotiv zur sexuellen Einstellung:
Sexuelle und partnerschaftliche Problemstellungen und Konflikte treten in vielfältiger symbolischer Form häufiger im Themenkreis nahezu aller Standardmotive auf. Soll dieser Bereich, insbesondere unter dem Aspekt der Fokussierung sexueller Konfliktkerne in das Zentrum des katathymen Projektionsgeschehens gebracht werden, dann empfiehlt Leuner (1985) für Imaginierende männlichen Geschlechts das Motiv des Rosenbusches und für weibliche Patienten das des „Auto-Stops" bzw. das Motiv einer Kutsch- oder Autofahrt. Für das Einstellen des erstgenannten Motivs wird die Imagination eines Rosenbusches am Rande einer Wiese empfohlen, die Ambivalenz des Rosenbusches (Schönheit der Blüte und der stechende Schmerz durch die Stacheln

des Strauches beim Pflücken) steht für die emotionalen Ambivalenzen, die eine psychosexuelle Dynamik bestimmen und individuelles Erleben und Verhalten wesentlich beeinflussen können. Der Farbe und Form der Rosenblüten, dem Grün der Blätter des Busches, der Zahl und Arten der Triebe am Strauch u. a. kommt im individuellen Symboldrama eine Bedeutung zu.

Das „Auto-Stop"-Motiv kann z. B. nach längerer ermüdender Wanderung angeboten werden. Gegebenenfalls wird der Patientin in ihrem Tagtraum empfohlen abzuwarten, ob ein Auto oder irgendein anderes Fahrzeug im Bild erscheint. Sie könnte ein solches Fahrzeug anhalten und den Fahrer (oder die Fahrerin) fragen, ob sie mitfahren dürfte. Leuner (1985) gibt den Rat, dass der Wagen anhalten soll, nicht die Patientin bemüht sich darum, sie sollte wählen können, ob sie mitfahren möchte oder nicht.

Als zusätzliches Motiv zum Thema Sexualität sei hier noch das Angebot einer Frucht für beide Geschlechter empfohlen.

Standardmotiv zur Aggressivität:
Zur spezifischen Fokussierung dieses zur Darstellung der Durchsetzungsfähigkeit und Gerichtetheit eines Patienten (konstruktive Aggressivität) und möglichen Angriffsbereitschaft und zerstörender Tendenzen (destruktive Aggressivität) hat sich das Löwenmotiv bewährt. Besonders für aggressiv-gehemmte Persönlichkeiten ergibt es sich bei diesem Motiv (eventuell ist auch das Bild des Tigers geeignet), auf vermeintliche Angriffe, Kränkungen, Zurücksetzungen und dergleichen offensiv zu reagieren.

Die Aufforderung ergeht zwanglos an den imaginierenden Patienten, sich einen Löwen vorzustellen, wobei offen gelassen wird, ob das in einem Käfig, im Zirkus oder auf freier Wildbahn stattfindet. Die Konfrontation mit dem Löwensymbol (das zweifelsohne auch Züge väterlicher Objektanteile tragen kann), überträgt vielfältige aggressive Impulse auf die Bildstruktur und die Dynamik des Symboldramas; daneben ergibt sich auch die Möglichkeit, Momente der Ruhe und Trägheit einzuführen (die dem Löwensymbol ebenfalls zuzuordnen sind). Die therapeutische Ergiebigkeit der Symbolrepräsentanz des Löwen ist demnach relativ groß.

Diese Standardmotive der Mittelstufe bedürfen zweifelsohne Ergänzungen, die sich nur aus weiteren empirischen Verlaufsuntersuchungen gewinnen lassen. Diese vier hier aufgeführten Motive sind zunächst diejenigen, deren therapeutische Effizienz bereits derzeit recht gut bekannt ist.

2.5.2.3 Standardmotive der Oberstufe

Der therapeutische Umgang mit der Oberstufe des Katathymen Bilderlebens ist nur den für dieses Verfahren voll ausgebildeten Psychotherapeuten vorbehalten.

Im Verlauf der Oberstufe des KB ist die Aufdeckung tiefen, verdrängten, im Unterbewusstsein lagernden psychischen Materials meist regressiver Natur angezielt. Der Therapeut, welcher diese Stufe des Symboldramas als therapeutisches Agens einsetzt, muss über längere Erfahrungen im Umgang mit diesen mitunter archaisch anmutenden Impulsen und Motivstrukturen verfügen, denn sehr schnell reduzieren sich hier die sonst notwendigen schützenden Abwehrmechanismen, d.h., die Selbstregulation der Abwehrtätigkeit kann mitunter durchaus herabgesetzt sein. Wie im Verlauf anderer psychodynamischer Therapietechniken auch, sind Widerstand und Abwehr nunmehr in Sonderheit zu bearbeiten.

Das Motiv der Höhle:
Das Höhlensymbol kann sich aus verschiedenen Motivkonstellationen heraus spontan ergeben, es kann jedoch nach reiflichen Vorüberlegungen durch den Therapeuten fokussierend vorgegeben werden. Der Patient kann zunächst abwartend, auch geschützt eine Höhle bzw. deren Eingang beobachten, er kann aus der Höhle heraustretende oder hineingehende Symbolgestalten (Tiere, Fabelwesen, Personen u.s.w.) beobachten und beschreiben. Der Imaginierende selbst kann den Wunsch verspüren, eine solche Höhle zu betreten und zu besichtigen sowie unterirdische Gänge zu verfolgen und zu erforschen. Besichtigungen des Erdinnern, Abenteuer in Höhlensystemen, Märchen und Fabelwesen sind u.a. Themenbereiche, die im Rahmen dieses Motivs häufig imaginiert werden.

Alle auftretenden Wahrnehmungen der Imaginationsszene stehen oft in irgendeinem Zusammenhang mit andrängenden unbewussten Wunschwelten, Versagungserlebnissen, verdrängten Handlungsimpulsen und dergleichen, die durch die beträchtliche Lockerung der sonst zensierenden Abwehr ähnlich wie im Nachttraum ins Bewusstsein drängen.

Die Höhle kann als erregend-abenteuerliches, gleichzeitig Angst auslösendes und beruhigendes, aber auch als schützend-wärmendes, Geborgenheit vermittelndes Symbol erlebt werden. Hiervon ist abhängig, inwieweit ein Therapeut die Exkursion eines Patienten in eine Höhle zulassen kann. Es ist sicherlich ein beträchtlicher Fehler, einen Imaginierenden in eine Höhle hineinzwingen zu wollen.

> Beispiel 8: 14-jährige Jugendliche mit endogenem Ekzem und entsprechendem Leidensdruck sowie beträchtlichen Familienkonflikten nach der Scheidung der Eltern.
> Die Patientin befindet sich im Wald und begegnet einer schönen Fee. Diese führt sie zunächst durch den dunklen Wald und dann vor eine Höhle, in die sie schließlich gemeinsam hineingehen. Sie kommen in einen großen, hellen Raum mit vielen Regalen, in denen Zaubermittel stehen. In der Mitte des Raumes hängt über einem lodernden Feuer ein Topf, in dem die Fee fortwährend rührt. Sie schöpft daraus etwas Flüssigkeit in eine Kristallschale und reicht diese der Patientin. Der Trank riecht nach Aprikosen und schmeckt köstlich. Nach dem Genuss des Getränkes fühlt sich die Patientin in einem schwebenden Zustand. Die Fee gibt ihr noch ein Glas mit dieser Flüssigkeit mit, als sie gehen möchte. Plötzlich steht sie wieder mitten im Wald.

Die oral-spendende, mütterliche Akzentuierung des Tagtraumes steht im Widerspruch zu der in der Realität distanziert-kühl agierenden Mutter und verschafft der Patientin nachhaltig psychische Entspannung sowie eine Reduzierung des Leidensdruckes und ihrer Affektlabilität.

> Beispiel 9: 47-jähriger Ingenieur mit zwangsneurotischer Entwicklung nach dem Tod des Vaters und Ablösung des ältesten Sohnes.
> Das Höhlenmotiv wird vorgegeben: Der Patient sieht sich in einem grottenartigen Raum, an der Wand hängt eine Landkarte - er selbst ist 19 oder 20 Jahre alt - schaut auf die Landkarte und muss eine kämpferische Entscheidung treffen - es geht um unterschiedliche Wege und Ziele. Auf dem Weg soll möglichst wenig zerstört werden; eine Festung, die wichtige Werte enthält, soll eingenommen werden. Zusammen mit anderen Männern findet er sich dann gut gerüstet auf einem Pferd, es wird ein listenreicher Plan beraten, im engeren Kriegsrat stellt er nochmals die Vertrauensfrage - es gibt keine grundsätzlichen Einwände - die Burgeinnahme dauert mehrere Tage, es gibt viele Teilführer, alle verständigen sich jedoch untereinander, zum Abschluss sitzen alle im Burghof, ein zufriedenes Gefühl breitet sich aus, es wird jedoch noch viel zu tun geben.

Nach dem Tagtraum gibt der Patient an, er fühle sich so frei und aktiv wie damals im Alter von 20 Jahren - die Zwangssyndrome treten in der Folgezeit erheblich vermindert auf. Im mütterlichen Schutz des Höhlenmotivs vermochte er Widerstände anzugeben, Auseinandersetzungen und Kooperationen zu erproben.

Die Motive Sumpfloch, Vulkan und Folianten:
Besonders das Motiv Sumpfloch löst nicht selten heftige Angsteffekte aus, weil aus dem Sumpfloch aufsteigende Symbole (Gestalten von Tieren, Fabelwesen, Personen, die zuweilen nackt sind) zumeist mit Phantasiebereichen zusammenhängen, die subjektiv tabuiert erlebt werden.

Der Patient wird angehalten, aus dem sicheren Abstand heraus, z. B. auf einer Wiese fest stehend, ein Sumpfloch zu beobachten. Mögliche, aus dem Sumpfloch oder Sumpf heraufsteigende Angst oder Ekel erregende Symbolgestalten können auf die Wiese geführt und genauer betrachtet werden; die Abwehrreduzierung beim Patienten lässt sich bei kunstgerechter Anwendung der Regieprinzipien und der therapeutischen Techniken am Wandel der oftmals zunächst aufsteigenden Sumpftiere oder Wasserwesen in höhere Tiere und schließlich Personen ablesen. Der erfahrene Therapeut weiß, dass anale bzw. auch sexuelle Themen in regressiv-infantilen Symbolmustern hierbei ausgetragen werden, und muss individuell die psychische Tragfähigkeit (also die zumutbare Leidensfähigkeit) des jeweiligen Patienten einschätzen können. Eine angemessene therapeutische Begleitung zeigt sich u. a. in den bereits erwähnten Wandlungsphänomenen der Symbole. Alsbald freiwerdende archaische ödipale Konstellationen legen dem Therapeuten wiederum ein geduldiges, gewährendes Verhalten nahe, die oftmals notwendige Abwehr als Schutzbedürfnis sollte nicht beeinträchtigt werden.

Wie jedes andere Motiv kann auch dieses ambivalent erlebt werden: Sumpf oder Schlamm kann als wärmende, heilende natürliche Substanz imaginiert werden. Der Therapeut muss stets die verschiedenen Wirkungsmechanismen des KB im Blickfeld haben, wenn er die Bedeutung des jeweiligen Symbolgeschehens für den Behandlungsprozess einschätzen will. Ähnliches gilt für den Einsatz des Standardsymbols Vulkan, das spontan seltener und wohl eher bei extravertierten Patienten auftritt. Das Vulkanmotiv kann gewaltige Affekte eruptiv provozieren, es ist mit Besonnenheit vom Therapeuten auszuwählen. Die Einstellung des Vulkans sollte daher vorsichtig, zunächst aus der Ferne beobachtend, begonnen werden. Dabei ist von Bedeutung, ob es sich um einen erloschenen oder noch aktiven, eventuell sogar ausbrechenden Vulkan handelt, wo sich der Betrachter befindet und wie der Imaginierende mit seinen Phantasien umgeht. Leuner (1985) verweist besonders auf die Nützlichkeit dieses Motivs zur Krisenintervention. Sicherlich wird sich das Vulkansymbol vorzugsweise als ein Medium zur Freisetzung heftig andrängender aggressiver Impulse bei aggressiv-gehemmten Patienten eignen. Das Auffinden alter Folianten oder Familienalben dient der weiteren Fokussierung der Tagtraumphantasien eines Patienten auf die Bearbeitung von Konflikten aus früheren Entwicklungsphasen und stellt gleichzeitig den vielleicht deutlichsten Übergang zu anderen psychodynamisch-analytischen therapeutischen Vorgehensweisen dar.

Psychodynamisch sehr erfahrene Therapeuten können ihre Patienten mitunter beim Durchstöbern der Keller- oder Bodenräume alter Häuser und dergleichen auf solche Motive einstellen.

2.5.3 Therapeutische Techniken des KB

Die therapeutischen Techniken bestehen auch beim KB aus einigen in nahezu allen psychotherapeutischen Verfahren angewandten Grundelementen. Sie werden jedoch hier in einer den Besonderheiten des Tagtraumes angepassten Weise eingesetzt und sind auch entsprechend dem Stufensystem des Symboldramas differenziert. Sie dienen der Leitung und Strukturierung des Tagtraumes ebenso wie die Symbolvorgaben.

Die therapeutischen Techniken sind damit als ein gliedertes System von Verfahrensweisen anzusehen, die unter Anwendung kunstgerechter Regieanweisungen den therapeutischen Umgang mit den katathymen Bildern ermöglichen. Sie sind lehr- und lernbar und durch den hierarchischen Aufbau ihrer einzelnen Elemente dem jeweiligen Ausbildungsgrad des Therapeuten und den Stufen des KB angepasst.

Eine relativ strenge Zuordnung der einzelnen Techniken zu den jeweiligen Stufen des KB hat natürlich lediglich didaktische Gründe. Im praktischen Umgang mit dem Tagtraum wird alsbald deutlich, dass die Anwendung aller angegebenen Techniken auf allen Stufen nötig ist. Im Verlauf einer systematischen Ausbildung mit dem KB lernt der Psychotherapeut, diese ihm bereits von anderen Psychotherapiemethoden her bekannten Techniken beim Umgang mit den Symbolgestalten von Tagträumen zu gebrauchen. Eine systematische Erarbeitung der Verfahrensweisen in der genannten Reihenfolge der einzelnen KB-Stufen ist zum Schutz des Patienten und des Therapeuten selbst notwendig.

Im Verlauf der Grundstufe sind Stützen und Führen, übendes Vorgehen und die Entfaltung kreativer Imaginationen die wesentlichsten therapeutischen Techniken.

In der Mittelstufe stehen das assoziative Vorgehen, die Aktivierung von Nachtträumen und das Fokussieren aktueller Konflikte sowie Imaginationen des Körperinneren, die Befriedigung primär archaischer Bedürfnisse und schließlich das Durcharbeiten bzw. Bearbeiten im Vordergrund. Hier werden gleichzeitig die wesentlichen Wirkungsdimensionen des KB sichtbar. Im Rahmen der Oberstufe können die bisherigen therapeutischen Techniken durch die Übertragungsanalyse und Kombinationen mit anderen psychodynamischen Verfahren ergänzt werden.

2.5.3.1 Therapeutische Techniken der Grundstufe

Stützen und Führen zeigen sich im KB ebenso wie in anderen psychotherapeutischen Methoden zunächst in der freundlich-akzeptierenden, den Patienten im Imaginationsprozess empathisch begleitenden Haltung des Therapeuten.

Ein wesentliches stützendes Element liegt schon mit dem bereits beschriebenen äußeren Setting, also dem Nebeneinander von Patient und Therapeut vor.

Während des Imaginierens muss der Therapeut seinem Patienten fortwährend signalisieren, dass er ihn interessiert und engagiert in seinem Tagtraum begleitet. Das geschieht durch gewährende, akzeptierende einführende Bemerkungen, die nicht suggestiv-autoritär sein sollten, Alternativen zulassen sowie vorsichtig tastend zunächst ein Standardmotiv, später weitere entsprechende kreative Aktivitäten im katathymen Bildverlauf erlauben und gegebenenfalls strukturierendes Eingreifen zulassen.

Im Allgemeinen kann dieser stützende Begleitstil des Therapeuten durch kurze einfache Lautsignale praktiziert werden („hm, hm"), die jedoch in ihrer Betonung je nach dem Therapiegeschehen moduliert bzw. variiert werden sollten. Hiermit kann durch den Therapeuten bereits das Maß an nötiger Stützung bestimmt sein. Bildinhalte können gegebenenfalls neutralisiert oder zurückgedrängt werden.

Die Führung des therapeutischen Geschehens geschieht im Grunde überwiegend durch den katathymen Bildprozess selbst; mit zunehmender klinischer Erfahrung lernt der KB-Therapeut die filigranen und zumeist diskreten Signale zu verstehen, die der Imaginierende in seinem Symboldrama anbietet und vermag dann angemessen zu reagieren. Unter Nutzung der therapeutischen Techniken und der Regieprinzipien des KB kann der Therapeut im Bedarfsfall den Bildablauf strukturierend mitgestalten. Bei ausreichender Sensibilisierung lassen sich aus dem Tagtraumgeschehen unschwer Symbolkonstellationen für nötige strukturierende Handlungen durch den Therapeuten herauslesen. Verbale therapeutische Fehlreaktionen werden vom imaginierenden Patienten nicht selten ignoriert oder nicht wahrgenommen, was dem Anfänger zunächst das Begleiten erleichtert. Dennoch können gröbere Fehler den katathymen Bildverlauf erheblich beeinträchtigen:

1. Der Therapeut muss stets „im Bilde" sein, er darf jedoch mit seinem Patienten nicht mitimaginieren; sein Agieren geschieht einerseits auf der Symbolebene selbst, andererseits parallel dazu auf der Ebene der realen Psychodynamik des Patienten, also der „übersetzten" katathymen Bildsymbole aus der Sphäre des Bilddenkens der Primärstufe und ihrer Transformation in ihre aktuellen Bezugsebenen. Aufmerksam und wach

muss er die Bildfolge begleiten. Seine empathische Haltung darf nicht in Überidentifikation ausufern, weil diese unweigerlich Fehlinterpretationen und dadurch Fehlreaktionen provoziert. Der Therapeut verliert in solch einem Fall die Übersicht, seine Interventionsmöglichkeiten verringern sich, weil er schließlich in seinem eigenen Bildablauf befangen ist und Gegenübertragungen unterliegt.

2. Als ein weiterer Fehler hat sich in der Praxis das verbale Beschreiben bzw. „Spiegeln" von Emotionen, die sich in Bildsymbolen bei den imaginierenden Patienten darstellen, erwiesen. Dieses, meist in bester Absicht besonders von gesprächspsychotherapeutisch trainierten Therapeuten praktizierte Verhalten hat offensichtlich ein spontanes Umkippen vom katathymen Bilddenken auf der Ebene des Primärprozesses in die rational-kognitiven Ebenen des Sekundärprozesses zur Folge. Die Rückantworten des Therapeuten an den Patienten, die Empathie als stützendes Element beinhalten sollen, müssen also der individuellen Bildsprache angepasst sein, um innerhalb eines laufenden katathymen Prozesses wirksam werden zu können.

3. Der Vollständigkeit wegen sei an dieser Stelle nochmals die für jede Psychotherapie geltende Abstinenzregel genannt. Der Therapeut sollte für den Zeitraum der Psychotherapie intensivere persönliche oder familiäre Kontakte mit dem Patienten nach Möglichkeit vermeiden.

Übendes Vorgehen zeigt sich als Begleitstil von Tagträumen, wenn Zuspruch, Ermunterung bzw. Verhaltensbewertung im Sinne verhaltenstherapeutischer Prämissen durch den Therapeuten erfolgt. Das kann bereits verbal zurückhaltend durch Bemerkungen, z. B. „schön", „gut", „na sehen Sie" und dergleichen erfolgen und durch zusätzliche Signale wie: „Das scheint besonders wichtig zu sein", oder „Achten Sie besonders auf das, was nun folgt", „Das sollten Sie sich genauer anschauen" und dergleichen verstärkt werden. Stützen und Führen beim übenden Vorgehen ist erst dann von therapeutisch nachhaltigem Wert, wenn der Patient innerhalb seines Tagtraumgeschehens ausreichende Freiheitsgrade bezüglich seines Entscheidungsverhaltens behält. Günstig hierfür sind Formulierungen wie: „Wenn Sie wollen, dann können Sie den linken oder rechten Weg gehen", „Sie können sich niedersetzen und ausruhen oder etwas unternehmen", „Vielleicht gibt es irgendwo einen Bach." Überhaupt sind Formulierungen wie: „Könnten Sie ... wollen Sie... möchten Sie ..." u.a. für die eigentlich angestrebte Entfaltung kreativer Imaginationen besonders förderlich (Krapf, 1984), dem Patienten wird damit ausreichende Entscheidungsfreiheit zugestanden.

Im Grunde können im Verlauf des übenden Vorgehens im Rahmen der Grundstufe des KB nahezu alle aus der Verhaltenstherapie bekannten Techni-

ken angewendet werden, sie müssen lediglich dem Medium Imagination angepasst sein (Hennig, 1978).
Um ein angemessenes übendes Vorgehen zu gewährleisten, empfiehlt sich, in einer therapeutischen Sitzung nicht zu viele Motive einzustellen. Am sinnvollsten ist es im Allgemeinen, ein oder höchstens zwei Motive pro Sitzung zu bearbeiten. Patienten, die sehr rasch eine Fülle von Motiven anbieten, sollten vorsichtig auf Details gelenkt werden, was zumeist allmählich von selbst die Motivanzahl reduziert. Etwaige Leistungshaltungen der Patienten bezüglich ihrer Bildproduktion müssen vom Therapeuten kunstgerecht abgebaut werden. Das Tempo des katathymen Bildablaufes bestimmt dennoch in der Regel der Patient, der Therapeut sollte sich flexibel anpassen können.
Die Entfaltung kreativer Imaginationen wird stets das eigentliche Ziel sein, denn wesentliche therapeutische Arbeit des KB innerhalb der Grundstufe vollzieht sich in diesem Prozess.
Kreative Imaginationen können sich sowohl aus den Motivstrukturen der Grundstufe heraus entwickeln als auch spontan ohne vorherige Bindung an diese Ausgangssymbole entstehen. Wenngleich im Rahmen der Grundstufe überwiegend konfliktärmere Szenen im katathymen Bildprozess angezielt sind, erweist es sich als ungünstig, einen imaginierenden Patienten womöglich in ein Grundmotiv hineinzwingen zu wollen oder spontane kreative Bildentfaltungen zu verhindern. Bei den meisten Patienten werden ohnehin im Verlauf der Psychotherapie vermehrtes freies Assoziieren und zunehmende Kreativität im Ablauf der katathymen Bilder deutlich.
Der Therapeut kann im Verlauf dieser therapeutischen Technik einerseits so genannte Verhinderungsmotive (das sind Abwehrsymbole, die eine weitere Bildentwicklung stark behindern oder zunächst vereiteln) bearbeiten lassen, indem er den Patienten im Imaginationsablauf auf Details fokussiert. Hieraus entwickelt sich nicht selten eine Fülle spontaner Ansätze im Sinne des Probehandelns.
Andererseits ist bei den oftmals zu beobachtenden zunehmenden Ausweitungen des katathymen Panoramas ein produktives kreatives Entfalten zu erwarten, das sich mitunter zu Problemlösungen hin erweitert. Innerhalb der Grundstufe geschieht dies natürlich am günstigsten in symbolverkleideter Form. Das Therapeutenverhalten sollte im Verlauf kreativer Imaginationen möglichst zurückhaltend, weniger strukturierend und intervenierend sowie vor allem geduldig-abwartend sein. Die therapeutische Wirksamkeit dieser Technik erweist sich bereits dann als effektiv, wenn sich die katathyme Szene im Schutz der gewährend-empathischen Haltung des Therapeuten von Sitzung zu Sitzung zunehmend entfaltet und gestaltet, d. h. einen in Symbolstrukturen eingebetteten fortlaufenden systematischen Kontext darstellt, der im Medium des KB die therapeutisch ablaufenden Wirkungssysteme widerspiegelt.

Mit Leuner (1985) sei nochmals darauf verwiesen, dass selbst jene zunächst manchmal chaotisch anmutenden Imaginationsabläufe einiger Patienten mit einem ausreichenden Maß an therapeutischer Erfahrung, Ruhe, Gleichmut, Stabilität und Sicherheit im Begleitstil allmählich in wirkungsvolle und kreative katathyme Bahnen übergehen. Dem Therapeuten sei empfohlen, nahezu jeden kreativen Bildimpuls positiv zu bewerten (also gegebenenfalls verbal zu belohnen) und zu akzeptieren; bei breit angelegten Bildpanoramen empfiehlt es sich gelegentlich, nach markanten Einzelheiten rückzufragen. Negative Bekräftigungen, Missbilligungen oder zu intensive Eingriffe in die Bildproduktion behindern kreative Bildentfaltungen, fördern Abwehrbildungen und vermindern letztlich die therapeutische Wirksamkeit des Verfahrens.

2.5.3.2 Therapeutische Techniken der Mittelstufe

Die therapeutischen Techniken der Mittelstufe stellen eine erhebliche Ausweitung der Interventionsstile, die bereits im Rahmen der Grundstufe angewendet wurden, dar. Der Therapeut, der sich dieses Instrumentariums bedient, muss sicher und konstruktiv mit dem gesamten therapeutischen Werkzeug der Grund- und Mittelstufe des KB umgehen können.
Bereits im Umgang mit dem assoziativen Vorgehen (Leuner, 1985) zeigt sich deutlich das höhere therapeutische Anspruchsniveau dieser Stufe des KB.
Die bisher in der Grundstufe vorherrschende stützend-übende, im Schutz einer anaklitischen Übertragung (Leuner) ablaufende Konfrontierung des Patienten mit den bekannten Standardmotiven wird zugunsten einer Erweiterung seines Symboldramas nahezu aufgegeben. Dem im projektiven Bildablauf andrängenden Affekt (Aggressionen, Autoaggressionen, Ängste) wird damit häufig wesentlich mehr freie Entfaltung gewährt, die Aktivität des Therapeuten entsprechend weitgehend reduziert. Das Ausmaß dieses Prozesses darf dennoch nicht nur dem Selbstlauf überlassen werden.
Für den Patienten sind indes die hinreichende Erfahrung und eine entsprechende Sicherheit des Therapeuten, die sich ihm in der Gegenübertragung unschwer mitteilen, der beste Schutz gegen Affektüberflutung.
Im assoziativen Ablauf der katathymen Bilder können sowohl spontane Altersregressionen von erheblichem Ausmaß als auch intensive realistische Konfliktkonstellationen entweder symboleingekleidet oder direkt auftreten, die ähnlich wie in der Nachttraumanalyse sehr tiefe Erlebnisschichten freisetzen. Nicht selten wird im symbolischen Assoziationsfeld alsbald auch die mehr oder weniger pathogen fixierte neurotische Struktur mit ihrem Fehlerleben, ihrem gestörten Verhalten mit dem entsprechenden begleitenden Leidensdruck freigesetzt.

Im Verhältnis zur Grundstufe sind Abwehrvorgänge bei den imaginierenden Patienten erheblich gelockert. Der Therapeut muss deshalb seinen Patienten sehr genau auf seine Leidensfähigkeit hin einschätzen, die an ihn für den Zeitraum des katathymen Bildablaufes delegierten Ich- bzw. Überich-Funktionen verstehen und damit kunstgerecht umgehen können und schließlich mit seiner Gegenübertragung kontrolliert und konstruktiv den Assoziationsprozess begleiten. Auch bei dieser Technik wird der Selbstinterpretation des Symboldramas mehr Wert beigemessen als rationaleren Deutungen oder Interpretationen.

Das Therapeutenverhalten sollte sich im Mittelstufenbereich ohnehin noch zurückhaltender gestalten, sein Begleitstil kann sich bisweilen nahezu auf die bereits erwähnten knappen vokalen Andeutungen („hm", „ja" usw.) beschränken, die dem Imaginierenden lediglich seine Anwesenheit signalisieren. Gelegentliche Interventionen mit den therapeutischen Techniken orientieren sich an den Regieprinzipien dieser Stufe.

Gegenüber der freien Assoziation in der Psychoanalyse sind im KB die Assoziationen in den Handlungsablauf bzw. die Tätigkeitsstruktur des Bildgeschehens eingebunden, was den Verbindlichkeitscharakter der Phantasieproduktion erheblich steigert. Die frei aufsteigenden Assoziationen können im Bildablauf Elemente aus der Vergangenheit des Patienten mit denen seiner aktuellen Situation und Zukunftsphantasie verbinden; dabei sind im Zusammenhang mit auftauchenden Bildkonstellationen auch gedankliche Assoziationen zugelassen.

Falls diese rational-kognitiven Gedankenketten das imaginative Bildgeschehen zu verdrängen drohen, empfiehlt Leuner (1985), den Patienten mit Äußerungen wie: „Was haben Sie jetzt vor Augen?" oder „Können Sie sich ein Bild vorstellen, das zu diesem Thema passt?" wieder auf die Ebene katathymer Imagination zurückzuführen.

> Beispiel 10: Jene bereits im Beispiel 1 vorgestellte Patientin (Anorexia nervosa) demonstriert eindrucksvoll die subjektive Evidenz der freien Assoziationen, die sich spontan im katathymen Bilderverlauf einstellen:
> Die Patientin schildert sich auf einem Berg, die Sonne scheint brennend heiß, sie steht am Rande eines steilen Abhanges und besteigt eine Zahnradbahn, mit der sie in die Tiefe fährt, sie fürchtet sich und beschreibt einige vegetative Alterationen. Unten angekommen dreht sie sich um und schaut auf den Berg zurück, oben stehen ihre Eltern und halten sich an den Händen: „Da sehe ich meine Eltern stehen, Hand in Hand. Ich freue mich, dass sich meine Eltern so gut verstehen - trotzdem, ich weiß gar nicht, wie das kommt, fühle ich mich irgendwie zweiseitig. Einerseits glücklich, andererseits eifersüchtig, beiseite gedrängt - ich sehe es ganz deutlich, ich fühle mich beiseite geschoben (heftiges Weinen). Ich überlege gerade, wie alt

ich bin - ja, 14 oder 15 Jahre schätze ich. Ich denke daran, wie das öfters so war ... als meine Oma starb, da hat mein Vater die Wohnung renoviert. Addie (die Schwester ihrer Freundin) hat ihm dabei geholfen, sie war damals 14 Jahre alt, da hatte sich eine engere Beziehung zwischen ihr und meinem Vater gebildet. Ich war todunglücklich, ich fand mich beiseite geschoben, als wenn ich nicht mehr die Tochter von meinen Vater wäre, sondern Addie. Ich fühlte mich einsam und allein, dabei war ich schon fast 20 Jahre....".

Beispiel 11: 43-jähriger Eisenbahner mit depressiv-gehemmter Struktur und fehlender emotionaler Bindung an Ehefrau und Kinder. Bei zunehmender Abnahme seiner Leistungsfähigkeit dekompensierte er nach einer Grippeerkrankung.

Der Patient schildert frei assoziierend nach einer Bergwanderung im Frühsommer einen Bauernmarkt in einer Kleinstadt. Er fühlt sich ungefähr 8 oder 9 Jahre alt, er trägt kurze Lederhosen. Auf dem Markt herrscht buntes Treiben, viele Menschen sind zu erkennen, er schlendert an den Ständen entlang. Ein Stand mit Holzspielzeug zieht ihn besonders an. Eine ältere, mütterliche Frau zeigt ihm ein Fuhrwerk und eine Holzeisenbahn. Er darf sich alles in Ruhe ansehen – alles wird immer deutlicher und farbiger – er wählt die Eisenbahn. Sie wird liebevoll in einen Karton eingepackt. Er fühlt sich jetzt fröhlicher und kräftiger und geht weiter, winkt der Frau freundlich zurück. In einem Landgasthof stärkt er sich im Freien mit kräftiger Suppe und Milch. Dann macht er sich weiter auf die Wanderschaft, er fühlt sich sehr neugierig.

Der bisher arbeitsunfähige Patient fühlt sich nach dem Tagtraum befreit. Er glaubt, sein Leben auch ohne zwanghafte Anstrengungen zu schaffen, und nimmt bereits 4 Tage nach dieser Behandlung seine Arbeit auf einem Schonplatz wieder auf.

Die erlebte Regression in eine frühere, hier als konfliktfrei erlebte Entwicklungsstufe provoziert Befriedigungserleben und Ich-Stärkung.

Eine besondere Form dieser Technik ist es, im Katathymen Bilderleben Szenen aus solchen Nachtträumen einzustellen, die vom Patienten als besonders evident erlebt wurden; eine Aktivierung des Nachttraumes wird also beabsichtigt. Im Schutz des therapeutischen Settings des KB kann ein Nachttraum, besonders dann, wenn es sich um einen Angsttraum handelt, als Tagtraum vielfach „zu Ende" geträumt werden. Widerstände u. a. Abwehrmechanismen sind in dieser Situation verändert, Traumkonstellationen sind der Wahrnehmung zugänglicher, Einzelheiten ihrer Symbolstruktur sind subjektiv durchschaubarer und können gelegentlich dadurch mit Hilfe gesunder Ich-Anteile eines Patienten, also unter Zuhilfenahme der kognitiv-rationalen Tätigkeit in konstruktiv stabilisierendes Probehandeln übergehen.

Dieses Vorgehen ist zwar durch das Handlungsgeschehen des Nachttraumes zunächst vorstrukturiert, jedoch erweist sich diese Tatsache für den Assoziationsablauf nicht als Hindernis, zumal die vorgegebenen Trauminhalte selbst spontan entstanden sind und hiermit im therapeutischen Sinne nutzbringend ausagiert werden können. Eine weitere Möglichkeit, imaginative Assoziationen in gewünschte Richtungen zu lenken, d. h., sie gegebenenfalls möglichst rasch auf eine nötige Zielstellung hin zu orientieren, ist das Fokussieren aktueller Konflikte. Diese Technik empfiehlt sich besonders dann, wenn Patienten offensichtlich unter dem Eindruck aktueller Konflikte stehen und diese das gesamte aktuelle Erleben erheblich beeinträchtigen.

Ferner erweist sich ein Fokussieren auf bestimmte Konfliktherde dann als nützlich, wenn sich im laufenden KB-Prozess zeigt, dass bestimmte Symbolstrukturen, die sich in modifizierter Form vielfach wiederholen, stetig auf einen solchen umschriebenen Konfliktherd hinweisen, der zwar zeitlich weit zurückliegen kann, im KB-Geschehen jedoch den Stellenwert eines aktuellen Konflikts einnimmt. Dieser wird damit einer intensiven therapeutischen Bearbeitung zugänglich, womit entweder stagnierende Bildphasen unterbrochen, oder aber die subjektiven Möglichkeiten einer Konfliktlösung erheblich verbessert werden.

Klinisch empfiehlt es sich, diese Technik zum einen dann anzuwenden, wenn der KB-Verlauf dies von selbst anbietet. Zum anderen sollte der Therapeut dieses methodische Vorgehen dann anzielen, wenn Gespräche mit Patienten vor der KB-Therapie das Vorliegen eines besonders beeinträchtigenden aktuellen Konfliktes ergeben, z. B. wenn die Auseinandersetzung mit einer (oder mehreren) Personen im Umkreis des Patienten unumgänglich wird. Die Einleitung von Tagträumen mit solcherart Fokussierung kann etwa mit folgenden Formulierungen erfolgen (in Anlehnung an Leuner, 1985, 184 ff):

„Versuchen Sie, sich Ihr Problem nun im Tagtraum vorzustellen", oder „Versuchen Sie, jetzt ein Bild in sich aufsteigen zu lassen, das Ihre Stimmung am besten ausdrückt." Eine Fokussierung durch den Therapeuten im Verlauf eines Tagtraumgeschehens selbst hängt vom Inhalt der jeweiligen Symbolkonstellation ab.

> Beispiel 12: 16-jähriger Patient mit einer ausgeprägten Identitätskrise und erheblicher postpubertärer sexueller Problematik.
> Das Motiv Berg wird vom Therapeuten vorgegeben. Der Patient schildert Hügel, dann mehrere „langweilige" Hügel, er fühlt sich einsam. Bald darauf nähert sich ein kleiner dicker Mann mit Vollbart. Er ist mit einem guten Anzug und einem Hut bekleidet ... An einer vergoldeten Kette hängt eine Uhr aus seiner Anzugtasche, das Ziffernblatt fehlt, Einzelteile hängen heraus.

> An seiner rechten Schuhspitze sieht der Patient eine glänzende Kugel, mit der linken Hand streichelt der Mann die Kugel, mit der rechten wühlt er im Gras. Der Mann wirkt nicht gerade sympathisch, aber interessant. Plötzlich kommen aus der Kugel lauter Spitzen heraus, welche steif abstehen und manchmal wieder verschwinden. Wenn der Mann streichelt, kommen die Spitzen wieder heraus. Der stülpt dann einen Schlauch über so eine Spitze und schleudert das Bein, damit die Kugel schön fliegt, das macht Spaß. Schließlich verschwindet der Mann, der Patient sieht „sein Haus" und geht dorthin.

Im anschließenden Gespräch gibt der Patient an, dass er sich sehr wohl fühle, als ob er geschlafen habe.
Die Symbolik des sich spontan fokussierenden Tagtraums deutet auf die phallischen und ödipalen Probleme des postpubertären Patienten hin, der überwiegend mit seiner Mutter allein lebte. Der Vater war bis zum 11. Lebensjahr des Patienten häufig abwesend und lebt erst seit dieser Zeit ständig in der Familie.

> Beispiel 13: Ein typisches Beispiel für eine rasche spontane Fokussierung lieferte auch eine 22-jährige Patientin (Studentin) mit einer Identitätskrise, Partnerkonflikten und Leistungsbeeinträchtigungen.
> Sie imaginiert zwei Inseln, sie selbst befindet sich auf der einen und möchte die andere, ihr unbekannte und ängstigende, wohl aber verlockende, kennenlernen. Im Verlauf des Tagtraumes gelingt ihr die Besichtigung dieser Insel, die sie als angenehm, aber auch ambivalent erlebt. Danach kann sie ihre eigene Insel besser akzeptieren und sich mit ihr mehr identifizieren.

In einem späteren Gespräch erklärte die Patientin, sie habe ihre Problematik in diesem Bildverlauf klarer erkennen können; nach dieser KB-Sitzung habe sie sich nachhaltig gelassen und selbstbewusster gefühlt und mit ihrem Partner positivere Beziehungen aufnehmen können.
Besonders im Zusammenhang mit der Anwendung des KB bei psychosomatischen Erkrankungen bieten sich zuweilen Imaginationen des Körperinneren an.
Diese relativ selten benutzte Technik findet bevorzugt bei psychosomatischen Beschwerdebildern Anwendung. Hier liegt die Überlegung zugrunde, dass eine Konfrontation des Patienten mit der Objektbeziehung, die er zu seinem erkrankten Organ entwickelt hat, im Verlauf dieser besonderen katathymen Bilder widergespiegelt wird und dadurch Veränderungen möglich werden.

Die Inspektion des Körperinneren oder die Imagination von somatischen Bereichen überhaupt ist als alleinige therapeutische Technik auch bei psychosomatisch Erkrankten nicht unbedingt geeignet, sie vermag jedoch in Kombination mit den verschiedenen anderen technischen Möglichkeiten des KB Nützliches zu leisten. Nicht selten stellen sich ohnehin im Verlauf der KB-Therapie mancherlei Körpersensationen ein, die gelegentlich, wenn sie den Behandlungsverlauf (z. B. als eine Sonderform der Abwehr) nicht stören sollen, direkt bearbeitet werden sollten. Roth (1984) schildert hierzu ausführliche Fallbeispiele. Auf eine andere Dimension des KB bezieht sich die Methode der so genannten Befriedigung archaischer (oder primärer) Bedürfnisse.

Diese Technik repräsentiert auch dann die therapeutische Wirksamkeit von Tagträumen, wenn jene wegen ihrer auf subjektives narzisstisches Genießen abzielenden Inhalte vom Therapeuten oftmals lediglich als Abwehr interpretiert werden. Manche imaginierenden Patienten halten sich während ihres Symboldramas über einen längeren Zeitraum in „schönen" Landschaften auf, sie ruhen sich mitunter häufiger in ihrem Bildpanorama aus, genießen Naturereignisse, erleben sich schaukelnd, schwebend, fliegend, schwimmend oder dergleichen, jedenfalls laufen KB-Szenen phasenweise nahezu konfliktfrei ab. Zuweilen ziehen sich solche Imaginationen über die gesamte KB-Sitzung, mitunter jedoch fällt deutlich auf, dass auf derartige Tagtraumphasen solche mit besonders konfliktträchtigem Bearbeitungscharakter folgen. Dabei drängt sich der Eindruck auf, dass derartig narzisstische Traumanteile eine subjektiv notwendige Rolle im psychischen Kräftehaushalt des imaginierenden Patienten spielen, d. h., die so genannten konfliktfreien Traumanteile tragen offensichtlich zur Ich-Stärkung bei. Die dabei gleichzeitig wirksam werdenden „gesunden" Abwehrmechanismen, die eine solche narzisstische Stabilisierung erst möglich machen, sind therapeutisch durchaus nützlich und somit konstruktiv zu werten. Szenen dieser Art sind besonders bei Patienten, bei denen eine intensivere Bearbeitung besonders frühkindlicher Psychotraumen beabsichtigt ist, vom Therapeuten zu verstärken. Sie stellen übrigens aus verhaltenstherapeutischer Sicht eine positive Konditionierung dar, denn sie wirken letztlich auf den Patienten belohnend, therapiemotivierend und vertrauensbildend.

Hier sei bemerkt, dass insbesondere die bereits erwähnte zweite Wirkdimension des KB mit diesem technischen Aspekt deutlich wird. Die bei diesem Vorgehen nicht selten spontan auftretenden Regressionen in Lebensabschnitte, die vor der psychisch traumatisierenden Periode liegen, provozieren Erlebnisphänomene, die der so genannten „primären Liebe" (Balint, 1970) oder dem „Basic trust" (Erickson, 1956) vergleichbar sind und subjektiv vielfach als Beginn einer allmählichen Selbstwertverbesserung erlebt werden. Für die z. B. im Verlauf von Krisenintervention mit dem KB nötigen rasch wirksamen Ich-Stabilisierungen etwa bei Patienten mit narzisstischen Störungen oder Border-

line-Syndromen (Hennig, u.a., 1986; Kernberg, 1978) stehen therapeutische Interventionen dieses Typs gelegentlich im Vordergrund (Hennig, 1986).
Insofern ist dieses Tagtraumgeschehen also eine Form der Kompromissbildung (Pahl, 1984) zwischen den konstruktiv-realitätsgestaltenden psychischen Elementen und den Strukturen neurotischer Arrangements in den Phantasieabläufen. Der Ich-Stärkung kommt jedoch bei der emotionalen Neuformierung und auch kognitiven Um- oder Neustrukturierung psychischer (Einstellungs-) Systeme eine wesentliche Bedeutung zu. Dieser Überlegung liegt eigentlich die konstruktive Gestaltung des Kompromisses zwischen dem Erleben eines konfliktfreien Intervalls (Regression in konfliktfreie Phasen nach Mahler, u.a., 1978) und dem Konfliktphänomen selbst zugrunde.
Hier klingt das von Kohut (1979) entwickelte Konzept zur Psychotherapie von narzisstischen Störungen mittels Regressionen unter besonderen Übertragungsbedingungen („Umformung des Narzissmus", Kohut, 1966) an. Das Prinzip der symbolischen Befriedigung frühkindlicher (archaischer) Wünsche ist übrigens in der Kinderpsychotherapie seit langem bekannt und wird dort mit Erfolg praktiziert (Berna, 1973; Freud, A., 1968; Zulliger, 1951).
Die Haltung des Therapeuten bei dieser Technik sollte gewährend, verbal zurückhaltend sein, es sind wieder nur gelegentliche kurze Andeutungen nötig, die seine Anwesenheit dokumentieren. Leuner (1985) schlägt für gezielte derartige Interventionen besonders bei Krisenintervention folgendes Vorgehen vor: Der Patient wird aufgefordert, sich an ein Ereignis in seiner Vergangenheit zu erinnern, bei dem er sich zufrieden und glücklich gefühlt habe. Dies könne ein erhebendes oder schönes Naturerlebnis oder eine besondere beglückende Begegnung mit einem Menschen sein.
Schließlich steht als zentrale Wirkdimension jeder analytischen psychotherapeutischen Methode die Technik des Durcharbeitens bzw. Bearbeitens psychischer Konflikte zur Diskussion. Freud (1946) hat bereits 1914 in seiner Arbeit „Erinnern, Wiederholen und Durcharbeiten" auf die zentrale Stellung dieser Technik im psychotherapeutischen Geschehen überhaupt hingewiesen. Das Durcharbeiten psychischer Konflikte ist die wichtigste eigene Arbeit des Patienten. Sie ist zwar zeitraubend, sie soll jedoch im Gegensatz zu anderen Techniken, die mitunter nur zu kurzfristig anhaltenden Einsichten rationaler Art mit den entsprechenden subjektiv oft weniger integrierten und vorübergehenden Verhaltensänderungen führen, dauerhafte Strukturveränderungen (Greenson, 1975) ermöglichen. Zweifellos ist in jeder psychodynamischen Technik ein Aspekt des Durcharbeitens enthalten; dennoch muss der Therapeut diesen gegebenenfalls anregen, in Gang halten oder verstärken und unter den speziellen Kautelen des KB damit umgehen können. Er muss auch die eigenartigen Umgangsformen mit Abwehrvorgängen, die sich insbesondere aus den spezifischen Übertragungsbedingungen bei dieser Methode ergeben, beherrschen. Durcharbeiten ist in Sonderheit Widerstandsbearbeitung,

„es handelt sich um eine Form psychischer Arbeit, die es dem Subjekt erlaubt, bestimmte verdrängte Elemente zu akzeptieren und sich von der Bemächtigung der Wiederholungsmechanismen zu befreien" (Laplanche/Pontalis, 1977, 123).
In der besonderen Form des therapeutischen Tagtraums findet jedoch die Widerstandsbearbeitung auf der Projektionsfläche der katathymen Bilder statt. Das Durcharbeiten selbst dramatischer Konflikte geschieht daher meist in symbolverkleideter Form oder stets zumindest im Rahmen der anaklitischen Regression, stets innerhalb der situativen Eigenart dieser Methode. Hierdurch wird der notwendige Leidensdruck des Imaginierenden keinesfalls vermindert, seine Ertragensfähigkeit in vielen Fällen jedoch beträchtlich erhöht, wodurch die Anwendung dieser Technik etwa bei Ich-schwächeren Patienten überhaupt erst möglich wird.
Der Unterschied zu psychokathartischen Abreaktionen, bei denen kurzzeitig starke Affekte freigesetzt werden, zeigt sich deutlich in der reichen Facette der Stimmungen und Gefühle, welche aus den ganz realen Erlebnissen und Vorstellungen im Ablauf des Symboldramas entstehen, die sich aus den im Verlauf von Assoziationen nahezu aus sich selbst heraus entwickelnden Konfrontationen ergeben und die subjektiv evidentes Durchleben und Durchleiden ermöglichen. Sowohl von Patienten als auch von Teilnehmern an Selbsterfahrungs- bzw. Ausbildungsseminaren mit dem KB (Hennig, 1983; Hennig, 1986) wird des Öfteren die Deutungsproblematik angesprochen. Der Deutungsbegriff beinhaltet nach Laplanche/Pontalis (1977, 117) zum einen die „Aufdeckung der latenten Bedeutung der Werte und Verhaltensweisen eines Subjekts durch die analytische Untersuchung" und zum anderen in der Behandlung „die dem Subjekt gemachte Mitteilung." Auf Letzteres soll in diesem Zusammenhang etwas näher eingegangen werden; einige Bemerkungen zum erstgenannten (und sicher wichtigsten) Inhalt des Deutungsbegriffs folgen im Abschnitt 2.6.4.
Freud (1900) verweist bereits darauf, dass Träume (hier Nachtträume, d. V.) bereits eine erste Deutung durch ihre subjektive Wahrnehmung überhaupt, die bis zu einem gewissen Grund schon als „Traumarbeit" bezeichnet werden kann, erfahren. Dies trifft für den Tagtraum umso mehr zu, als dieser bewusstseinsnäher abläuft, was für notwendige Klärungsprozesse in vielen Fällen förderlich ist.
Von Leuner (1985), der die Klärung als einen fundamentalen Schritt in der Bearbeitung im KB ansieht, werden die Klärungsebenen im therapeutischen Ablauf des KB herausgearbeitet: Zunächst ist der Patient im Rahmen möglichst plastischer Imaginationen auf die möglichst detaillierte Beschreibung von Einzelheiten seiner Tagträume zu lenken. Zum Zweiten sollten, gegebenenfalls durch gerichtete Fragen des Therapeuten angeregt, die Gefühlsqualitäten dieser Traumszenen von ihm so evident wie nur möglich wahrgenommen

werden. Drittens sind die Verhaltensphänomene der Symbol- oder Realfiguren im Tagtraumbild wesentlich für subjektive Klärungsvorgänge.

Falls sich solcherart Bearbeitungsphasen im assoziativen Ablauf der katathymen Bilder eines Patienten nicht von selbst einstellen, dann empfiehlt es sich, dass der Therapeut durch einfühlsame Interventionen ein intensiveres Durcharbeiten der verschiedenen Tagtraumfacetten anregt. Derartige Eingriffe des Therapeuten sind jedoch in ihrem Inhalt und ihrem Ausmaß zum einen von dem Kontext des Patiententagtraums sowie der habituellen und aktuellen Kooperationsbereitschaft bzw. Kooperationsfähigkeit eines Patienten für Bearbeitungsprozesse und zum anderen vom jeweiligen Therapieziel abhängig. In Ausnahmefällen können Anteile des Klärungsvorganges (und damit ein gewisser Bereich des Durcharbeitens) in ein Nachgespräch im Anschluss an einen Tagtraum verlegt werden. Diese Vorgehensweise empfiehlt sich vorzugsweise dann, wenn Patienten innerhalb dieses Gesprächs intensiv hierzu tendieren. Erfahrene Therapeuten haben jedoch, wie die klinische Erfahrung wiederholt beweist, in der Regel weniger Schwierigkeiten, den Durcharbeitungsprozess überwiegend innerhalb des katathymen Bildablaufs zu belassen. Vielfach sind der emotionale Reichtum des Tagtraums und seine symbolische Vielfalt, der auch als Transfer im kognitiven Bereich eine Fülle kreativer Möglichkeiten und gelegentlich Lösungen in Form von Umstrukturierungen, Probehandeln u. a. zur Folge hat, durch derartige Gespräche nicht zu erreichen.

2.5.3.3 Therapeutische Techniken der Oberstufe

Die therapeutische Arbeit mit den Motiven der Oberstufe ist im Grunde mit den Techniken der Mittelstufe ausreichend zu bewältigen.

Der spezifische Beitrag der Oberstufe in der Psychotherapie mit dem KB besteht in der verstärkten Einbeziehung psychoanalytischer Elemente insbesondere in die Bearbeitungsphasen.

Den Standardsymbolen der Oberstufe ist bereits zu entnehmen, dass nunmehr auch die bisher etwas weniger beachteten aggressiven Antriebskomponenten vorrangig in die Tagtraumarbeit einbezogen werden sollen. Damit findet die Dynamik aggressiver Impulse intensivere Berücksichtigung.

Zunächst ist auf die Übertragungsanalyse zu verweisen, welche die wesentlichste therapeutische Technik darstellt. Die Besonderheiten der Übertragungsvorgänge im KB sind bereits angedeutet worden, auf einige spezielle Phänomene wird in einem gesonderten Abschnitt (2.6.1.) eingegangen. Diese spielen in allen KB-Stufen eine Rolle, weil sie die Beziehung zwischen dem Patienten und dem Bildgeschehen auf dem katathymen Projektionsschirm einerseits sowie seine Beziehung zum Therapeuten (und umgekehrt) definieren.

Heutzutage ist bekannt, dass Abwehrmechanismen, insbesondere Widerstände (auch Übertragungswiderstände) nicht nur die Dynamik einer Neurose bestimmen, sondern vorrangig die Struktur und Stärke des Ichs (also u. a. als Anpassungsphänomen) ausmachen. Ihnen kommt damit eine wesentliche positive Ich-stützende Funktion zu. Sie sind in der Regel unbewusst und werden erst im therapeutischen Prozess bewusst, wenn z. B. bestimmte Affekte (Angst, Scham, Schuld, Aggression) vermieden werden.

Mit ihrer Eigenschaft zur Kompromissbildung kann die Abwehr im Grunde nahezu jedes psychische Phänomen in ihren Dienst stellen, was sich übrigens in der Vielfalt psychogener Symptome widerspiegelt. Die einzelnen Formen dieser Kompromissbildungen deuten sich auch in den jeweiligen Akzentuierungen der einzelnen Strukturtypen der Persönlichkeit an (Leuner/Hennig, 1987).

Die Bearbeitung dieser Übertragungsphänomene ist mit dem Instrumentarium des KB sehr gut möglich, weil die Abwehrvorgänge in diesem Medium außerordentlich evident sind und weil die therapeutischen Techniken dem ambivalenten Charakter von Widerstandsphänomenen besonders feinfühlig gerecht werden. Das im Tagtraumprozess ablaufende Geschehen garantiert nahezu ein filigranes Bearbeiten von Grundkonflikten im Sinne einer Psychoanalyse, hier allerdings in der besonderen Form der Projektionsanalyse. Die Aufmerksamkeit des Therapeuten gilt hierbei neben der aktuellen Bildsymbolik und ihrer subjektiven emotionalen Besetzung dem Entwicklungsprozess des katathymen Symboldramas des Patienten sowie dessen Verhalten gegenüber den einzelnen Motiven, insbesondere fixierten bzw. sich wiederholenden Bildszenen.

Schließlich kann im Rahmen der Oberstufenarbeit das KB mit psychoanalytischen oder anderen psychodynamischen Verfahren kombiniert werden; ein Vorgehen, das den Übergang des KB zur psychodynamischen Einzeltherapie oder zur Gruppenpsychotherapie darstellt.

Leuner (1985, 324ff) empfiehlt hierfür, den Patienten nach einer KB-Sitzung selbst ein Protokoll anfertigen zu lassen, das dann in der darauf folgenden therapeutischen Zusammenkunft als Grundlage für verbales assoziatives Bearbeiten dient. Der Therapeut benutzt übliche psychoanalytische Verfahrensweisen, er muss also über eine entsprechende Ausbildung verfügen, um die jeweiligen Einfälle des Patienten zu seinen Tagträumen lege artis zu bearbeiten. Deshalb wird hier auf Einzelheiten nicht weiter eingegangen, die Grenzen des KB werden damit gewiss überschritten.

2.5.4 Regieprinzipien des KB

Der kunstgerechte, d. h. therapeutisch möglichst effiziente Umgang mit den therapeutischen Techniken des KB erfordert vom Therapeuten in jedem Symboldrama die Beherrschung der Regieprinzipien des KB. Sie ermöglichen in jedem individuellen Tagtraum das technische Instrumentarium zum richtigen Zeitpunkt und in der passenden Situation in die Tagtraumszene einzusetzen. Diese Interventionen wirken affektdämpfend, neutralisierend oder forcierend, sie sind also für den angemessenen Einsatz der jeweiligen Techniken notwendig. Diese Regieprinzipien gestalten damit den Ablauf des Symboldramas wesentlich im Sinne des therapeutischen Prozesses. Der Therapeut erhält hiermit Möglichkeiten, die Therapiemodalitäten gemäß dem Therapieziel zu beeinflussen und sein Begleitdesign zu bestimmen. Die Regieprinzipien ermöglichen es demnach dem KB-Therapeuten erst, die Tagtraumszene ausreichend zu beherrschen, d. h., sie versetzen ihn in die Lage, in entscheidenden Situationen des Tagtraumes eine der jeweiligen Bildsymbolik und ihrem affektiven Hintergrund gerecht werdende Haltung und gegebenenfalls intervenierende Reaktionen bzw. Aktionen zu entfalten. Leuner (1983) hat diese Phänomene als „Operieren am Symbol" bezeichnet. Der kompetente Umgang mit den Regieprinzipien erfordert vom Therapeuten, dass er sich im Verlauf der Bildprojektionen seines Patienten gleichzeitig auf mehreren Ebenen orientieren muss; bei der Regie darf er den sich aus den Tagtraummotiven des Patienten ergebenden „roten Faden" der Imaginationsszenerie nicht aus den Augen verlieren und gegebenenfalls versuchen, bestimmte Akzentuierungen oder Symbolkonstellationen aus dem projektiven Geschehen herauszufiltern, die einer kreativen therapeutischen Dynamik des Tagtraumverlaufs nützlich sind. Die fachgerechte Anwendung der therapeutischen Techniken der einzelnen Stufen des KB setzt das Beherrschen der Regieprinzipien voraus. Diese Regieprinzipien sind nicht so sehr für eine theoretische Rezeption geeignet, sie müssen in Selbsterfahrungsseminaren ausreichend geübt werden.

2.5.4.1 Regieprinzipien der Grundstufe

Das Prinzip des Distanzierens kann als eines der wesentlichen stützenden Elemente der Grundstufe des KB gelten. Der Therapeut bedient sich im Rahmen der Grundstufe dieses Prinzips, wenn zu intensive Affektentwicklungen beim imaginierenden Patienten aufgehalten oder reduziert werden sollen.
Insbesondere bei stark angsterregenden Objekten auf dem katathymen Projektionsschirm lässt sich durch Distanzieren das Ausmaß des Angsterlebens erheblich beeinflussen (Krapf, 1977). Ähnlich dem Vorgehen der Verhaltenstherapie z. B. bei der Angstreduzierung, aufsteigende Ängste etwa mittels sys-

tematischer Desensibilisierung zu mindern und schließlich durch kontrollierte Konfrontation subjektiv beherrschbar werden zu lassen (Butollo, 1979), wird der Imaginierende angeregt, seine Distanz vom Angst auslösenden Bildobjekt zu vergrößern. Eine gewisse Systematik, die dem individuellen Bedürfnis des imaginierenden Patienten gerecht wird, ergibt sich aus dem unmittelbar subjektiven Angsterleben heraus und wird im Umgang mit dem Angst erregenden Bildmaterial deutlich. Das praktische Vorgehen gestaltet sich dann z. B. so, dass der Therapeut einem mit seinen Angstmotiven konfrontierten Patienten vorschlagen kann, sich von dem Motiv zu entfernen, dieses aus der Distanz zu betrachten versuchen sowie diese Distanz gegebenenfalls zur subjektiven Erträglichkeitsgrenze hin zu verringern. Dabei kann der Imaginierende ermuntert werden, seine Gefühle zu artikulieren, vor allem mögliche Veränderungen im Angsterleben genau zu registrieren. Über die Verhaltensmodifikation im Umgang mit Angstgefühlen hinaus ergeben sich aus der Dynamik derartiger Distanzierungen heraus oft eine Fülle von Wandlungsphänomenen innerhalb der Symbolkonstellationen des jeweiligen katathymen Bildgeschehens, die nicht nur auf kognitive Einstellungsänderungen, sondern auch auf tiefgehende emotionale Umbesetzungen hinweisen. Wiederholte Angstkonfrontationen werden danach subjektiv stetig erträglicher und das entsprechende Symboldrama ist für eine Bearbeitung zugänglicher geworden.

Schließlich sei hier ein Hinweis für die klinische Arbeit mit der Angst im KB erwähnt, den in Sonderheit Krapf (1983) vertritt: „Wenn das Wort Angst vom Patienten nicht ausdrücklich ausgesprochen wird, sollte es vom Therapeuten nicht verwendet werden, es sei denn, der Patient gibt averbal zu verstehen, dass er Angst hat!"

Das Prinzip des Versöhnens findet Anwendung, wenn imaginierende Patienten mit subjektiv fremd, unbehaglich, unfreundlich bis Furcht erregend wirkenden Symbolgestalten umgehen sollten. Der Therapeut kann gegebenenfalls die gesamte Palette möglicher menschlicher Versöhnungsarten und -haltungen anregen: Der Patient kann diesen Symbolgestalten (Personen, Tiere, Fabelwesen, Märchenfiguren und dgl.) freundlich zulächeln, auf sie zugehen, sie berühren und betasten, streicheln, d. h. diese annehmen, akzeptieren sowie bis zum zärtlichen Umfangen im Sinne von Begegnungen auf der Stufe der Primärebene mit diesen kommunizieren.

Die therapeutische Wirkung zeigt sich in der Regel alsbald darin, dass die feindselig erlebten Symbolfiguren, die häufig für abgespaltene aggressiv bzw. angstbesetzte Anteile frühkindlich verinnerlichter Introjekte stehen, sich durch Animation mit ihren akzeptierenden und beschützenden Anteilen in kooperative Wesen wandeln. Gleichzeitig kommt versöhnendes Agieren nicht selten der unmittelbaren Bedürfnisbefriedigung mancher Patienten, ihrem Wunsch nach Kontakt, Zuwendung, körperlicher Nähe und Wärme entgegen.

In engem Zusammenhang hiermit empfiehlt sich das Prinzip des Nährens und Anreicherns. Es handelt sich hierbei um eine Form des Versöhnens über orale Zuwendung gegenüber aggressiv-feindselig erlebten Symbolen (Personen, Tiere, Gegenstände, Situationen). Hiermit lassen sich Ängste und Aggressionen mit dem den Primärvorgängen vielleicht am unmittelbarsten entsprechenden Eingriff in positive therapeutische Richtungen wandeln, einfach weil aggressiv feindliche Symbole danach gesättigt, gestillt, zufrieden, gefüllt, ergänzt, jedenfalls harmonischer erscheinen. Die auf der Symbolebene vollzogene Dynamik führt zu einer unmittelbaren Umstrukturierung unbewusster Affektkonstellationen (Leuner, 1957) und kann im Bereich der Grundstufe ausreichende therapeutische Effekte bewirken.

Im Verlauf des praktischen Einsatzes dieses Regieprinzips kann z. B. ein imaginierender Patient angeregt werden, im Symboldrama auftretende, ihn verunsichernde Personen zu einer Mahlzeit einzuladen, aggressiv agierende Raubtiere mit Fleisch abzufüttern, dunkle Kellerräume mit Vorräten anzureichern oder Höhlen, Löcher, sogar Leerstellen in abstrakten Bildkonstellationen angemessen zu füllen. Gelegentlich wird hier in Bereichen magisch-animistischer Vorstellungen operiert, insbesondere, wenn Figuren oder Objekte aus der Mythen- und Märchenwelt die katathyme Szene beherrschen. Das erklärt im Übrigen die zuweilen nicht unerhebliche positive therapeutische Wirkung eines überreichlichen Nahrungs- bzw. Füllmittelangebotes, das nicht nur füttert, sondern bisweilen „überfüttern" provoziert.

2.5.4.2 Regieprinzipien der Mittelstufe

Die anspruchsvollere therapeutische Ebene der Mittelstufe ermöglicht dem erfahrenen Therapeuten die Arbeit mit dem Prinzip der Symbolkonfrontation. Der Patient wird hier mittels entsprechender therapeutischer Techniken mit Symbolgestalten oder -Strukturen konfrontiert, die subjektiv heftige affektive Erregungen auslösen, bedrängend aggressiv bzw. destruktiv erlebt werden und mit erheblichen Angstphänomenen verbunden sind. Es handelt sich hierbei ausnahmslos um feindselig erscheinende, zumeist früh verinnerlichte Objektrepräsentanten, die in Form der Bildgestalten oder Landschaften auftauchen. Angezielt ist letztlich, dem Imaginierenden die Möglichkeit zu geben, Angst auslösende regressive Introjekte zu assimilieren und sie damit affektiv zumindest relativ zu neutralisieren oder sogar zu wandeln.

Auffällig ist allenthalben der nahezu autochthon einsetzende prozesshaft anmutende Verlauf der Psychodynamik der Symbolkonfrontation im KB (Leuner, 1955). Dieser Prozessablauf zeigt sich einerseits in einer systematischen Affektreduzierung bzw. -Veränderung und andererseits auf der Symbolebene in einer nicht selten synchronen Wandlung der Motivgestalten und -strukturen.

Tiersymbole zum Beispiel zeigen häufig eine Wandlung von archaischen Fabelwesen oder phylogenetisch niedriger stehenden Arten zu Säugetieren oder zu menschlichen Figuren (eine Analogie zu Wandlungsvorgängen in manchen Mythen und Märchen drängt sich unwillkürlich auf); Landschaften verändern ihr Aussehen oder Gegenstände weisen Materialwandlungen auf, triste oder gar gefährlich anmutende Sumpflandschaften, vertrocknete oder verbrannte Landstreifen zeigen sich allmählich in freundlicheren Farben und attraktivem Panorama, Pflanzen beleben zunehmend das katathyme Bildgeschehen und kühle, leblose Materialien verändern sich zu jenen, die in ihren Eigenschaften wärmer und lebendiger erlebt werden.

Die klinische Arbeit geschieht folgendermaßen: Der Patient wird angehalten, negativ besetzten Motivgestalten, die entweder spontan aufsteigen oder sich aus einem vom Therapeuten angeregten Motivinhalt (Wiese, Wald, Höhle, Sumpf usw.) heraus entwickeln, fortwährend zu beobachten und detailliert zu beschreiben. Bei Personen oder Tieren und Fabelwesen liegen Verhalten, Gestik, Mimik, Gesicht und besonders die Augen im Zentrum der Beobachtung, diese Blickfixierung wird der Therapeut nötigenfalls besonders intensivieren. Landschaften, Gegenstände und gelegentlich abstrakte Bildkonstellationen, die aggressiv anmuten, können in allen Einzelheiten beschrieben werden, jede Veränderung (einschließlich Wetter- und Tages- sowie Jahreszeitwandlungen) sind zu registrieren. Der Therapeut muss das Maß der Zumutbarkeit von Konfrontationen bei seinen Patienten genau kennen. Wenngleich er die Gestimmtheit seines Patienten unmittelbar aus dem Symbolgeschehen heraus ablesen kann, muss er gelegentlich, um stets im Bild zu bleiben, Einzelheiten zum aktuellen Stimmungsgefüge erfragen. Unabdingbare Voraussetzung für die Anwendung dieses bisweilen brisanten Regieprinzips ist eine hinreichende positive Übertragung, weil sonst die Führungsfunktion des Therapeuten in Phasen besonders dramatischer Konfrontation gefährdet ist (Leuner, 1985). Abschließend sei darauf verwiesen, dass eine einmal begonnene Symbolkonfrontation in der Regel bis zu einer sichtbaren positiven Wandlung der Symbolfigur im Erleben des Patienten geführt werden sollte.

> Beispiel 14: 24-jähriger Patient mit multiplem vegetativen Beschwerdebild und häufigen Kopfschmerzen bei depressiver Neurosestruktur und Verdacht auf Ich-Schwäche.
> Der Patient wird angehalten, von einer Wiese auf den Wald zuzugehen und von einer geschützten Stelle aus in den Wald zu schauen, nicht aber in den Wald hineinzugehen.
> Der Patient findet nur mühsam den Weg von einer grautrüben „Novemberwiese" zum Wald hin. Er sieht schließlich einen Waldstreifen, den er hinter einem riesigen Stein sitzend (auf den Stein wurde er vom Therapeuten aufmerksam gemacht) beobachtet. Die Projektionsfläche spaltet sich in

> einen hellen linken und einen bedrohlich dunklen rechten Waldteil. Aus dem Wald schauen zwei Augen heraus, der Patient hört bedrohliche Geräusche. Aus den Augen entsteht eine Krähe und daraus ein überdimensionaler Vogel, dessen Augen wie Edelsteine funkeln. Der Vogel landet kurz vor dem Stein, er wird kleiner und nimmt vom Patienten angebotenes Futter an. Der Patient wird deutlich ruhiger, die linke Bildseite drängt die dunkle rechte beträchtlich zurück. Der Vogel nähert sich dem Patienten und nimmt die Gestalt eines bunten Singvogels an. Der Patient verlässt nun sein Versteck und nähert sich in Begleitung des Vogels dem Waldrand. Nun treten auch andere Tiere (Fuchs, Eichhörnchen) aus dem Wald hervor und bewegen sich frei.

Durch die Symbolkonfrontation im Verlauf des Tagtraumes sowie durch angstreduzierendes Füttern vermochte der Patient seinen Widerstand zu reduzieren. Das Entstehen konstruktiver reifer Umgangsmuster mit der Angst zeigt sich in den Wandlungsphänomenen deutlich.

Zuweilen erweist es sich im Verlauf der Mittelstufe des KB als notwendig, bestimmte therapeutische Techniken nach dem Prinzip des inneren Schrittmachers einzusetzen.

Ergänzend zu den bisher in der Regie überwiegend beachteten negativen Symbolfiguren wird hier die Aufmerksamkeit auf freundlich-positiv erlebte Gestalten gerichtet. Helfende und vertrauenserweckende, vor allem aber die psychische Potenz steigernde und damit Ich-stabilisierende Motive wie Personen, Gestalten, Landschaftsdetails und Gegenstände können vom Imaginierenden benutzt werden, um bestimmte therapeutische Ziele zu erreichen. Sie sind besonders gut geeignet, um schwierige Bearbeitungsphasen vorzubereiten oder für Ich-schwächere Patienten möglich zu machen, aber auch zur Stabilisierung vor Konfrontationen.

Diese für den therapeutischen Prozess progressiven Symbolfiguren tauchen häufig spontan im Symboldrama auf und lassen sich von den negativen Symbolgestalten relativ leicht abgrenzen. Ihnen kommt in der Dynamik der KB-Therapie eine konstruktiv-kreative Rolle zu, sie repräsentieren in der Regel die so genannten gesunden Ich-Anteile. Als „ideale Objektrepräsentanzen" (Leuner, 1985, 197) können sie damit im Sinne einer vorübergehenden therapeutischen narzisstischen Regression den Charakter von positiven Leitfiguren tragen, denen sich viele Patienten in ihrem Tagtraum anvertrauen.

Konkret handelt es sich oft um bestimmte Personen oder Tiere mit betont mütterlichen oder väterlichen Akzenten, gewisse Motive aus Märchen (z. B. Zwerge, Riesen, Zauberer, Feen, fliegender Teppich u. a.), aber auch um die verschiedensten Landschaftsdetails (z. B. ein markanter alter Baum auf einem Berg). Der Therapeut sollte die Entwicklung und Funktion dieser Leitfiguren

aufmerksam verfolgen, denn auch die zwischen ihm und dem Patienten ablaufenden Übertragungs- und Gegenübertragungsprozesse spiegeln sich hier wider. Die mit nahezu allen diesen so genannten inneren Schrittmachern verbundenen Omnipotenzphantasien (einschließlich sehr märchenhaft anmutenden Eigenschaften wie Allwissenheit und Weisheit) demonstrieren unter anderem Aspekte, die das Therapeutenimage bei manchen Patienten kennzeichnen. Mitunter lassen einige dieser Leitfiguren Parallelen zu den Archetypen von Jung (1962, 1975) erkennen, die ebenfalls die Bedeutung von Symbolfiguren für unbewusstes psychisches Geschehen haben. Übrigens beinhaltet eine solche narzisstische Überhöhung des Therapeuten (als Symbol für interiorisierte Elternintrojekte) manchmal einige Gefahren für das eigentliche Therapieziel, das in der Reifung des Ichs und seiner Objektbeziehungen besteht.
Ein weiteres Regieprinzip der Mittelstufe ist das Durchleben und Durchleiden. Dieses Prinzip ist für einen nachhaltigen Reifungsprozess unentbehrlich, was ebenso wie in der normalen menschlichen Entwicklung auch für das Psychotherapiegeschehen gilt.
Wenn der Therapeut wahrnimmt, dass z. B. im Zusammenhang mit konfliktfokussierenden Vorgängen ein Durcharbeiten des traumatisierenden psychischen Materials angezeigt ist, dann empfiehlt es sich, diesem Prinzip entsprechende therapeutische Techniken einzusetzen (z. B. die Symbolkonfrontation). Das quasireale Erleben des Symboldramas ermöglicht zumindest phasenweise ein dem realen Leben entsprechendes emotionales Durchleiden und Durchleben des Geschehens im Tagtraum; Schmerz, Leid, Kummer, Traurigkeit, Frustration werden auch im KB oft körpernah gefühlt (eigentlich wiedererlebt). Dies ermöglicht gemeinsam mit entsprechenden klärenden kognitiven Reflexionen (die über die Wahrnehmung und Beschreibung feinster Einzelheiten erreichbar sind) die Herausbildung neuer Einsichten und Einstellungen beim Patienten.
Die beim Einsatz dieses Regieprinzips geleistete therapeutische Arbeit besteht demnach vorwiegend darin, die gesunden Ich-Anteile des Imaginierenden dem affektiv-emotionalen Geschehen gegenüberzustellen und zunehmende Reifung durch die Auseinandersetzung damit auszulösen. Auch hier lässt sich in der Regel wiederum die allmähliche Wandlung im KB-Prozess vom vorwiegend im Primärprozess verhafteten psychischen Material hin zum Realitätsprinzip im Bereich sekundärer psychischer Vorgänge erkennen.
Die Nähe der Trauerarbeit nach Freud (1982) wird deutlich. Abreaktionen, die eigentlich nicht zu den analytischen Maßnahmen gerechnet, jedoch gelegentlich als ratsam erachtet werden (Greenson, 1975), werden damit in den Rang eines äußerst nützlichen psychodynamischen Arbeitsinstrumentes erhoben. Stark regressive, affektiv besetzte Objektrepräsentanzen können durch einen regelhaften lyrischen Prozess aufgelöst und dann kognitiv klarer wahrgenommen und auch analysiert werden (Leuner, 1962).

2.5.4.3 Regieprinzipien der Oberstufe

Den Ansprüchen der Oberstufe mit ihren brisanten Standardsymbolen und ihren therapeutischen Techniken entspricht insbesondere das Regieprinzip des Erschöpfens und Minderns.
Es handelt sich hier um ein Regieprinzip, welches die aggressiven Impulse eines Patienten mit Unterstützung des Therapeuten zulässt oder verstärkt. Gegenüber den bisherigen Regieprinzipien, die durchweg integrierende und assimilierende Funktion aufweisen, hat das Erschöpfen und Mindern (Leuner, 1985, verwendet in jüngster Zeit eher Umbringen statt Mindern) zum Ziel, aggressiv destruktive Emotionen (Wut, Hass) einer angemessenen Bearbeitung zugänglich zu machen.
Bisher wurde strikt vermieden, gewaltsame Aktionen gegen Symbolgestalten bzw. Motivkonstellationen zu gestatten bzw. sogar zu fördern. Die sich in diesem Zusammenhang ergebenden aggressiven Affekte des Patienten gegen bestimmte Symbolwesen, auf die als subjektiv mehr oder weniger noch integrierte Introjekte nicht ohne weiteres verzichtet werden kann, muss der Therapeut notfalls auf sich ziehen. In diesem Fall nehmen Probleme der Übertragungsneurose an Bedeutung deutlich zu.
Dieses Regieprinzip sollte dann angewendet werden, wenn eine akute traumatische psychische Störung vorliegt und wenn genügend Bearbeitungszeit zur Verfügung steht. Seine Anwendung bleibt eigentlich der Ausnahmefall, weil derartige Impulse wie Hass, Rache und dergleichen im Grunde einer intensiven analytisch-dynamischen Bearbeitung bedürfen, was mit Hilfe der anderen Regieprinzipien sicherlich auch im KB möglich ist. Der Einsatz dieses Regieprinzips ist kontraindiziert, wenn unmittelbare Bezugspersonen des Patienten real im Tagtraum erscheinen, ebenso dürfen Ich-stützende Introjekte nicht mittels dieses Prinzips beeinträchtigt werden, hier sollten eher Versöhnungstendenzen aktiviert werden.
Abschließend sei für die Oberstufe des KB das Prinzip der magischen Flüssigkeiten angeführt.
Dieses Prinzip kommt der Arbeit auf der Stufe der Primärebene sehr entgegen und scheint seine eigentümliche Wirkung auch hier zu entfalten. Magisch-animistische Wirkfaktoren werden reaktiviert und zeigen unter bestimmten Umständen erstaunliche autosuggestive Effekte. Die vielfach beschriebene Placebowirkung von Medikamenten beruht sicherlich nicht unwesentlich auch auf diesen Phänomenen. Im KB lassen sich bereits dann, wenn Wasser in Form von Bach, Fluss oder See bzw. Meer im Symboldrama imaginiert wird, gewisse therapeutische Wirkungen nachweisen. Wasser kann im Tagtraum getrunken werden, Heilquellen können ihre therapeutische Wirkung entfalten, das Baden im Bach oder See geht nicht selten über lustvoll-erfrischende und belebende Effekte hinaus. Gelegentlich lassen sich mancherlei

Körpersymptome beeinflussen, jedenfalls zeigt das Agieren mit oder in Flüssigkeiten (vorzugsweise Wasser) im Tagtraum nachweisbare Wandlungen, die therapeutisch nutzbar sind.

Zum Abschluss sei nochmals erwähnt, dass die einzelnen Regieprinzipien den jeweiligen Stufen des KB zugeordnet sind, d. h. der Therapeut sollte sich seinem Ausbildungsniveau entsprechend dieser Prinzipien bedienen. Voll ausgebildete KB-Therapeuten wissen, dass eigentlich jedes einzelne Standardsymbol mit jeder therapeutischen Technik und jedem Regieprinzip verknüpft werden kann. Eine indikationsgemäße Anwendung und ein kunstgerechter Umgang mit allen diesen Strukturanteilen lassen sich nur mittels intensiver praktischer Selbsterfahrung und klinischer Supervision ausreichend erlernen.

2.6 Zu einigen wesentlichen Prozessfaktoren im Katathymen Bilderleben

2.6.1 Besonderheiten der Übertragung und Gegenübertragung im KB

Als Übertragung wird der psychische Vorgang angesehen, durch den „die unbewussten Wünsche an bestimmten Objekten im Rahmen eines bestimmten Beziehungstypus, der sich mit diesen Objekten ergeben hat, aktualisiert werden" (Laplanche/Pontalis, 1977, 550 ff). Dieses therapeutisch wesentliche Phänomen bestimmt in besonderem Maße die Beziehung zwischen dem Therapeuten und seinen Patienten, weil oftmals infantile Objektbeziehungen wiederholt und auf die aktuelle therapeutische Situation übertragen werden. Damit ist gesagt, dass Emotionen, die im Verhältnis zu wichtigen Beziehungspersonen besonders in der frühen Kindheit eine nachhaltige Rolle gespielt haben, wiederbelebt werden und damit den therapeutischen Prozess erheblich beeinflussen. Das Wiederaufleben bestimmter negativer oder positiver kindlicher Gefühle (Angst, Zorn, Unsicherheit, Zuneigung, Liebe) gegenüber diesen Bezugspersonen (Mutter, Vater, Großeltern, Geschwister usw.) revitalisiert in dieser Übertragung die frühen (und offensichtlich immer aktuellen) Beziehungen bzw. Beziehungsstörungen; diese Erscheinung wird als Übertragungsneurose bezeichnet. Mögliche negative Emotionen des Therapeuten gegenüber einem Patienten können Gegenübertragungen auslösen, die sich störend auf das therapeutische Geschehen auswirken können, wenn sie nicht durch eine intensive Supervisionsarbeit bewusst gemacht werden. Als typisches, menschliche Beziehungen stets wesentlich bestimmendes Phänomen gestaltet die Übertragung über diese mehr unter dem Aspekt der Objektbeziehungstheorie betrachtete Definition hinaus die therapeutische Zweierbeziehung zwischen Patient und Therapeut in besonderer Weise (Thomä/Kächele, 1986, 53 ff). Insofern ist der moderne Übertragungsbegriff beträchtlich erweitert zu sehen. Über die Wiederholung früherer Objektbeziehungen hinaus gehen nicht nur eine Fülle von Beziehungen aus der gesamten Lebensgeschichte des Patienten in die Übertragungsgestaltung ein, sondern aus der aktuellen therapeutischen Beziehung selbst scheinen sich Anteile der spontan entstehenden Übertragung „reaktiv" (Thomä/Kächele, 1986, 60 ff) zu entwickeln. Hinzu kommt, dass Übertragungsphänomene nicht unwesentlich von der Technik des therapeutischen Vorgehens abhängig sind. Thomä und Kächele (1986, 62) konstatieren bereits für die Psychoanalyse: „Was die Übertragung und ihre Handhabung anbelangt, so befinden wir uns in einem offenen Feld ...". Für die therapeutische Arbeit mit dem KB ist daraus abzuleiten, dass hier noch eine Fülle theoretischer und klinischer Probleme zur Bearbeitung ansteht.

Die bereits erwähnte besondere emotionale Beziehung zwischen Therapeut und Patient im KB lässt die Entstehung einer Übertragungsneurose zunächst kaum zu, wenngleich insbesondere in den Bereichen der Mittel- und Oberstufe Übertragungs- und Gegenübertragungsprobleme zunehmend an Bedeutung gewinnen.

Die spezielle Übertragungssituation im KB beruht im Allgemeinen darauf, dass diese Methode häufiger als Kurztherapie eingesetzt wird, in der Übertragungsneurosen ausgeprägter Art ohnehin seltener sind (Beck, 1974; Kulawik, 1984), und auch darauf, dass das bereits angeführte Setting die Möglichkeit einer Eltern-Kind-Projektion deutlich begrenzt.

Nahezu alle wesentlichen affektiven Projektionen des Patienten treffen auf den so genannten Projektionsschirm des Symboldramas, die Übertragung auf den Therapeuten beschränkt sich auf eine Nebenprojektion, die Auseinandersetzung mit den traumatisierenden Beziehungspersonen erfolgt direkt; „die im Versenkungszustand erwachenden Affekte gelten ihnen oder ihren symbolischen Repräsentanten direkt oder heften sich nicht an den Therapeuten" (Leuner, 1957, 250 ff). Der überwiegende Anteil des gesamten emotionalen Geschehens im KB wird also durch die ablaufende Bildszene gebunden. Leuner (1985) charakterisiert dieses Phänomen, wie bereits erwähnt, als Projektionsneurose, weil Objektbeziehungen im KB nicht als Übertragungsgefühle gegenüber dem Therapeuten auftreten, sondern vorzugsweise auf der Projektionsebene affektiv außerordentlich evident erlebt werden (Hennig, 1980).

Das bedeutet jedoch nicht, dass der KB-Therapeut Übertragungsphänomene jeder Art vernachlässigen darf. Die aktuelle Übertragungssituation muss ihm neben den anderen Prozessfaktoren stets gegenwärtig sein, er muss daher u. a. aus der Tagtraumszene auch das Übertragungsgeschehen, das gelegentlich sehr filigrane Züge annehmen kann, herauslesen, angemessen beurteilen und in seinen Begleit- oder Führungsstil einbeziehen können.

In der klinischen Praxis mit dem KB bedeutet das, die Widerspiegelung des Therapeuten in bestimmten Symbolen zu erkennen, seine Stellung zum gesamten Symbolgeschehen rasch zu ermitteln und gegebenenfalls therapeutisch zweckmäßige Eingriffe oder Korrekturen zu versuchen.

Als ubiquitäres interpersonales Geschehen sind Übertragung und Gegenübertragung Bestandteile jeder psychotherapeutischen Intervention. Sie sind in der Regel unbewusst und beeinflussen auch Imaginationsprozesse. Deshalb muss der Therapeut in besonderer Weise das Vorliegen von Gegenübertragungen beachten, denn diese können das Therapiegeschehen nahezu blockieren; bisweilen verzerren sie, wenn auch meist nur in diskreter Form, den Imaginationsablauf.

Zumeist äußern sich Gegenübertragungstendenzen beim Therapeuten in zwei Formen. Der Therapeut verhält sich zunehmend abweisend und abwehrend, er verliert damit die Fähigkeit zum Zuhören, zum angemessenen Begleiten des Patienten und ermüdet spürbar. Entsprechende (konfliktmeidende) Reaktionen des Patienten sind meist die unmittelbare Folge.

Die zweite Form negativer Gegenübertragung (hier Angst) des Therapeuten zeigt sich in einer gewissen Überidentifikation mit den Gefühlen seines Patienten, die zu einem unkontrollierten „Mitbildern" über längere Zeitstrecken hinweg führen kann und eine therapeutische Führung des Patienten nicht mehr zulässt. Im Grunde findet hier eine Projektion der eigenen Angstimpulse des Therapeuten auf seinen Patienten statt. Übrigens kann dieses Gegenübertragungsmuster auch in oft kognitiv überformten Helferhaltungen (als Helfersyndrom in Sinne von Schmidbauer, 1984, gemeint) auftreten, was schließlich jede Form des autonomen emotionalen Durcharbeitens von Konfliktherden beim Patienten erheblich beeinträchtigt oder gar verhindert. Gewisse Übertragungs-Gegenübertragungsverwicklungen (Pahl, 1984), die jede menschliche Kommunikation enthalten kann, führen therapeutisch oftmals zu konstruktiven Kompromissen und zeigen das komplizierte Geflecht kognitiver, affektiver und handlungsorientierter Elemente im katathymen Bildprozess.

2.6.2 Zu den Abwehrvorgängen im KB

Allgemein wird Abwehr aus psychodynamischer Sicht als ein psychischer Vorgang betrachtet, der dem Schutz der Ich-Integrität dient, Abwehr ist „die Gesamtheit von Operationen, deren Finalität darin liegt, jede Modifikation einzuschränken oder zu unterdrücken, die geeignet ist, die Integrität und die Konstanz des biopsychologischen Individuums zu gefährden" (Laplanche/Pontalis, 1977, 24 ff). Der Abwehr kommt prinzipiell damit zunächst eine notwendige positive, gelegentlich konstruktive Bewertung zu. Abwehr ist als Leistung des Ichs abhängig von der Struktur und Stärke des Ichs. Sie wird erst von einem bestimmten Ausmaß an destruktiv, nämlich dann, wenn sie regressiv-neurotische Prinzipien erhält oder vermehrt und damit pathogene psychische Abläufe provoziert.

Abwehr ist damit ein in der Psychodynamik eines Menschen permanent und regulierend wirksamer Faktor, der als ein wesentlicher Teil des normalen psychischen Geschehens zu werten ist. Ausprägung und Aktionen der Abwehr sind einerseits von der aktuellen Situation abhängig, in der sich ein Individuum befindet, und andererseits vom Strukturtyp sowie von der Entwicklungsgeschichte einer Persönlichkeit bestimmt.

Nahezu jeder psychische Vorgang kann in den Dienst der Abwehr gestellt werden, wenn es sich zur Erhaltung eines relativen individuellen psychischen Gleichgewichtes als notwendig erweist. So finden sich u. a. die Ich-Instanz (Vernunft), Ersatzbildungen, Projektionen, Verleugnungen, Verdrängungen, Regressionen, Idealisierungen, Sublimierungen, das Ungeschehenmachen, Konversionen in der Abwehrrolle, um subjektive Ängste, Erkrankungen und dergleichen zu reduzieren oder zu vermeiden. Im Therapieprozess wird vorrangig Widerstand als dominierende Abwehrform auftreten, Widerstandsbearbeitung ist nahezu das Kernstück psychoanalytischen Vorgehens.

Im KB zeigt sich Widerstand (der in der Regel als Übertragungswiderstand auftritt) zunächst in etwas gröberer Form bereits darin, dass der Patient keinen Tagtraum zustande bringt, zunächst nur „schwarz", manchmal über relativ lange Zeitabstände hin nur geometrische Formen oder Farbphänomene und dergleichen „sieht", im begonnenen katathymen Bildablauf sodann in fixierten oder sich wiederholenden Bildmotiven, schließlich in diffizileren Symbolstrukturen, die sich aus dem aktuellen Symboldrama ergeben. Das Erkennen dieser Widerstandserscheinungen bedarf des erfahrenen Therapeuten, der in den Ausbildungsseminaren mit der Vielfalt der Abwehrformen vertraut gemacht worden ist und den therapeutischen Umgang mit ihnen ausreichend geübt hat. Widerstandsphänomene „als Störungen in der therapeutischen Beziehung" (Thomä/Kächele, 1986) sind nicht nur gegen eine gesuchte Übertragungsbeziehung gerichtet, sondern sie sind wesentlich durch die aktuellen Übertragungs- und Gegenübertragungsprozesse zwischen Therapeut und Patient bestimmt. Folglich bilden sie mit der gesamten Übertragungssituation eine dialektische Einheit, d.h. sie können nicht unabhängig von dieser gesehen werden. Daher gelten auch hier die gleichen Bedingungen bezüglich der Gestaltung einer therapeutischen Beziehung, wie sie bereits im Zusammenhang mit dem Übertragungsbegriff beschrieben worden sind.

Das Abwehrgeschehen ist in der Regel subjektiv nicht bewusst, wird jedoch im projektiven katathymen Bildprozess besonders deutlich. Grundsätzlich ist daher für das klinische Vorgehen allgemein abzuleiten, Abwehr- bzw. Widerstandsmotive nicht gewaltsam oder ungeduldig zu zerschlagen oder „unterwandern" zu wollen. Vielmehr empfiehlt es sich, insbesondere unter Nutzung der in der Mittelstufe des KB vorhandenen therapeutischen Techniken und Regieprinzipien, ein geduldiges, gegebenenfalls fraktioniertes Angehen und bestenfalls Auflösen des Widerstandes. Hierbei sei die Bedeutung des Durcharbeitens nochmals hervorgehoben. Das Ausmaß der Abwehr und des Zulassens Angst erregender bzw. beunruhigender Motive bestimmt der imaginierende Patient selbst, die Güte des Begleit- oder gelegentlich auch Führungsstils des Therapeuten zeigt sich nicht zuletzt auch in einer erfolgreichen Widerstandsbearbeitung.

2.6.3 Regressionen und ihre Bedeutung im KB

Kontrollierte Regressionen sind die wesentlichsten Operationsbasen im KB. Sie entstehen im Tagtraum bereits durch den spontan eintretenden veränderten Bewusstseinszustand und stellen sich, ähnlich wie im Nachttraum Vorstellungen in sinnliche Bilder zurückverwandelt (Freud, 1900) werden, in Form quasireal erlebter Imaginationen ein. Die Regression erfolgt auch im KB topisch (veränderter Bewusstseinszustand, Relaxation), zeitlich (Altersregressionen) und formal (Erleben auf der Funktionsebene des Primärvorganges). Diese Unterscheidung ist jedoch lediglich aus methodischen Gründen in dieser Deutlichkeit zu treffen, weil die genannten Formen letztlich auch als Aspekte eines Vorganges gesehen werden müssen und in der Regel gleichzeitig auftreten (Leuner 1978, Leuner, 1978a).
Eine genauere Analyse regressiver KB-Phänomene ergibt deutlich eine permanente Überlagerung dieser drei Aspekte, wobei je nach Motivkonstellation auf dem Projektschirm und dem parallel hierzu ablaufenden Vorgang der Selbstinterpretation der katathymen Bilder einzelne Aspekte zeitweise in den Vordergrund treten können. Regression ist damit in ihrer benignen Form (Balint, 1970) einerseits ein abwehrminderndes und andererseits ein bewusstseinserweiterndes Phänomen (Dürckheim, 1970).
Die im Tagtraumprozess einsetzende kontrollierte Regression ist jederzeit reversibel, sie kann sowohl subjektiv (durch den Imaginierenden) als auch durch den Therapeuten beeinflusst werden.
Insbesondere wurde die spontane kontrollierte Altersregression im KB genauer untersucht (Barolin, u.a., 1982). Diese zeigt einen engen Zusammenhang mit Fokussierungs- und Konfrontations- sowie Bearbeitungstechniken, sie lässt jedoch andererseits die Tendenz, die bereits erwähnte Befriedigung archaischer (narzisstischer) Bedürfnisse zu ermöglichen, in vielfältiger Form erkennen (besondere Stimmung, Gestalten vergrößert oder verkleinert, Gefühle des Schwebens, Fliegens, Fahrens, Schwimmens usw.). Letzterer kommen zwei sich gegenseitig ergänzende Bedeutungsformen im therapeutischen Pro-

zess des KB zu; zum ersten erweist sie sich an sich als Ich-stärkendes Element und fördert damit die Freisetzung präverbalen, frühkindlichen psychischen Materials und zum zweiten garantiert sie in der gleichen Funktion Ruhe- und Genussphasen, die gelegentlich Initialfunktion haben können und kreativem Probehandeln behilflich sind. Hier klingt die Auffassung von Kris (1952) an, der Regression als Phänomen im Dienste des Ich beschreibt.

Die in ihrer Funktion nicht beeinträchtigten, also noch gesunden Ich-Anteile eines Patienten werden damit befähigt, die Verminderung der Abwehr auf einem subjektiv erträglichen Niveau zu halten und damit eine Überschwemmung des Imaginierenden mit unbewusstem Material zu verhindern. Die Haltung des Therapeuten sollte bei diesen Regressionen besonders aufmerksam, jedoch zurückhaltend und gewährend sein. Drängende oder forcierende therapeutische Interventionen sind wenig nützlich und können den therapeutischen Prozess eher behindern.

2.6.4 Zur Symbolinterpretation im KB

Das Katathyme Bilderleben ist bereits mehrfach als ein selbstinterpretierendes Verfahren charakterisiert worden, d. h., die im Prozess des Tagtraumes auftauchenden Symbole und Bildmotive sind aus ihrer eigenen Gefühlstönung heraus für den Imaginierenden evident.

Die einzelnen Symbole im Ablauf des KB repräsentieren dabei bestimmte Introjekte und die jeweiligen Übertragungsemotionen des imaginierenden Patienten ihnen gegenüber, also die Objektbeziehungen. Die Objektbeziehung bezeichnet „die Art der Beziehung des Subjekts zu seiner Welt ...die das komplexe und vollständige Ergebnis einer bestimmten Organisation der Persönlichkeit, eines mehr oder weniger phantasierten Erfassens der Objekte und bestimmter bevorzugter Abwehrformen darstellt." (Laplanche/Pontalis, 1977, 340 ff). Damit ist nochmals darauf hingewiesen, dass sich im Symbolablauf die vielfältigen emotionalen Besetzungen eines Patienten widerspiegeln, die sich aus seiner Psychogenese (phylogenetisch, ontogenetisch) und seiner aktuellen Situation zusammensetzen. Es werden also auf dem Projektionsschirm des katathymen Bildes Beziehungen erlebt, die sowohl auf der unbewussten als auch auf der bewussten Ebene wirksam werden können.

Die Evidenz und Nachhaltigkeit dieses Erlebens sind für den nötigen Transfer auch kognitiver Natur wesentlich, weil sich hieraus häufig Erlebens- und Einstellungsveränderungen ergeben, die dann veränderte Verhaltensmuster in der Realität nach sich ziehen. Deshalb sei nochmals darauf hingewiesen, dass im Grunde jedes affektive Phänomen jede Symbolkonstellation in seinen Dienst stellen kann und alle Symbole vieldeutig sind. Eine eindeutige Interpretationsmöglichkeit für ein Symbol kann es daher nicht geben. Das Symbol stellt also eine Art Verdichtung charakteristischer affektiver Elemente dar, es gehört damit wesentlich in unbewusste Bereiche; als Kompromissleistung (um die nötigen Abwehrmechanismen zu gewährleisten) enthält es allerdings eine Anzahl bewusster Anteile (Rank/Sachs, 1913), die einerseits die Symbolbildung an sich mit determinieren und andererseits begleitend kognitive Umstrukturierungen garantieren.

Die zunächst dem Primärvorgang eng verbundene Tagtraumsymbolik im KB zeigt im Therapieverlauf zunehmend Anteile, die im Sekundärprozess angesiedelt sind, d. h., mit der Bearbeitung kindlicher, oftmals in magisch-phantastische Formen verkleideter und im Unbewussten gespeicherter Konfliktkonstellationen zeigen sich im Behandlungsprozess allmählich reifere, realitätsnähere Lösungen, die zumindest auf eine Ich-Stärkung und Identitätsfindung hinweisen.

Neben dem ohnehin in jedem Imaginierenden stattfindenden Prozess der Selbstinterpretation (Leuner, 1986) lassen sich auch auf der Basis der unmittelbaren Wirkung der Bildsprache des Tagtraumes (Leuner, 1978; Leuner, 1978a) Interpretationshypothesen treffen. Derartige Hypothesen sind jedoch nur im Zusammenhang mit der konkreten Person des Patienten und seiner Entwicklungsgeschichte sinnvoll. Verallgemeinerungen sind allenfalls in der bereits erwähnten Form der in den Motivstrukturierungen enthaltenen relativ groben Symboldeutungen zulässig. „Kein Traumsymbol kann von dem Menschen, der davon geträumt hat, abgetrennt werden ..." (Jung, 1982, 53).

Zur detaillierten Symbolinterpretation ist daher eigentlich nur der Tagträumer selbst fähig, die assoziative Form der Symbolinterpretation ist folglich durch die Deutung von Symbolkenntnissen nicht zu ersetzen, sondern im besten Fall zu ergänzen (Freud, 1900). Dieser Überlegung stimmt auch Thomas (1983) im Wesentlichen zu. Dennoch sind einige klinisch orientierte Untersuchungen vorgenommen worden, um allgemeingültige Symboldeutungen für Träume zu finden. Diesen ist zumindest zu entnehmen, dass Träume bzw. Traumsymbole unter verschiedenen Aspekten systematisierbar und bis zu einem gewissen Grad allgemein interpretierbar sind (Aeppli, 1983, Bossard, 1983).

Im Verlauf von KB-Sitzungen ist allenthalben eine Anzahl sich häufig wiederholender und offenbar in unserem Kulturkreis für eine Vielzahl von Individuen geltender Symbolkonstellationen zu erkennen. Das betrifft sowohl die Symbole an sich als auch die dazugehörenden emotionalen Besetzungen und schließlich die Zuordnungen im Verlauf individueller Assoziationen zur Interpretation der Motive. Hieraus erklärt sich die Gültigkeit der Standardmotive des KB. Es sei daran erinnert, dass sich in den Symbolkonstellationen von Tagträumen (katathymen Bildern) Emotionen aus der Entwicklungsgeschichte sowie der aktuellen Situation widerspiegeln. Dabei gehen, auf die besondere Ebene des Primärprozesses umgesetzt, in Sonderheit unbewusste oder vorbewusste (meist frühkindliche) Erlebnisqualitäten verschiedenster Art in das Bildgeschehen ein. Ebenso aber auch das stets in sehr komplizierter Weise vernetzte soziale Beziehungssystem des Träumers, dessen verschiedenartige Gefühlsbesetzungen häufig lebenslang durch frühe Objektbeziehungen wesentlich mitbestimmt sind. Daneben finden sich kognitive Elemente im Tagtraumgeschehen, die neben ihrer Kontrollfunktion durch notwendige Abwehr auch selbst einer kognitiven Umstrukturierung im Handlungsablauf des Traumes unterliegen können, die an der Konstituierung von katathymen Bildmotiven randständig mitwirken. Auch Wendt (1985) betont die Sinnhaftigkeit von Traumhandlungen (hier Nachtträumen) und plädiert ebenfalls für subtile individuelle Symbolinterpretationen, die sich aus den Assoziationen des Träumenden heraus entwickeln müssen.

Aus der klinischen Erfahrung heraus scheint jedoch bisweilen die Möglichkeit der Deutung von Traum- bzw. Tagtraumsymbolen im Sinne einer Zuordnung bestimmter, sehr allgemeiner Motive zu entsprechenden Emotionen denkbar, wenngleich lediglich auf dem ebenfalls sehr allgemeinen Niveau positiver oder negativer Gefühlstönungen. Die gelegentliche Notwendigkeit derartiger Deutungen ergibt sich aus der Evidenz mancher Träume und ihren Auswirkungen auf das Erleben und Verhalten des Imaginierenden.

Nochmals sei betont, dass Traumsymbole stets vieldeutig sein müssen und nur im Zusammenhang mit dem psychogenetischen Hintergrund sowie dem sozialen Umfeld eines Individuums Gültigkeit besitzen. Sie sind ebenso wie die psychische Struktur ihres Schöpfers eigenartige und einmalige Gebilde, deren Verallgemeinerungsmöglichkeiten begrenzt sein dürften.

2.6.5 Zum Einfluss von Persönlichkeitsstrukturen auf den Therapieablauf

Die von Schulze-Hencke (1965) und Riemann (1975) beschriebenen vier Charakterstrukturen, die freilich selten allein, sondern in der Regel verschiedenartig kombiniert, die Persönlichkeit eines Individuums wesentlich bestimmen, beeinflussen in vielfältiger Weise auch den Therapieprozess beim KB (Leuner/Hennig, 1987). So werden hysterische, depressive, zwanghafte und schizoide Strukturtypen unterschieden, die jeweils mittels einer Reihe von Eigenschaften definierbar sind. Hieraus lassen sich Besonderheiten im Erleben und Verhalten sowie Kommunikationsstile ableiten. Diese Strukturtypen verstehen sich nicht als pathologisch akzentuiert, sondern sind in ihren Kombinationen als normale Persönlichkeitsvarianten anzusehen. Sie beeinflussen jedoch wesentlich die individuelle Psychodynamik und erfordern bei psychotherapeutischen Interventionen besondere Berücksichtigung. Das gilt auch bei der psychotherapeutischen Anwendung des KB.

Bei überwiegend hysterisch strukturierten Persönlichkeiten handelt es sich um eine Personengruppe mit einem erhöhten Anteil narzisstischer Tendenzen, die eigentlich ständig die Nähe anderer suchen und mitunter nahezu psychische Verschmelzungstendenzen mit Kontaktpersonen demonstrieren. Solche Personen leben vorwiegend augenblicksorientiert, sie wirken in Bezug auf ihren eigenen Lebenslauf unhistorisch und gehen mit den üblichen Spielregeln des sozialen Umgangs oft recht großzügig um. Sie tendieren zu einem Leben in ihrer Phantasiewelt oder einer Pseudowirklichkeit, Realitätsverleugnung und entsprechende Wahrnehmungsverzerrungen bzw. -lücken sind allenthalben nachweisbar.

Schwacher innerer Halt, also ihre geringe Ich-Stärke, führt oftmals dazu, dass andere Personen als eine Art „Hilfs-Ich" benutzt werden, was subjektiv Abhängigkeitsgefühle und schließlich Ängste noch verstärkt.

Andererseits imponieren hysterisch strukturierte Persönlichkeiten durch ihre Flexibilität und Lebendigkeit sowie durch ihre Risikobereitschaft und Anpassungsfähigkeit an neue Situationen, wobei die Rolle des Partners stets die stimulierende ist.

Bei der psychotherapeutischen Behandlung mit dem KB fallen überwiegend hysterisch strukturierte Patienten unschwer durch ihre lebhaften und szenenreichen Imaginationen auf. Unerfahrene Therapeuten lassen sich hiermit leicht täuschen, sie fühlen sich in ihrer Gegenübertragung geschmeichelt und vergessen mitunter, dass Verdrängung und Projektion die bevorzugten Abwehrmechanismen dieser Personengruppe sind. Doch verbessert ein gewisser hysterischer Persönlichkeitsanteil grundsätzlich die Fähigkeit zur therapeutischen Arbeit mit dem KB. Einige extrem hysterisch akzentuierte Patienten sind allerdings dann, wenn sich Phantasieüberschwemmungen einstellen, für die Behandlung mit dem KB nur bedingt oder gar nicht geeignet. Ähnlich wie Kleinkinder können sie Wirklichkeit und Phantasie immer schwerer trennen und entgleiten dem Realitätsprinzip.

Für die klinische Arbeit mit diesen Patienten ist zu empfehlen, das KB zunächst betont zur Ich-Stärkung einzusetzen, anfänglich weniger Regressionen zuzulassen und dafür Szenen aus dem Alltag zu fördern. Stützende Therapiephasen im Sinne des Genießenlassens subjektiv als angenehm erlebter Imaginationsinhalte, die Ruhe und Gelassenheit nach sich ziehen, können sicherlich den therapeutischen Prozess voranbringen.

Die Fülle der Einzelfälle, die bisweilen unendlich vielen Bildinhalte, die gelegentlich von hysterisch strukturierten Patienten in relativ kurzer Zeit im KB-Verlauf produziert werden, haben zur Folge, dass sich der jeweilige Tagtraum nicht immer auf der Ebene der Grundstufe halten lässt.

Besonders unerfahrenen Therapeuten sei angeraten, den Informationsfluss dieser Patienten nicht aufzuhalten; sie fühlen sich sonst sehr schnell unverstanden, reagieren unwillig und blockieren damit zumindest zeitweilig jede effektive Therapie. Vielmehr muss der Therapeut reichlich Geduld aufbringen, den Patienten zunächst gewähren lassen und dann ganz behutsam versuchen, das Tagtraumgeschehen auf Details zu fixieren. Dabei erweist es sich für das allmähliche Nachlassen des Bildflusses als günstig, die Reflexion des Patienten über seine eigenen Gefühlstöne im Zusammenhang mit seinem Imaginationsablauf anzuregen.

Hierfür kann der Therapeut die Eigenart des hysterisch strukturierten Patienten nutzen, die Aufmerksamkeit und Zuwendung des Therapeuten durch möglichst intensive und unterhaltende Bilder an sich binden zu wollen. Wenn der Patient das Interesse des Therapeuten im Detail zu spüren beginnt, dann werden seine Imaginationen sich diesem sehr bald anpassen. Ziel dieses Arrangements ist es, das KB-Geschehen auf der Ebene der Imaginationen und der begleitenden Emotionen zu fokussieren; hiermit lässt sich eine Vertiefung des therapeutischen Prozesses und seiner Wirkung erreichen. Nochmals sei hier daran erinnert, dass hierfür sehr kleine Schritte notwendig sind; der Therapeut wird anfangs vorsichtige fokussierende Angebote zu machen haben, die auf eine Detailbeobachtung von Einzelheiten aus der Szenenfolge des Tagtraumes eines Patienten hinzielen. Dabei sollte der Therapeut unbedingt eine „schulmeisterlich" wirkende, zu strenge Haltung vermeiden, die ihrerseits zusätzliche (Übertragungs-) Ängste und entsprechende Imaginationsartefakte auslösen kann. Hin und wieder lässt sich ein extremes Infragestellen des Therapeuten bei hysterisch strukturierten Patienten beobachten, was auf die ausgeprägte sthenische Komponente im Wesen dieser Personen zurückzuführen ist. Unerfahrene Therapeuten erleben nach hoffnungsvollen „therapeutischen Flitterwochen" (eine Phase, die eine beträchtliche Idealisierung des Therapeuten in seiner Helferrolle einschließt) alsbald ein deutliches Stagnieren des Behandlungsprozesses. Unter gewissen Umständen ist dann ein Therapeutenwechsel nicht zu umgehen.

Diese extrem hysterischen Persönlichkeitsakzentuierungen sind allerdings relativ selten. In der Regel zeigen sich bei den Patienten mehr oder weniger ausgeprägte hysterische Anteile, eingebettet in eine charakterliche Mischstruktur. Dabei sind dann diese hysterischen Strukturanteile im Allgemeinen als therapiefördernde, kreative und nützliche Elemente bei der Arbeit mit dem KB anzusehen.

Überwiegend depressiv strukturierte Persönlichkeiten fallen durch ihre erhebliche Abhängigkeit und ihr geringes Selbstwertgefühl alsbald auf. Frühkindliches orales Versagen hält bei diesen Individuen eine permanente symbiotische Bindung zu ihren Bezugspersonen aufrecht, die bei unausbleiblichen Trennungen jeweils heftige Schuldgefühle auslösen können. Die gesamte Umwelt wird ständig mit Forderungscharakter erlebt, Schuld, Unsicherheit, Gehemmtheit und oft Angst sind die Folgen, die ihrerseits zumeist eine große

Anpassungsbereitschaft, gelegentlich Unterordnungsverhalten oder gar extreme autoaggressive Tendenzen auslösen.

Im Kreis ihrer Kontaktpersonen imponieren depressiv strukturierte Personen durch ihre Hilfsbereitschaft und Anhänglichkeit, sie werden jedoch nicht selten ausgenutzt, insbesondere weil sie Konfrontationen vermeiden und Anliegen anderer nicht ablehnen können. Andererseits fühlen sie sich in jederart Helferposition recht wohl und scheinen zuweilen Zumutungen sozialer Art nahezu masochistisch zu genießen, solange sie die jeweilige Kontaktperson damit an sich gebunden wissen. Die mangelnde Ich-Stärke wird demnach ständig durch „Helferhaltungen" und Verpflichtungen gegenüber allen möglichen Personen, Institutionen oder auch Dingen kompensiert; Frustrationen und Enttäuschungen werden mit depressiven Reaktionen beantwortet, also unbearbeitet abgewehrt. Für den therapeutischen Stil ergibt sich hieraus ein intensiveres Strukturieren der katathymen Bilder eines depressiv strukturierten Patienten. Der Therapeut sollte auch häufiger Wärme und Nähe signalisieren und keine allzu langen Pausen im Führungsstil einlegen.

Depressiv strukturierte Patienten spüren deutliche Erleichterung, wenn sie die Möglichkeit haben, Kritik oder „verdünnte" Aggressionen in ihren Tagträumen zu artikulieren. Anders gesagt müssen diese Patienten lernen, eigene Ansprüche anzumelden und gegenüber anderen auch einmal „nein" sagen zu können. Weiterhin muss ihre Genussfähigkeit bestärkt werden. Unter Umständen muss der Therapeut unter Ausnutzung aller Wirkdimensionen des KB in Einzelfällen mehr Hilfsangebote als üblich machen, um Resignationen zu vermeiden. Die Strukturierungsstrategie ist im Allgemeinen bei diesen Patienten so auszurichten, dass stets auf die Details fokussiert wird. Geht ein Patient in seinem Symboldrama endlos durch einen Wald, dann sind einzelne Pflanzen, Farben, Gerüche oder andere Wahrnehmungen bzw. Empfindungen anzusprechen. Der Therapeut muss sich bei den Tagträumen depressiv strukturierter Patienten, die häufiger durch Handlungsarmut, fehlende Menschen und Tiersymbole auffallen, mit viel Geduld wappnen. Dabei sollte er nüchtern und sachlich bleiben, darf sich vom Patienten nicht in dessen Stimmungswelt hineinziehen lassen (letzteres gilt insbesondere für depressiv strukturierte Therapeuten, die sich besonders leicht vom Patienten „verführen" lassen).

Depressiv strukturierte Patienten lässt man besser in der sitzenden Position imaginieren. Zumindest im Rahmen der Grundstufe des KB sind allzu tiefe Regressionen in frühkindliche Verlassenheitssituationen zu vermeiden, auch autoaggressive Tendenzen sollten nicht zugelassen werden.

Im Übrigen sind depressive Anteile eines Patienten für den KB-Verlauf therapeutisch nützlich, vorrangig wenn altruistische Tendenzen eine kreative Einbettung in das imaginierte Handlungsgeschehen eingehen und dadurch zumindest eine Ich-Stärkung erreicht werden kann.

Überwiegend zwanghaft strukturierte Personen sind im Grunde das Gegenstück des hysterischen Typs. Überakzentuierte Individuen dieses Strukturtyps fallen durch ihren Mangel an Spontanität sowie durch ihre allgemeine Rigidität auf. Daneben beeindrucken sie durch ihr Streben nach Dauer und Sicherheit, wobei im Verhalten vorzugsweise Eigensinn und Gehemmtheit demonstriert werden. Ihre häufig anzutreffende Übergenauigkeit und Autoritätshörigkeit kann bis zur Rechthaberei, ihre Neigung zur Sparsamkeit zum Geiz führen. Bei KB-Behandlungen erweisen sich ihre extreme Realitäts- und Traditionsbezogenheit gelegentlich als Hindernis, mehr noch stört ihre verminderte Kreativität, ihre Entscheidungsschwäche und besonders ihre Tendenzen zur Skrupelhaftigkeit sowie zu permanentem Kontrollieren und Reflektieren sowie zu ihren nicht selten beobachtbaren Prinzipienreitereien und Verabsolutierungen. Gelegentlich lassen sich aggressiv getönte Affektausbrüche aus banalem Anlass registrieren, die mit autoaggressiven Impulsen verbunden sein können. Im Tagtraumverlauf spiegeln sich diese Eigenschaften häufig in einer eingehenden Detailbeschreibung wider. Der Imaginationsablauf scheint schleppend vorwärtszugehen oder gar stehen zu bleiben. Die gesamte Bilddynamik der Tagträume dieser zwanghaft strukturierten Patienten wirkt flach, weniger nuanciert, monoton, bewegungsarm sowie farblich blass, nüchtern und oftmals ohne sichtbare emotionale Beteiligung.

Im Gegensatz zur Arbeit mit hysterisch strukturierten Patienten fühlt sich der Therapeut bald durch das Fehlen der nötigen therapeutischen Dynamik erheblich beeinträchtigt, die Gefahr einer negativen Gegenübertragung liegt nahe. Unerfahrene Therapeuten zweifeln sehr bald die Therapierbarkeit dieser Patienten überhaupt an und sind ebenso schnell bereit, diese an andere Therapeuten abzugeben.

Die Therapie dieser Patienten gestaltet sich deshalb so schwierig, weil ihre Abwehr in der Affektisolierung und Verleugnung von Gefühlen besteht. Längere Zeit herrschte daher die Meinung vor, Zwangskranke seien für eine Psychotherapie mit dem KB ungeeignet.

Heute liegen jedoch ausreichend effektive Therapieergebnisse zum Einsatz des KB bei Zwangssyndromen vor (Salvisberg, 1982). Der Therapeut ist angehalten, bei solchen Patienten den Behandlungsverlauf aktiver als sonst beim KB üblich zu begleiten. Das KB ist übrigens ein psychotherapeutisches Verfahren, das a priori Abwehrschranken lockert und das sich daher für die Behandlung von Zwangskranken in besonderer Weise eignet.

Bei anankastischen Syndromen sollte der Therapeut jeden sich im Tagtraum andeutenden inneren Impuls stützen, was eine gewisse Schwerpunktverschiebung der therapeutischen Arbeit bedeutet. Das kann z. B. wiederum in kleinen Schritten und minutiösem Vorgehen bei der Bearbeitung von Abwehrsymbolen selbst erfolgen („stellen sie sich ein Gitter vor" u. a.), wobei dann Schritt für Schritt die Auflösung und Überwindung des eigenen „emotionalen

Gitters" oder Panzers vom Patienten angestrebt ist. Kontrollierte Regressionen auf verschiedene Kindheitsstufen, die sich spontan entwickeln oder gegebenenfalls vom Therapeuten ausgelöst werden, sind notwendige therapeutische Instrumente hierfür. Damit kommt der Wirkdimension Regression in Phasen vor dem symptomerhaltenden Konflikt eine besondere Bedeutung zu. Gleichermaßen können die therapeutischen Techniken zur „Befriedigung archaischer Bedürfnisse" (Agieren im Wasser, Fliegen, usw.) genutzt werden. Hiermit wird Ich-Stärkung erreicht, was wiederum die bei Zwangskranken ausgeprägten Wirkungen der Über-Ich-Funktion (die als Kontrollinstanz der frühkindlichen Introjekte interpretierbar ist) auf das Imaginationsgeschehen und letztlich auf das reale Erleben und Verhalten mindert. Dabei ist weiter zu bedenken, dass die Zwangssymptomatik, ebenso wie jedes zwanghafte Verhalten überhaupt, an sich bereits einen zumeist symbolverkleideten Abwehrmechanismus darstellt. Das KB scheint daher ein bevorzugtes Medium dafür zu sein, einen zwangskranken Patienten mit der eigenartigen Struktur und Dynamik seines Syndroms, zumeist symbolverkleidet und damit in subjektiv erträglicher Form, so zu konfrontieren, dass bei einer Reduzierung der anankastischen Rituale keine Angstüberflutung zu befürchten ist.

Schizoid strukturierte Menschen haben erhebliche Schwierigkeiten bei emotionaler Nähe, sie sind kontaktscheu bis kontaktarm und äußerst misstrauisch. Hinter dieser Fassade verbergen sich dennoch ein erhebliches Bedürfnis nach Zuwendung und ein beträchtliches Angstpotential. Schizoid strukturierte Individuen zeigen in der Regel Tendenzen, sich zurückzuziehen, gelegentlich lassen sich heftige affektive Durchbrüche beobachten. Ihre Gefühle pendeln im Kontaktverhalten extrem zwischen Hass und Liebe, die sonst üblichen emotionalen Zwischentöne fehlen fast völlig.

Der Therapeut muss sich im Verlauf einer KB-Behandlung von schizoid strukturierten Patienten auf die verminderte affektive Resonanz einstellen. Er muss mit ihren Größenphantasien, aber auch mit ihrem Hass umgehen können und sich auf das Fehlen emotionaler Zwischentöne im Tagtraum vorbereiten. Im Führungsstil ist zu beachten, dass man diesen Patienten nicht zu nahe kommt, Fragen nach Gefühlen werden zumeist sofort mit starker Abwehr beantwortet. Die nicht selten bizarren oder skurrilen Tagträume sind empathisch zu begleiten, therapeutische Fortschritte sind nur minimal zu erwarten. Grundsätzlich sind also Fragen mit Formulierungen: „Wie geht es Ihnen", „Wie fühlen Sie sich?" zu vermeiden; besser frage man bei nötigen emotionalen Rückmeldungen im Therapieprozess: „Wie erleben Sie diese Landschaft?" oder dergleichen, d. h., es empfiehlt sich, Gefühlsprojektionen indirekt zu ermitteln. Der Hauptakzent des therapeutischen Geschehens sollte auf der Nachentwicklung bzw. emotionalen Nachreifung liegen. Die KB-Therapie ist daher zweckmäßigerweise längerfristig und zumindest anfänglich mit möglichst dichter Sitzungsfolge zu planen. Diese Hinweise sind im Grunde als spezielle

Ergänzung bei der therapeutischen Arbeit mit überakzentuierten Patientenpersönlichkeiten gedacht, sie verstehen sich also eingebettet in den Kontext des gesamten KB-Instrumentariums.

2.7 Einige methodische Modifikationen des Katathymen Bilderlebens (KB)

2.7.1 KB als Gruppentherapie

Die KIP eignet sich in besonderer Weise als gruppentherapeutische Methode. In dieser Form wurde dieses Verfahren als so genanntes Gruppen-KB (GKB) (Hennig, 1990) bereits vielfach in der klinischen Praxis erprobt (Sachsse, 1975; Kreische, 1980; Leuner u.a., 1986; Gunkel, 1986).
In Kombination mit gruppendynamischen Elementen hat sich das GKB inzwischen zu einer eigenständigen methodischen Variante der KIP entwickelt. Deshalb wird dieses Verfahren unter Einbeziehung der seinerzeitigen Vorstellungen in eigenen Kapiteln vorgestellt.

2.7.2 KB bei Kindern und Jugendlichen

Die psychotherapeutische Arbeit mit dem KB bei Kindern und Jugendlichen unterscheidet sich gegenüber der mit erwachsenen Patienten insbesondere durch die weitgehende Berücksichtigung entwicklungspsychologischer Aspekte. Das KB hat sich inzwischen auch bei der psychotherapeutischen Behandlung von Kindern und Jugendlichen als recht erfolgreich erwiesen (Hennig, 1984; Leuner, 1970; Leuner/Horn/Klessmann, 1977; Horn, 1988). Zu berücksichtigen ist, dass Kinder und Jugendliche in Abhängigkeit von ihren Altersbesonderheiten Eigenarten in ihren Motivstrukturen und Symbolkonstellationen zeigen und dass ihre Abwehrformen und Übertragungsmechanismen entwicklungsbedingten Modifikationen unterworfen sind.
Das Tagtraumverfahren ist bereits mit jüngeren Schulkindern (6. bis 9. Lebensjahr) durchführbar. In diesen Altersgruppen ist der Therapeut mit deutlich weniger fixierten Abwehrstrukturen konfrontiert, die katathymen Bilder dieser Kinder erscheinen häufig lebhafter, bunter, weniger in eine fortlaufende „Tagtraumgeschichte" eingebettet, als das bei erwachsenen Patienten zu beobachten ist. Die Bildszenen auf dem Projektionsschirm wechseln bisweilen rasch und damit sind Übertragungsveränderungen verbunden.
Hieraus ergibt sich für die therapeutische Begleitung (die bei jüngeren Kindern gelegentlich doch mehr führende Elemente enthalten sollte) die Schwie-

rigkeit, dass ein Mindestmaß an Kontinuität im katathymen Bildverlauf und im Umgang mit den therapeutischen Techniken des KB sowie mit den Regieprinzipien gewahrt werden muss.

Erfahrene Kinderpsychotherapeuten kennen diese Phänomene auch aus ihrer Arbeit mit anderen psychotherapeutischen Methoden, insbesondere mit der analytischen Spieltherapie, die dem KB bei Kindern in mancherlei Hinsicht ähnlich ist (Berna, 1973). Diese Besonderheit erfordert vom Therapeuten zusätzliche Kenntnisse und Erfahrungen im Umgang mit Kindern dieser Altersstufen. Ihre Tagträume entsprechen dem üblichen emotionalen Agieren in dem genannten Altersbereich und sind deshalb keinesfalls als therapeutisch weniger effektiv anzusehen.

Bei Kindern im Alter von 9 bis 12 Jahren werden die katathymen Bilder sichtlich weniger fluktuierend, der rasche Bildwechsel löst sich zugunsten systematischer Bildgeschichten auf, für das therapeutische Geschehen ist zunehmend weniger Führung oder direkte Lenkung erforderlich. In den Tagtraummotiven finden sich häufiger Märchensymbole.

Kinder aller Altersstufen sind in der Regel suggestibler als Erwachsene. Es ist daher zumeist kein Problem, diese nach einleitenden (gegebenenfalls erklärenden) Gesprächen zur Mitarbeit im KB zu bewegen, auch wenn oftmals fehlender Leidensdruck erkennbar ist. Wie auch bei Erwachsenen sind Ruhesuggestionen zur Einleitung des KB nur in selteneren Fällen nötig. Die eigentliche Einleitung der KB-Therapie beginnt mit den bereits angeführten Standardmotiven. Lediglich die einführenden Erklärungen und die begleitenden Hinweise oder Fragen des Therapeuten sollten vor der Wortwahl her den Verständnismöglichkeiten der jeweiligen Altersgruppe des Patienten entsprechen.

Das therapeutische Setting unterscheidet sich äußerlich ebenso nicht von dem erwachsener Patienten, lebhafte Kinder sind im Verlauf des Symboldramas motorisch mitunter mehr beteiligt. Die so genannte „Quasi-Realität" der katathymen Bilder ist Kindern übrigens selbstverständlicher als manchen Erwachsenen.

Es empfiehlt sich für die Kinderpsychotherapie mit dem KB, folgende Standardmotive zu verwenden (Hennig/Voigt, 1972; Leuner/Horn/Klessmann, 1977):

1. Die Wiese als Ausgangssymbol jeder therapeutischen Sitzung.
2. Der Aufstieg auf einen Berg mit einem Überblick über die Landschaft.
3. Der Bach und sein Verlauf (einschließlich der Quelle).
4. Das Haus, das betreten und durchforscht werden kann.
5. Beziehungspersonen, die real oder symbolverkleidet auftreten können.
6. Der Waldrand, der von der Wiese aus betrachtet wird, gelegentlich auch der Gang in den Wald selbst.

> 7. Die Höhle, die von außen betrachtet oder auch betreten wird, als „Nest" dienen kann oder in der Symbolgestalten hausen.

Die im Therapieverlauf deutlich werdende, sich stetig erweiternde kindliche Phantasie nimmt nicht selten so beträchtliche kreative Ausmaße an, dass dann auf die Strukturierung des katathymen Panoramas durch diese Standardmotive zeitweilig oder ganz verzichtet werden kann (Hennig, 1978).

> Beispiel 17: 10-jährige Patientin mit einem schweren Zwangssyndrom und ausgeprägter phobischer Entwicklung (u. a. Vergiftungsphobie).
> Vom Therapeuten wird das Wiesenmotiv vorgegeben: „ ... Da verzaubere ich meine Mutti in eine Katze, meinen Vati in einen Hund, meine Schwester in einen Hasen, meinen Bruder in ein Eichhörnchen, meine Cousine in einen Fuchs, meine Oma in ein Wildschwein und mich selbst in einen Bär ... Der Fuchs rennt hinter dem Hasen her, der Hase hat Angst und endlich findet der Hase ein Versteck und der Fuchs läuft vorbei ... und ich, der Bär, sehe, wie das Wildschwein auf mich zukommt. Ich habe Angst vor dem Wildschwein und reiße aus. Ich klettere schnell auf einen Baum. Das Wildschwein will hinterher. Da kippt der Baum um und ich falle mit ihm auf das Wildschwein. Das Wildschwein ist erschrocken und rennt und rennt. Ich habe einen Sieg errungen und das Wildschwein ist besiegt. Da dreht es sich um und wir gucken uns unschlüssig an und schließen Frieden ... Unterdessen bekriegen sich dauernd die Katze und der Hund. Die Katze flitzt auf einen Baum, der Hund steht unten und kann da nicht rauf. Er knurrt und knurrt. Er versucht auf den Baum zu klettern und plumst gleich wieder runter ... ."

In dem dramatischen Verlauf der von dem phantasiebegabten Mädchen mit erheblichem emotionalem Engagement mitgeteilten Schilderung lässt sich die permanent gespannte Familiensituation erkennen. Der zwar autoritär agierende, jedoch hilflose Vater und seine schwierige Beziehung zur Mutter sowie die dominant und aggressiv auf die gesamte Familie einwirkende Großmutter sind unschwer erkennbar, die Patientin demonstriert in dem Symboldrama zunächst ihre eigene Beziehungsstruktur und erprobt bereits eine gewisse Bewältigungsstrategie im Sinne von Individuationsmustern.
Patienten im Kindesalter sind in der Regel nicht auf ein Nachgespräch im Anschluss auf das KB eingestellt. Sie empfinden die Evidenz des Tagtraumes ohnehin intensiv, sind nach dem KB zumeist noch sehr beeindruckt und gelegentlich von ihren katathymen Bildern gefangen; Erläuterungen sind demnach nur selten, Interpretationen nahezu nie nötig.

Aus den Eigenarten des Jugendalters, ihren besonderen Übertragungsmustern und eigenwilligen Abwehrmechanismen sowie den in dieser Altersgruppe nicht seltenen Identitäts- und Identifikationsproblemen ergibt sich ohnehin eine Vielfalt von therapeutischen Besonderheiten (Hart de Ruyter, 1976; Zauner, 1985) für die Psychotherapie mit Patienten im Jugendalter.

Eigene Erfahrungen mit dem KB als Psychotherapie bei Jugendlichen bestätigen die Effizienz dieser Methode in diesem Altersbereich recht gut. Die Imaginationen als therapeutisches Medium ermöglichen es dem jugendlichen Patienten oftmals relativ leichter als mit anderen Psychotherapieverfahren, ihre besonderen Abwehrstrukturen zu lockern (die sich beispielsweise in jugendtypischem Imponier- und Renommiergehabe zeigen können), die Richtung der Übertragung insbesondere auf den Projektionsschirm der katathymen Bilder kommt diesem ebenfalls sehr entgegen.

Vom äußeren Ablauf und vom Setting her ergeben sich bei der Behandlung jugendlicher Patienten keine wesentlichen Unterschiede zum Erwachsenenalter.

Das KB kann sowohl im Sitzen als auch im Liegen durchgeführt werden, einleitende Gespräche sollten neben nötigen diagnostischen Informationen für eine ausreichende positive Übertragungsbeziehung zwischen dem Therapeuten und dem Patienten sorgen.

Patienten im Pubertäts- und Adoleszentenalter können mit allen Standardsymbolen des KB und mit Techniken und Regieprinzipien wie für Erwachsene beschrieben konfrontiert werden. Häufiger als im Kindesalter werden jugendliche Patienten nach dem KB-Ablauf ein Gespräch mit dem Therapeuten suchen. Diese können für zusätzliche Klärungen anstehender Problemstellungen genutzt werden, häufiger stehen Selbstwertprobleme, Beziehungs- und Ablösungsschwierigkeiten gegenüber Familienmitgliedern u. a. im Vordergrund. Auch in diesen Gesprächen sollte der Therapeut mit Symbolinterpretationen zurückhaltend sein, wenn nicht vom Patienten selbst entsprechende Angebote kommen.

Der Therapeut muss jedoch die üblichen psychischen Verunsicherungen, jähen Stimmungsschwankungen, die gelegentlich verbreitete allgemeine Unlust und Reizbarkeit insbesondere Pubertierender kennen und akzeptieren. Kumpelhaft anmutendes Anbiedern (etwa die Anrede des Jugendlichen in seinem Altersjargon) nutzt dem Therapeuten wenig. Seine therapeutische Begegnung mit Patienten dieses Alters sollte allerdings auch nicht zu konventionell sein, sie erfordert eben ein erhebliches Maß an Flexibilität, Toleranz und Akzeptanz.

2.8 Indikation und Kontraindikation zur Behandlung mit dem Katathymen Bilderleben (KB)

Indikation: KB als psychotherapeutische Methode ist nach den bisher vorliegenden Erfahrungen bei allen psychogenen oder psychosomatischen Beeinträchtigungen, Störungen oder Erkrankungen anwendbar. Wie auch für andere psychotherapeutische Methoden sind deutlicher Leidensdruck, positive Motivierung sowie ein Mindestmaß an Persönlichkeitsdifferenzierung und Ich-Stärke günstige Faktoren für die KB-Behandlung. KB kann also zur psychotherapeutischen Behandlung sowohl nachhaltiger Affektreaktionen als auch der sekundären und primären neurotischen Fehlentwicklungen genutzt werden. Inzwischen liegen ermutigende therapeutische Erfahrungen bei Borderline-Störungen (Hennig u.a., 1988; Leuner, 1985) sowie bei Anorexia nervosa und Bulimia nervosa (Hennig, 1987) vor. Auch Kriseninterventionen lassen sich erfolgreich mit dem KB durchführen. Diese Indikationsstellungen gelten ebenso für das Kindes- und Jugendalter wie für erwachsene Patienten.

Für die Gruppentherapie mit dem KB werden von Leuner/Kottje-Birnbacher u. a. (1986) als Domäne Charakterneurosen genannt, im Grunde ist diese Therapieform ebenso wie das KB als Einzeltherapie für alle Arten „vegetativer Störungen und funktioneller psychosomatischer sowie neurotischer Beschwerden" (Leuner/ Kottje-Birnbacher u. a., 1986, 129) einsetzbar.

Sowohl die Einzeltherapie mit dem KB als auch das Gruppen-KB sind für ambulante und stationäre Behandlung geeignet. Ein interessantes Modell für die stationäre Psychotherapie mit dem KB hat Leuner (1982) vorgestellt und klinisch praktiziert.

Kontraindikation: Absolute Kontraindikation zur Behandlung mit dem KB liegt bei Intelligenzmängeln schweren Grades (Oligophrenie) und Psychosen mit erheblicher akuter Symptomatik vor. Auch Patienten mit affektiven Störungen auf der Grundlage hirnorganischer Defekte können wahrscheinlich nicht erfolgreich mit dem KB behandelt werden. Ebenso ist eine KB-Behandlung bei Patienten mit extrem ausgeprägter depressiver oder hysterischer Charakterstruktur nicht zu empfehlen.

Relative Kontraindikation: Schizophrene Patienten und solche mit manisch depressiven Erkrankungen außerhalb ihrer Symptomatik sollten nur von erfahrenen, voll ausgebildeten KB-Therapeuten behandelt werden. Es zeigt sich in internationalen Diskussionen jedoch ein zunehmender Trend, psychotisch Erkrankte zumindest in den symptomfreien Phasen mit KB begleitend zur medikamentösen Therapie zu behandeln. Publizierte Ergebnisse liegen allerdings derzeit noch nicht vor. Leuner (1985) hält ferner die Anwendung des KB bei schweren chronifizierten depressiven Neurosen und ausgeprägten fixierten

Charakterneurosen mit erheblichen sozialen Anpassungsstörungen für relativ kontraindiziert.

Bei Patienten mit sehr verhärteten Abwehrstrukturen und zumindest vordergründig wahrnehmbarer Phantasiearmut empfiehlt es sich, zunächst einen Behandlungsversuch von etwa 10 Stunden zu vereinbaren. Nehmen die Imaginationsfähigkeit und Motivation zur Mitarbeit zu und besteht eine ausreichend positive Übertragung, dann sollte die KB-Behandlung nach einem solchen Versuch auch dann fortgesetzt werden, wenn sich nach diesen ersten 10 Stunden keinerlei Entlastungsphänomene zeigen.

Die jeder therapeutischen Arbeit mit dem KB vorausgehende tiefenpsychologisch orientierte Anamnese (Leuner, 1985) hat wesentlichen Einfluss auf die Entscheidungen zur Therapieaufnahme.

2.9 Zur Ausbildung der Psychotherapeuten für die Arbeit mit dem Katathymen Bilderleben (KB)

2.9.1 Zur Ausbildungskonzeption

Ungleich mehr als im Autogenen Training und in der Hypnose stellen unbewusste psychodynamische Bereiche die Aktionsebene bereits der Unterstufe des KB dar, so dass schon bei übendem und fokussierendem therapeutischen Vorgehen umfassende theoretische und klinisch-praktische Kenntnisse und Erfahrungen (einschließlich Selbsterfahrungen) für den Psychotherapeuten unabdingbar sind. Diese werden erst recht unentbehrlich, wenn das therapeutische Geschehen auf der Ebene der Primärprozesse abläuft.

Zur qualifizierten Anwendung der Methode ist daher eine solide psychodynamische Grundausbildung unabdingbar. Diese muss allerdings im Rahmen eines methodenübergreifenden allgemeinen Ausbildungskonzepts für Psychotherapeuten erworben werden. Die in die nachstehend beschriebene Ausbildungskonzeption für das KB aufgenommenen tiefenpsychologischen Inhalte werden in ihrer methodenspezifischen Einbettung vermittelt.

Die Ausbildung zur psychotherapeutischen Arbeit mit dem KB muss systematisch und sorgfältig erfolgen (Hennig, 1987). An theoretischen Voraussetzungen sind für die Arbeit mit dem Symboldrama eine Reihe spezieller Kenntnisse, die vorrangig Funktionsbereiche des Unbewussten umfassen, notwendig. Im Einzelnen sollte der mit dem KB arbeitende Psychotherapeut ausreichend über solche Phänomene wie Übertragung (Gegenübertragung), Abwehr und Regression informiert sein sowie den Umgang mit ihnen beherrschen und sich mit Fragen der Symbolinterpretation beschäftigt haben. Das setzt eine intensive Auseinandersetzung mit psychoanalytischen Untersuchungsergebnissen, insbesondere denen aus der klinischen Praxis, voraus. Darüber hinaus kann der zukünftige Therapeut für KB die notwendige Sensibilität für die Dynamik unbewusster psychischer Vorgänge und deren Widerspiegelung in der Tagtraumsymbolik sowie den kunstgerechten Umgang mit den Bildsymbolen nur im Verlauf intensiver Selbsterfahrung erwerben.

Diese Selbsterfahrung besitzt den weiteren Vorteil, dass sie wie kaum eine andere Methode zur Selbstkonfrontation führt und damit nicht nur eine intensive Selbstwahrnehmung feinster emotionaler Nuancen sowie den subjektiven Umgang damit in Gang setzt; sie fördert gleichermaßen die Fähigkeit zur Wahrnehmung und Interpretation der individuellen Imaginationen bzw. Gruppenimaginationen. Damit bietet sich Selbsterfahrung mit dem KB zusätzlich als ein besonders geeigneter begleitender Bestandteil für die Ausbildung von Psychotherapeuten aller jener Schulrichtungen an, die über keinen separaten psychoanalytisch bzw. psychodynamisch orientierten Ausbildungsteil in ihrer Konzeption verfügen. Es hat sich im Grunde als zweckmäßig erwiesen, den Zugang zum KB sowohl für Psychotherapeuten zu ermöglichen, die sich speziell für eine Ausbildung in dieser Methode interessieren, als auch für solche, die ihr andersartiges therapeutisches Vorgehen mit einer möglichst intensiven Selbsterfahrung mit Imaginationsphänomenen zu ergänzen trachten.

Die Ausbildung im KB sollte also auf zwei Ebenen erfolgen: Eine Ebene besteht aus der erwähnten Selbsterfahrung mit dem KB für Psychotherapeuten aller Schulrichtungen; eine zweite Ebene stellt ein differenziertes Ausbildungssystem für KB-Therapeuten dar. Nur die letztgenannte Form berechtigt dann zur Behandlung von Patienten mit diesem Verfahren.

Neben einem diesen Anforderungen entsprechenden System der Selbsterfahrung ist innerhalb des Ausbildungsganges zum KB-Therapeuten eine Reihe von theoretischen Grundkenntnissen zu vermitteln, die besonders für den späteren KB-Therapeuten von Bedeutung sind (Theorie und Praxis des KB). Es hat sich zunächst als zweckmäßig erwiesen, die Ausbildung als KB-Therapeut nur solchen Psychologen (Fachpsychologen der Medizin, heute psychologische Psychotherapeuten) und Ärzten (Fachärzten aller Fachrichtungen) zu empfehlen, die bereits über eine gewisse praktische psychotherapeutische Vorerfahrung verfügen und eine abgeschlossene Ausbildung in wenigstens einer der nachfolgend aufgeführten Methoden besitzen und auch über einige klinische Erfahrungen hiermit verfügen: Suggestivtherapie, Verhaltenstherapie, Gesprächstherapie oder dynamische Einzeltherapie bzw. Gruppentherapie.

Die Beherrschung des Autogenen Trainings wird ebenso vorausgesetzt wie ein gewisses theoretisches Grundwissen zur Medizinischen Psychologie und Psychotherapie. Entsprechend wurden die im Rahmen der verschiedenen Psychotherapieausbildungen sowie die während der speziellen Fachausbildungen für Psychologen und Ärzte vermittelten theoretischen und praktischen Kenntnisse nicht in das Ausbildungsprogramm für KB übernommen.

Der theoretische Anteil des Ausbildungsprogrammes für KB-Therapeuten konzentriert sich auf die Vermittlung der allgemeinen Verfahrenstechnik und Regieprinzipien. Der Themenkatalog umfasst weiter den Problemkreis der tiefenpsychologisch orientierten Arbeit mit Tagtraumsymbolen (insbesondere den Standardsymbolen des KB), die Abwehrproblematik, Fragen der Übertragung und Gegenübertragung sowie Betrachtungen zu Regressionsphänomenen im Rahmen der Grund-, Mittel- und Oberstufe des KB.

Ferner müssen Besonderheiten der Behandlung von Kindern und Jugendlichen mit dem KB sowie Eigenarten der Einzel- und Gruppentherapie beim KB erörtert werden. Diese theoretischen Kenntnisse werden in Seminaren, die den praktischen Übungen im Rahmen der Selbsterfahrungsveranstaltungen zugeordnet sind, erweitert und hier durch die unmittelbare Erlebnisnähe wesentlich begreifbarer.

Das praktische Üben des KB erfolgt in der Selbsterfahrung sowie in Fallkontrollseminaren. Wie bereits erwähnt, sind solche Selbsterfahrungsgruppen, die sich lediglich innerhalb der Grundstufe bewegen, sowohl für Ausbildungskandidaten im KB als auch für solche Psychotherapeuten geeignet, die eine kreative Erweiterung im Symboldrama suchen. Die Seminararbeit mit der Mittel- und Oberstufe bleibt der speziellen Ausbildung für KB-Therapeuten vorbehalten.

Inzwischen hat sich mit der Weiterentwicklung des KB zur KIP sowohl national als international eine curricular strukturierte Ausbildung auf verschiedenen Ebenen herausgebildet. Hierüber wird im Kapitel 12 dieses Buches detaillierter berichtet.

2.9.2 Zur Selbsterfahrung mit dem KB

Die Anzahl der Teilnehmer von Selbsterfahrungsgruppen mit dem KB sollte für besonders intensive Übungen auf 8 bis 12 Personen beschränkt sein, jedoch kann ein erstes Interessentenseminar durchaus bis zu 20 Gruppenmitglieder umfassen.

Bei den Übungen in geschlossenen Gruppen ergibt sich in der Regel bereits nach kurzer Zeit eine hinreichend vertrauensvolle Atmosphäre unter den Gruppenmitgliedern. Den Übungen ist ein kurzes gegenseitiges Vorstellen der Gruppenteilnehmer untereinander vorangestellt. Hieran schließt sich dann das paarweise Üben („Therapeut-Patient") innerhalb der Gruppe an. Der erste Tagtraum zu Beginn der Selbsterfahrung hat stets den Charakter eines so genannten „Protagonistentraums"; dabei wird einer der Seminarteilnehmer vom Übungsleiter selbst geführt. Dieser Tagtraum hat nicht nur einen „Anwärmeffekt", sondern er hat auch vielfältige Auswirkungen auf die Dynamik der nachfolgenden Einzelimaginationen in der Gruppe. Überdies bietet er

Erstteilnehmern an derartigen Seminaren einen differenzierteren Einblick in den konkreten Ablauf des KB und in die Technik der Begleitung durch den Übungsleiter.
Für den Ablauf der katathymen Bilder des jeweiligen Gruppenteilnehmers in der Patienten- und in der Therapeutenrolle gelten die gleichen Regeln, wie sie für den therapeutischen Ablauf des KB mit Patienten konzipiert worden sind. Jedem der paarweise in der Gruppe durchgeführten Tagträume folgt dann eine ausführliche Stellungnahme aller im Kreis sitzenden Gruppenteilnehmer zum gesamten Traumgeschehen. Die erlebten Emotionen und Assoziationen werden zunächst von dem agierenden Paar und dann von der gesamten Gruppe verbalisiert. Grundsätzlich steht hier das eigene Erleben im Vordergrund.
Innerhalb der speziellen Ausbildungsgruppen für KB-Therapeuten (vorrangig im Aufbaukurs und in den Oberseminaren) sind für einen gewissen Zeitabschnitt zusätzliche Beobachtungs- und Diskussionsschwerpunkte für einzelne psychodynamische Prozesse (Regression, Abwehr, Übertragung, usw.) festgelegt, die Gruppenmitglieder analysieren demzufolge das Tagtraumgeschehen des imaginierenden Paares themenzentriert.
Gelegentliche Assoziationen zur aktuellen Gruppensituation ergeben sich oftmals spontan im Verlauf des Gespräches, sie sollten in gewissem Umfang auch zugelassen werden. Sie dürfen jedoch in diesem Ausbildungsteil keinen zentralen Stellenwert einnehmen, der Seminarleiter kann aber eventuell aufkommende Affekte nutzen, indem er die Gruppenmitglieder rechtzeitig auf die zu erwartenden individuellen Imaginationen verweist, diese sind im KB das Agens, in dem psychodynamische Phänomene zu erleben und zu bearbeiten sind.
Stets muss der Kreativität der einzelnen Gruppenteilnehmer während der KB-Übungen ausreichend Raum gegeben werden. Der Übungsleiter kann sich im Verlauf des Seminars bei zunehmender Dynamik mit Strukturierungen allmählich zurückhalten und seine Interventionen schließlich auf Ausnahmesituationen beschränken. Seine Anwesenheit und die in der Regel notwendige Empathie lassen sich, wie in der Arbeit mit Patienten, durch knappe Bemerkungen bekunden.
Diese „Einzeltherapie in der Gruppe", die bei KB vorwiegend nur für Ausbildungsgruppen praktiziert wird, hat sich gegenüber der mancherorts ausschließlich angewendeten Form der Trennung des eigentlichen Imaginationsablaufes (die das KB übenden Paare trainieren in separaten Räumen) durch seinen intensiveren und dynamischen Ablauf bewährt. Im Einzelnen zeigen sie folgende Vorteile:

- Alle Teilnehmer können unmittelbar das technische Vorgehen des jeweils Übenden in der Therapeutenrolle verfolgen und die nötigen Interventionen übersehen. Der Führungsstil, Übertragungsbesonderheiten sowie die jedem Tagtraum eigenen individuellen Phänomene werden für alle Anwesenden zunehmend transparenter.
- Der Tagtraumvorgang selbst sowie die beim Imaginierenden ablaufende Motorik (Mimik, Gestik) können beobachtet und erlebt werden.
- Die Anfangsunsicherheiten sowie mancherlei Befürchtungen und Ängste nahezu aller Teilnehmer treten nach und nach sehr rasch in den Hintergrund. Insbesondere fördert das Miterleben (Miterleiden) der katathymen Bilder von den anderen Gruppenmitgliedern einen deutlichen Vertrauenszuwachs und das Beobachten des jeweiligen Gruppenmitgliedes in der Therapeutenrolle Mut und Motivation zum eigenen Engagement. Eine durchgehend passive Haltung ist damit in der Gruppe nicht möglich. Selbstverständlich kann jeder Seminarteilnehmer auf seinen Wunsch hin die Gruppe verlassen oder sich mit Äußerungen zurückhalten. - Die im Verlauf des gesamten Gruppengeschehens (das neben den KB-Abläufen stets zu beachten ist) ansteigende Gruppenkohäsion und Empathie der Teilnehmer untereinander sowie die ansteigende Sensibilität für die Inhalte der einzelnen katathymen Bilder verbessert die Fähigkeit aller Übenden zum Umgang mit Tagträumen.

Diese Unmittelbarkeit des Erlebens und die sich daraus ergebenden Übungseffekte sind allein durch die nachträglichen Besprechungen der einzelnen Imaginationen, die paarweise außerhalb der Gruppe stattfinden, innerhalb des begrenzten Zeitraumes der Seminare nicht zu erreichen. Selbst beim Einsatz von Tonträgern zur Nachbearbeitung von Imaginationen ergeben sich durch natürliche Informationsverluste nur bedingte Einblicke in die Emotionsdynamik eines Tagtraumes. Zudem fehlt den nachträglich vorgestellten Imaginationen das unmittelbare Erleben in der Gruppe, so dass unter anderem Rationalisierungsprozesse als zusätzliche Abwehrvorgänge einfließen können.
Die unmittelbare Evidenz und das oftmals subjektiv erlebte Betroffensein der Seminarteilnehmer ist für den sachgerechten Umgang mit dieser Psychotherapiemethode unerlässlich, denn nur auf diese Weise vermag der Übende die Wirkungsmechanismen des KB zu begreifen.
Diese Form des paarweisen Übens innerhalb der Gruppe hat sich besonders für das Interessentenseminar und den Grundkurs bewährt. Eine Intensivierung der Selbsterfahrungsübungen mit den bereits im KB erfahreneren Seminarteilnehmern des Aufbaukurses und der Oberseminare ist dann durch das Imaginieren im kleinen Kreis (3 Personen) nützlich. Dabei wird von den Gruppenmitgliedern eine Reihe sehr intimer emotionaler Bereiche berührt, deren Be-

arbeitung im größeren Kreis nicht möglich ist. Die einzelnen Tagträume dieser intimeren Kleingruppen werden anschließend in der Gesamtgruppe vorgestellt, diskutiert und in gewissem Umfang interpretiert.

Eine besondere Funktion kommt dem Gruppen-KB zu, das die über mehrere Stunden hinweg andauernden Einzelübungen abschließen kann. Wie im Gruppen-KB üblich, liegen alle Seminarteilnehmer hierzu sternförmig, mit den Köpfen im Zentrum des Sterns, auf dem Boden (der mit Matten oder Decken ausgelegt werden kann). Der Übungsleiter, neben der Gruppe sitzend, beginnt mit kurzen Entspannungssuggestionen, die übrigens in dieser Situation nicht entbehrlich sind.

Wenn das Gruppen-KB im Rahmen eines Selbsterfahrungsseminars den Abschluss eines Übungstages bildet, dann ist es nicht immer empfehlenswert, ein Gruppenthema vorzugeben oder vorher gemeinsam festzulegen. Es hat sich vielfach gezeigt, dass sich im spontanen Gruppenbild der jeweilige Stand der Gruppenintegration insgesamt und die Stellung jedes imaginierenden Gruppenmitgliedes sowie sein entsprechendes Erleben erstaunlich deutlich widerspiegeln.

Bei größeren Teilnehmerzahlen an einem Seminar muss die Anzahl der Imaginierenden in der Gruppe auf maximal 10 bis 12 Personen beschränkt werden. Die übrigen Teilnehmer bilden als Zuschauer eine „Spiegelgruppe", nehmen jedoch an der anschließenden Diskussion zur gerade beendeten Gruppenimagination teil, d. h., alle anwesenden Seminarteilnehmer und Übungsleiter haben nach dem Gruppen-KB Gelegenheit, sich über die Bildabläufe und ihre entsprechenden Erlebnisse oder Assoziationen zu äußern. Ferner sollten mit den Übenden auch technische Fragen sowie Übertragungs-, Abwehr- bzw. Regressionsphänomene unter dem Aspekt des Gruppen-KB besprochen werden.

Zusammengefasst streben die Selbsterfahrungsseminare innerhalb des Ausbildungssystems für KB-Therapeuten folgende Ziele an:

– Die Teilnehmer aller Seminarformen erkennen zunehmend deutlicher, dass sich in ihren Tagträumen entwicklungsgeschichtliche und aktuelle Erlebniskonstellationen symbolverkleidet oder direkt widerspiegeln. Damit wird ihre Sensibilität gegenüber eigenen psychodynamischen Vorgängen sowie gegenüber denen der Patienten offensichtlich gesteigert. Dies gilt unabhängig davon, ob der Übungsteilnehmer das KB oder eine andere Methode als Therapeutikum anwendet.
– Die Technik des „Symbollesens" und der angemessenen Interpretation von Imaginationen (das „Übersehen der Bildprojektionen") wird hinreichend geübt und systematisch verfeinert.
– Insbesondere durch die unmittelbare Teilnahme an den Imaginationen aller Seminarmitglieder und die eigene Stellungnahme hierzu lassen sich

die individuell verschiedenartigen Führungsstile nachempfinden und ein eigenständiger Begleitstil erlernen. Ein empfindlicher Indikator hierfür sind die im Verlauf des Gruppentrainings alsbald zunehmende Sicherheit und Kreativität der Kursteilnehmer.
- Im Verlauf der Imaginationen in den sehr viel intimeren Kleingruppen des Aufbaukurses und des Oberseminars erfolgt eine intensive Bearbeitung der eigenen neurotischen Strukturen der Teilnehmer im Verlauf der Tagträume. Dieser besondere Aspekt der Selbsterfahrung rückt diese Imaginationen methodisch in die Nähe der Lehranalyse in der psychoanalytischen Ausbildung (Kosbab, 1972).
- Das Gruppen-KB erleichtert den Imaginierenden ein Erkennen der eigenen Einbettung in das gruppendynamische Geschehen und der entsprechenden Widerspiegelung in den Symbolen des Gruppentagtraumes. Dabei wird die Dialektik zwischen dem Einzel- und dem Gruppen-KB erlebbar.
- Die unmittelbar im Zusammenhang mit den Selbsterfahrungsübungen vermittelten theoretischen Informationen garantieren den Zusammenhang mit dem gesamten Ausbildungskonzept für KB-Therapeuten und einen einheitlichen Wissensstand aller Ausbildungskandidaten. Damit sind schließlich die nötigen Voraussetzungen für weitere Untersuchungsansätze und für die Lehrarbeit mit dem KB gegeben.

2.10 Zusammenfassung

Das Katathyme Bilderleben ist eine von Leuner (1985) entwickelte Psychotherapiemethode, deren zentrales Medium Imaginationen sind. Es handelt sich dabei um ein tiefenpsychologisch orientiertes Tagtraumverfahren, das durch mehrere vorgegebene Standardmotive strukturierbar ist und durch stufenweises therapeutisches Vorgehen in angemessener Form lehr- und lernbar wurde.
Prinzipiell steht das Katathyme Bilderleben modernen tiefenpsychologischen, insbesondere psychoanalytischen Auffassungen sehr nahe, zumindest bilden solche Phänomene wie unbewusste Motivationen einschließlich ihres individuellen Ausdrucks im Symbolgeschehen des Tagtraums, Übertragung und Gegenübertragung, Abwehr- bzw. Widerstandsmechanismen und Regressionen die grundlegenden psychodynamischen Axiome des Verfahrens. Im Zusammenhang mit den psychoanalytischen Theorien sei hier besonders auf neuere Konzepte zur Narzissmusproblematik und zur Frage der Objektbeziehungen (Kernberg, 1978; Kohnt, 1979) verwiesen, denen als Interpretationshilfen besondere Aufmerksamkeit zukommt. Neben übend-stützenden Elementen aus anderen Therapieformen (beispielsweise der Verhaltenstherapie)

sind theoretische Grundannahmen und empirische Ergebnisse aus experimentellen psychologischen Forschungsrichtungen in die hier dargestellte Konzeption des KB eingegangen.

KB ist in besonderer Weise für eine Kurztherapie und für Kriseninterventionen geeignet, es besitzt jedoch ein sehr breites Indikationsspektrum und kann als tiefenpsychologisch orientiertes Langzeitverfahren erfolgreich eingesetzt werden.

Nach seinen verschiedenen Schwierigkeitsgraden in Grund-, Mittel- und Oberstufe gestaffelt, verfügt das KB über eine Anzahl von Standardmotiven, die neben spontanen katathymen Bildsymbolen vom Therapeuten wahlweise vorgegeben werden können und die eine Strukturierung des Erlebnisfeldes, also des Symboldramas ermöglichen.

Für die klinische Arbeit werden ferner therapeutische Techniken und Regieprinzipien angeboten, die den Umgang mit den katathymen Bildern lehr- und lernbar machen und ein systematisches Arbeiten mit Imaginationen ermöglichen.

Wie andere tiefenpsychologisch orientierte Therapieformen auch, ist das KB in die Anamneseerhebung (einschließlich der Diagnosestellung und Indikationsklärung) in das Arbeitsbündnis zwischen dem Therapeuten und dem Patienten sowie in eventuelle nötige zusätzliche Gespräche vor bzw. nach der KB-Sitzung und gegebenenfalls eine Protokollführung bzw. die zeichnerische Darstellung gewisser Tagtraumszenen eingebettet.

Während des praktischen Vorgehens sitzt oder liegt der Patient in entspanntem Zustand neben dem Therapeuten. Der Patient wird gebeten, sich entsprechenden vorgegebenen Vorstellungsmotiven oder in freier Form Bilder in sich aufsteigen zu lassen und bei zunehmender Bildschärfe, seine Eindrücke mit geschlossenen Augen zu schildern. Zwischen dem Therapeuten und dem Patienten besteht ein ständiger Rapport. Während der Patient seine Imaginationen schildert oder sich in seiner katathymen Bilderwelt frei „bewegt", kann der Therapeut im Bedarfsfall lenkend eingreifen, z. B. anregen, stützen oder führen. Die therapeutische Arbeit erfolgt im analytischen Sinne des Erinnerns, Wiederholens und Durcharbeitens.

Gemäß des Wirkungsprinzips des KB erfolgt innerhalb der katathymen Szenenfolgen sehr häufig ein rasches Fokussieren auf wesentliche traumatisierende Erlebnisinhalte. Diese zumeist als Konfrontationen auftretenden Symbolkonstellationen leiten in der Regel den Prozess des Durcharbeitens (z. B. in der Form des Durchleidens Angst erregender Bildinhalte) ein, der nicht selten bereits selbständige Problemlösungsversuche durch den Patienten in Form der jeweiligen Bildsymbole auslöst.

Der hohe Evidenzgrad bei der Aufdeckung unbewussten Konfliktmaterials und seine rasche Freisetzung erfordern einen erfahrenen, im sorgfältigen Umgang mit den katathymen Bildern geübten Therapeuten; hierfür steht ein systematisches Fortbildungsprogramm zur Verfügung.

Das KB kann zur Behandlung nahezu aller psychogenen bzw. psychosomatischen Beeinträchtigungen oder Erkrankungen angewendet werden. Für nachhaltige Affektreaktionen sowie sekundäre und primäre Fehlentwicklungen besteht ebenso eine Indikation wie für narzisstische und Borderline-Störungen.

2.11 Imaginationen als Brücken in der Psychotherapie

Diese Arbeit ist meinem 2006 verstorbenen Freund Prof. Dr. Dr. Klaus Hoppe gewidmet, der nach 30-jähriger klinischer Tätigkeit an der Universität of California in Los Angeles (UCCA) und Forschungsdirektor an der seinerzeitigen psychotherapeutischen Hacker-Klinik in Beverly Hills 1991 eine Gastprofessur an der Martin-Luther-Universität in Halle angenommen hatte. Klaus Hoppe war als Psychoanalytiker und Lehranalytiker in Kalifornien tätig und ist ferner als klinischer Hirnforscher mit seinen Arbeiten zur Lateralitätsproblematik weltweit bekannt geworden. Unermüdlich und verständnisvoll hat er nach der politischen Wende in der DDR die Mühen der Erneuerung an der Universität in Halle sowie in den psychotherapeutischen Fachgesellschaften mitgetragen. Viele seiner Gedanken aus unseren zahlreichen Gesprächen finden sich in diesem Aufsatz wieder (Hennig, 1995).

2.11.1 Die verbindende Kraft der Phantasie

„Die Seele besitzt verschiedene Vermögen." Eines dieser „Vermögen ist das, mit dem die Seele vorstellt. Diese Kraft erbildet in sich die Dinge, die nicht gegenwärtig sind, so dass ich sie genau so gewahre, als ob ich sie mit Augen sähe, ja sogar noch besser" (Meister Eckehard, 1934). Der christliche Mystiker Meister Eckehard hat diese Erkenntnis als ein Ergebnis seines Nachdenkens über Gott als Vernunft bereits im 14. Jahrhundert niedergeschrieben. Gemeint ist die seelische Kraft der Imagination, der Phantasie, die der seinerzeit beinahe als Ketzer von der Inquisition verurteilte Dominikaner in einer Zeit, die insbesondere in Deutschland durch Versuche zur Neugestaltung des Gottesbegriffes gekennzeichnet war, hervorragend favorisiert hat. Die Kirchenhierarchie fühlte sich durch seine Ideen, Gott in jeder Kreatur zu suchen, in ihrer Mittlerfunktion, also in ihrer Existenz, grundsätzlich erschüttert. Mit der Wandlung des Gottesverständnisses deutet sich eine Wende im Menschenbild an, erste Keime der Gedankenwelt der Renaissance werden erkennbar. Dieses Bild lässt Freiheit ahnen, Wille und Vernunft werden ebensolche zentralen Begriffe wie jener der Seele. Imaginationen als Ausdruck der Phantasie dienen als Brücke von der Seele zur Vernunft, in einer Zeit der Umorientierung von Geist und Macht in Deutschland und Europa.

Auch wir vertrauten in politisch brisanten Zeiten auf die „phantasieoffene Vorstellungskraft", wie Hoppe (1985) die von Tracy (1981) als „analoge Imagination" bezeichnete kreative Phantasie nennt. „In der gegenwärtigen pluralistischen Welt ist die Erkenntnis der Ähnlichkeiten und Verschiedenheiten ... nicht nur zwischen den Konfessionen und Weltreligionen eine Notwendigkeit des Überlebens" (Hoppe, a.a.O.). Imaginationen als Selbsterfahrung und psychotherapeutisches Agens ließen jene spirituelle Ganzheit zu, die sinnvolles Sein auch in politisch scheinbar unbeweglichen Zeiten garantiert: Nämlich die Hoffnung auf den Kompromiss von Seele und Vernunft, den schon Meister Eckehart verkündet hat und mit dessen Hilfe wir uns täglich wieder der Mühsal psychotherapeutischen Tuns widmen.

Imaginationen „sind Konkretisierungen von Emotionen. Durch Imaginationsarbeit wird unser Innenleben lebendig, und sie verhilft uns in unserem alltäglichen Leben zu Spontanität und Stärke. Sie weckt unsere schöpferischen Impulse und lässt uns erkennen, dass wir unser Erleben und damit unsere Existenz selber gestalten können." Epstein (1985) beschreibt mit diesen Worten jene Eigenschaften der Träume oder Imaginationen, deren Wirken geistiges Handeln in nahezu jeder Situation möglich macht. Sie geben Raum für Symbole und Kreativität, „den Hebammen des Geistes" wie Hoppe (a.a.O.) sie nennt; sie sind damit unentbehrliche Bestandteile menschlichen Werdens und Wirkens und damit Dimensionen der Individuation. Insofern sind psychotherapeutische Interventionen ohne Imaginationen nicht denkbar.

2.11.2 Imagination und Tagtraum in der Psychoanalyse

Freud (1985, 400 ff) selbst ist es, der durch sein Studium der Psychoneurosen zu dem Ergebnis kommt, dass Tagträume, die er wegen der Gemeinsamkeiten wesentlicher Teile ihrer Eigenschaften mit dem Nachttraum nahezu gleichsetzt), nicht nur Vorstufen hysterischer Symptome sein können. Vielmehr hängen hysterische Symptome an den „auf Grund der Erinnerungen aufgebauten Phantasien", also nicht an den Erinnerungen selbst. Neben bewussten Tagträumen, so folgert Freud weiter (übrigens unter Gleichsetzung der Begriffe Phantasie und Tagtraum) „kommen überreichlich unbewusste vor, die wegen ihres Inhaltes und ihrer Abkunft vom verdrängten Material unbewusst bleiben müssen." Freud setzt dann noch hinzu, „ihre Untersuchung hätte uns eigentlich den nächsten und letzten Zugang zum Verständnis der Nachtträume eröffnen können."

Freud (a.a.O.) fährt in seiner Gleichsetzung der Tagträume mit den Nachtträumen fort, indem er ersteren ebenfalls zubilligt, dass sie als Wunscherfüllungen anzusehen seien und was besonders aufmerken lässt, dass sie überwiegend auf Eindrücken frühkindlicher Erlebnisse basieren sowie auf Grund ihrer Eigenart Zensurwirkungen (also Abwehrfunktionen) mindern. Schließlich erwähnt er, dass die hinter der Tagtraumproduktion stehenden Wunschmotive ihr Baumaterial durcheinandergeworfen, umgeordnet und zu einem neuen Ganzen zusammengefügt haben.

Die Tagträume „stehen zu den Kindheitserinnerungen, auf die sie zurückgehen, etwa in demselben Verhältnis wie manche Barockpaläste Roms zu den antiken Ruinen, deren Quadern und Säulen das Material für den Bau in modernen Formen hergegeben haben" (a.a.O.).

Freud hat also nicht nur die grundsätzliche Bedeutung der Tagträume als psychotherapeutisch nutzbares Agens erkannt, mit seinen ausführlichen Hinweisen auf die Untersuchungen von Silberer (1909) verweist er darüber hinaus auf die Wirksamkeit oder zumindest auf die Produktivität von Tagträumen auf verschiedenen Bewusstseinsebenen. Von Interesse ist weiter, dass Silberer die Wechsel der Bewusstseinsebenen oder -zustände während seiner experimentellen Tagträume deutlich erkennt. Experimentelle Befunde aus der modernen empirischen Traumforschung weisen im Übrigen auf Entsprechungen von Tagträumen und Nachtträumen hin und beschreiben ein Kontinuum von Tagtraumphantasien über Hypnose bis zu den Nachtträumen (Thomä/Kächele 1986, 145f).

2.11.3 Imagination und Tagtraum in anderen tiefenpsychologischen Konzepten

Doch bewegen sich die unbewussten und bewussten Inhalte von Tagträumen nicht nur in diesen Dimensionen. Während Freud den Traum in der Regel als Ausgangspunkt für freie Assoziationen betrachtet, kommt C. G. Jung nach seinen klinischen und empirischen Studien zu dem Schluss, dass der „tatsächlichen Form und dem Inhalt des Traumes" besondere Aufmerksamkeit gelten sollte, „denn oft besitzen Träume eine ganz besondere, offenbar zweckmäßige Struktur, die eine gewisse Absicht ahnen lässt" (Jung 1988, 27 ff). Zumindest sollte das von ihm vorgeschlagene „Umkreisen" des jeweiligen Traumbildes („Was sagt der Traum") als methodische Ergänzung zum psychoanalytischen Vorgehen interpretiert werden. Nicht so sehr apodiktisch, sondern eher erweiternd und neben anderen Aspekten geltend, hat die Aussage von Jung (1988): „Der Traum zieht seine eigenen Grenzen" nicht zuletzt für den therapeutischen Umgang mit katathymen Bildern eine hervorragende Bedeutung. Wenn nämlich die „Traumsprache" mit ihrem beträchtlichen Potential an emotionaler Energie während des Tag- bzw. Nachttraumes (und mit Hilfe der Phantasie) vermag, wesentliche (auch pathogene) unbewusste psychische Inhalte in das Bewusstsein einzubringen, die als verdrängtes Material permanente psychogene oder psychosomatische Störungen provozieren können, dann lässt sich daraus unschwer die „komplementäre (oder kompensatorische) Funktion der Träume" ableiten. „Die allgemeine Funktion der Träume besteht in dem Versuch, uns das psychische Gleichgewicht wiederzugeben, indem sie Traummaterial produzieren, das auf subtile Weise die gesamte psychische Balance wiederherstellt" (a.a.O.).

Jung (1921) betont ausdrücklich die unmittelbare Nähe von Traum, Phantasie und Imagination sowie deren wesentliche Bedeutung nicht nur für die Psychohygiene und Psychotherapie, sondern für eine kreative Lebensgestaltung überhaupt.

Diese von Jung ursprünglich als Gegensatz zu Freud definierten Thesen der komplexen Psychologie erweisen sich heutzutage als eine wesentliche Erweiterung unserer Möglichkeiten der Traum- und auch Tagtrauminterpretation. Der Traum kann, wenn auch aus verschiedenen Ebenen betrachtet, sowohl Entstellung und Wunscherfüllung (Ersatzbefriedigung) ursprünglicher Triebwünsche als auch Vermittler zum Unbewussten des Einzelnen und der Gesellschaft sein.

Auch Adler (1929, 42 ff) sieht Phantasie, Tagtraum und Nachttraum in enger Gemeinschaft und fügt, zunächst gemeinsam mit Freud, später gegen ihn arbeitend, der Traumsymboldeutung eine weitere Dimension hinzu.

Das Individuum wird in seiner Ganzheit, seiner Zielgerichtetheit und seiner sozialen Wesenheit begriffen; Tagträume sind (wie auch Nachtträume) diesen Prinzipien untergeordnet (Louis 1987, 21 ff). Für die therapeutische Arbeit mit den Imaginationen ist die Erkenntnis Adler's (Ansbacher, 1972, 224 ff) von erheblicher Bedeutung, „dass das Leben im Wachzustand mit dem Leben im Schlafzustand eine Einheit bildet." Ferner wird der Aspekt einer dynamischen Bezugnahme auf die Zukunft in den Inhalt der Traumsymbolik eingeführt und insbesondere auf die Aufgabe des Traumes, als Produkt des Lebensplanes, „beim Aufbau und bei der Stärkung des Lebensstils" zu helfen, aufmerksam gemacht. Für Adler lässt sich den Träumen (auch den Tagträumen) der „persönliche Finalitätsirrtum" (Louis, 1987) entnehmen, der seinerseits Inhalte produziert, die ohne ihre Symbolverkleidung Minderwertigkeitsgefühle freisetzen können.

Leuner hat dann die heilende Kraft des Symbols entdeckt (Klinger, 1984), er hat imaginationstherapeutisches Vorgehen als gelenkte Tagtraummethode klinisch und experimentell untersucht und hieraus eine analytisch begründete Therapiemethode entwickelt (Leuner, 1985; Leuner, 1994; Hennig, 1990), die er Katathymes Bilderleben (KB) nannte. Die therapeutische Wirkung imaginativer Prozesse wird wesentlich gestützt durch die Ergebnisse der amerikanischen Imagery Forschung. Hier wurde nachgewiesen, dass Vorstellungen „in den Bereichen Wahrnehmung, Motorik und Emotion" ... „weitgehend dieselbe Wirkung haben wie die Ereignisse, die sie repräsentieren" (Klinger, 1984). Imaginative Prozesse haben demzufolge „auf die zentralen Persönlichkeitsstrukturen eine Rückwirkung, unabhängig davon, ob sie mit dem Therapeuten besprochen werden oder nicht und unabhängig auch von den Überlegungen des Patienten" (Klinger, 1990). Verbunden mit zusätzlicher analytischer Übertragungs- und Widerstandsanalyse ist Imaginationstherapie sicherlich eine der effektivsten psychoanalytisch begründeten Interventionsmethoden überhaupt.

Inzwischen wird das Katathyme Bilderleben im Rahmen seiner Anwendung als tiefenpsychologisch fundiertes Verfahren als Katathym-imaginative Psychotherapie bezeichnet (Leuner, 1994).

Unabhängig hiervon bearbeitete eine Arbeitsgruppe an der Universität Halle gemeinsam mit einem psychoanalytischen Institut Möglichkeiten zur Nutzung von Imaginationen (Tagträumen) innerhalb der analytischen Psychotherapie mit multimodalem Ansatz, zum Beispiel zur Auslösung oder Vertiefung freier Assoziationen. Hier fließen insbesondere die praktischen Erfahrungen mit dem KB in der ambulanten und stationären psychotherapeutischen Praxis ein (Hennig/Fikentscher/Rosendahl, 1992; Leuner/Hennig/Fikentscher, 1993).

2.11.4 Ergänzende Bemerkungen zur Psychotherapie mit Imaginationen

Alle diese mit dem Fortschritt tiefenpsychologischen Denkens verbundenen Aspekte sind zweifelsohne in den Imaginationen, also in der Symbolik selbst und ihrer Dynamik stets präsent, nur muss der Therapeut das Spiel zwischen Übertragung und Gegenübertragung häufiger mittelbar aus dem Inhalt der auf die „innere Leinwand" projizierten Bildsymbole herauslesen. Vielleicht ist das Katathyme Bilderleben gerade wegen dieser seiner selbstinterpretierenden Akzentuierung als therapeutisches Medium besonders interessant, wenn im Verlauf der „Imaginationsanalyse" Gegenübertragungsphänomene beim KB-Therapeuten in ihren vielfältigen Formen auftreten. „Narzisstische Verwunderungen" oder „das unerwartete Eindringen des Tödlichen" wie Smirnoff (1988) das Ausloten der Ertragensfähigkeit des Therapeuten im analytischen Prozess nennt, die ihrerseits Gegenübertragung als notwendiges Sicherungssystem auslösen, stellen sich jedenfalls in der Symbolverkleidung von Imaginationen andersartig vor. Diese Tatsache bedarf ebenso dringend weiterer Untersuchungen wie die Übertragungsartefakte, die sich aus dem KB selbst ergeben. Schließlich sei noch auf eine bisher unbeachtet gebliebene Ebenenstruktur verwiesen, die bei imaginationstherapeutischem Vorgehen in

Sonderheit bei der Arbeit mit Tagträumen, zwangsläufig wirksam wird: Nicht nur die vegetativen Begleitprozesse der therapeutischen Regression provozieren Veränderungen des Bewusstseinszustandes, sondern die in mancherlei Hinsicht meditativen Abläufen ähnlichen regressiven Tagtraumprozesse mit ihren Bildsymbolen selbst führen zu transzendenten Einsichten und metapsychologischen Veränderungen, deren Intensität individuell sehr verschieden sein kann. Gemeint sind hier Ebenen, wie sie von der transpersonalen Psychotherapie als Weiterentwicklung westlicher Therapiemodelle unter anderem in Verknüpfung mit östlicher Meditation beschrieben werden (Vaughan, 1985; Roth, 1993).

Ganzheitliches Denken in der Psychotherapie impliziert, das auch den KB-Therapeuten die Gesamtheit möglicher Wirkungsebenen und ihrer Konsequenzen zumindest bewusst sein sollte. Das gilt für jedes Handeln in der Psychotherapie, in übertragenem Sinne für jede therapeutische Intervention in der Medizin und Psychologie überhaupt. Gegenseitige Ignoranz, wie sie heute noch oft von den verschiedenen Schulen, die eigentlich Teile eines Systems von therapeutischen Kommunikationsstrategien sind, ausgeht, mutet daher nahezu anachronistisch an. Fast scheint es, als wiederholen sich hier die ohnehin vorhandenen ganzheitliches Denken und Handeln stets beeinträchtigenden Diskrepanzen zwischen Physiologie, Psychologie, Psychoanalysen und Soziologie, die in der Medizin und damit offenbar auch in der Psychotherapie bis heute ein Zusammenrücken der vielfältigen Ansätze behindern. Die Ganzheit einer Struktur, der Zusammenhang ihrer Subsysteme erfordert eine Metasprache (auch in der Psychotherapie), die Freiheit für Paradigmenwechsel zulassen. Dies bedeutet für unsere Überlegungen, also für das System Psychotherapie im Allgemeinen und das Tagtraumgeschehen im Besonderen, dass Beziehungen zwischen Subjekt und Phantasieobjekt als Zeichenprozesse (im übertragenen Sinne nach Uexküll/Wesiack, 1988) gesehen werden müssen. Die Bedeutung der spielerischen Phantasie im Zusammenwirken physiologischer, psychischer und sozialer Determinanten hat Uexküll/Weisack (1988, 271 ff) betont; derzeit dürfte dieses Modell gemeinsam mit den Denkansätzen von Maturana (1982) zur Selbst-Rückbezüglichkeit autopoietischer Systeme in besonderer Weise geeignet sein, diesen Paradigmenwechsel der modernen Medizin und Psychotherapie zu garantieren.

Im therapeutischen Prozess des KB verdichtet sich wie in kaum einer anderen Methode die Problematik der Bedeutungserprobung, der zunächst als phantasiegesteuerte Bedeutungsunterstellung in der Symboldynamik des Tagtraums eine zentrale Stellung im System Individuum-Umwelt zukommt. Hier ist zumindest einer der Schlüssel zu finden, mit dem das vielfältig gesicherte System unbewusster Konfliktkerne einer therapeutischen Bearbeitung erschlossen werden kann.

„Der Raum der Imagination ist der Raum der Freiheit - ein Raum, in dem auf natürliche Weise Grenzen überschritten, Raum und Zeit relativiert, Möglichkeiten, die wir nicht mehr oder noch nicht haben, erlernbar werden." „In der Imagination wird ... erlebte Wirklichkeit zu einem Symbol, sie wird gleichsam zu einem Mittelbereich zwischen konkret erlebter Wirklichkeit und der Verbindung zu unserem psychischen Hintergrund. Imagination steht im Zusammenhang mit der äußeren, erfahrbaren konkreten Welt, bildet diese ab, verändert unser Erleben und verändert dadurch ... diese äußere erfahrbare Welt" (Kast, 1988). Hiermit schließt sich der Kreis hin zum strukturalistischen Ansatz Maturanas, zu ganzheitsmedizinischen Überlegungen von Uexküll und zu pluralistischen Konstrukten einer integrativen tiefenpsychologisch orientierten Psychotherapie überhaupt. Im klinischen Einsatz des KB ist es daher unter dem Eindruck ganzheitlicher, kreativer und systemübergreifender Betrachtungen von menschlichem Erleben und Verhalten in der Dimension Krankheit-Gesundheit außerordentlich nützlich, über die bekannten Wirkdimensionen hinaus die Ebenenvielfalt modernen psychotherapeutischen Denkens und Handelns zu kennen und zu nutzen. Kompromissbildung und Akzeptanz als Zeichen der Individuation und Reife sollten auch die einzelnen methodischen Interventionsvarianten zu einem kompetenten Psychotherapiesystem wachsen lassen; zum Wohl unserer Patienten und zum Nutzen für eine kreative psychologische Gestaltung unserer Welt.

2.11.5 Schlussbemerkungen

Imaginationen sind Brücken zwischen den psychotherapeutischen Schulen, nicht nur, weil sie ubiquitärer Bestandteil des Psychischen überhaupt sind, sondern weil durch sie menschliches Fühlen und Verstehen in besonderer Weise komprimiert werden. Im kreativen Umgang mit seinen inneren Bildern und Tagträumen vermag der Mensch mit dem scheinbar Absurden dieser Welt umzugehen und damit den „ewig goldnen Knoten" (Hoppe, a.a.O.) zu knüpfen, der schließlich Gegensätze im Ganzen aufhebt und die Hoffnung der Freiheit garantiert.

3. Katathym Imaginative Psychotherapie – vom Konzept der Projektionsneurose zum tiefenpsychologisch fundierten Behandlungsverfahren

Ulrich Bahrke

Als Hanscarl Leuner 1955 begann, das Katathyme Bilderleben zu entwickeln, war die Freudsche Psychoanalyse nach ihrer Exilierung aus Deutschland hier weitgehend unbekannt. Außerhalb der kleinen Berliner Gruppe, die sich nach dem Debakel auf dem Kongress der Internationalen Psychoanalytischen Vereinigung 1949 in Zürich von der Deutschen Psychoanalytischen Gesellschaft abgegrenzt und 1950 eine eigene IPA-Gruppe gegründet hatte, kam es in Deutschland erst nach der als Wiedergutmachung gedachten Gründung des Sigmund-Freud-Instituts in Frankfurt 1956 zu einer allmählichen Rückbesinnung auf die Freudschen Grundannahmen. Dies gilt insbesondere für die konsequente Berücksichtigung der Übertragung im Behandlungsprozess, eine Auffassung, die in der die DPG dominierenden Neo-Psychoanalyse verloren gegangen war.

Leuner selbst hatte bei seiner Suche nach einer psychotherapeutischen Ausbildung einen Lehranalytiker gefunden, der in der Traditionslinie von Carl Gustav Jung stand. Die Analytische Psychologie nach Carl Gustav Jung hatte sich als „arische" Methode auch in der Zeit des Nationalsozialismus behaupten können und war in den 50er Jahren in Deutschland präsenter als die Psychoanalyse Freuds. Leuner (1995) schreibt in seinen Erinnerungen, dass ihm die Literatur von C. G. Jung damals vertrauter gewesen sei als die Freuds, da sie zu der Zeit „leichter zugänglich war als die wesentlichen Publikationen von Freud."

Seine Entdeckung eines sich prozesshaft entwickelnden Imaginationsgeschehens im Beisein des Therapeuten und damit die Entwicklung des Katathymen Bilderlebens hin zu einem dyadischen Verfahren auf der einen Seite, die allgemeine Unterschätzung von Übertragung und Gegenübertragung in der damaligen Psychotherapie überhaupt sowie ihre vergleichsweise geringere Beachtung in der Jungschen Psychologie auf der anderen Seite, machte das KB von Anfang an zu einem merkwürdigen Zwitter: Was die einen als „Geburtsfehler" betrachten mögen – ein dyadisches Verfahren zu entwickeln, das das

Beziehungsgeschehen zwischen Therapeut und Patient nicht zum Mittelpunkt erklärt –, stellt für andere heutige KIP-Vertreter im Gegenteil ihren Reichtum dar: Es handele sich bei der KIP um ein Verfahren, das eben nicht ausschließlich vom Beziehungsgeschehen, sondern vor allem von der imaginativen Kraft symbolischer Prozesse bestimmt werde.

Leuner selbst hat zwischen diesen beiden Polen osziliert: Einerseits finden sich in manchen seiner Fallbeispiele differenzierte Betrachtungen zum Übertragungs-Gegenübertragungsgeschehen – ebenso in seinen Diskussionsbemerkungen –, und in seinen letzten Lebensjahren äußerte er in vertrautem Kreise, die Dozenten der KIP sollten Psychoanalytiker sein. Andererseits vernachlässigte er auch in seinen späteren theoretischen Darstellungen eine differenzierte Reflexion des Übertragungs-Gegenübertragungsgeschehens. Sehr anschaulich kommt dies mit seiner Taucher-Metapher zum Ausdruck, an der er zeitlebens festhielt: Innerhalb einer vertrauensvollen, positiv getönten anaklitischen Übertragung soll der Imaginierende, durch einen „Versorgungsschlauch" mit dem Therapeuten an Deck des Schiffes verbunden, sein Unbewusstes auf dem Meeresboden erkunden. Mit dem Begriff der „Projektionsneurose" wurde diese Auffassung konzeptualisiert: Der Patient projiziert seinen seelischen Zustand auf eine imaginäre Leinwand, und der Therapeut sitzt daneben, schaut zu, begleitet, regt an, ist dadurch mit angerührt und innerlich beteiligt - das jedoch jede seiner Äußerungen, alles, was er sagt oder auch nicht sagt, ja selbst seine bloße Anwesenheit, Teil des Imaginationsvorgangs ist, wird nicht reflektiert.

Dieses Spannungsverhältnis fand bei den Schülerinnen und Schülern Leuners und damit den Mitgliedern der AGKB lange Zeit seine Fortsetzung: Im Zentrum stand bei vielen von ihnen das Imaginationsgeschehen, nicht die Beziehungsanalyse. So können sich in der AGKB auch Therapeuten beheimatet fühlen, die in ihrem therapeutischen Selbstverständnis nicht den psychoanalytischen Ansatz, sondern Auffassungen der Hypnose, systemischen Therapie oder einen Eklektizismus vertreten oder sich im Laufe ihrer psychoanalytischen Ausbildung aus den verschiedensten Gründen von dieser abwandten und mit dem KB eine alternative Beheimatung suchten.

Diese identifikatorische Unklarheit hat sich folgerichtig auch im Kommentar Psychotherapierichtlinien (Faber-Haarstrick 1999) fortgeschrieben. Dort heißt es: „Das Katathyme Bilderleben (KB) *kann* als spezielle Behandlungsmethode der tiefenpsychologisch fundierten Psychotherapie angewandt werden." Weiter wird es als eine „Ergänzung" zur tiefenpsychologisch fundierten Psychotherapie beschrieben und *sogar ein Gegensatz* zu dieser herausgestellt: Bei der tiefenpsychologisch fundierten Psychotherapie „bewegen sich Patient und Therapeut auf der gleichen verbalen Kommunikationsebene im Rahmen eines analytischen Prozesses unter Beachtung von Übertragung, Gegenübertragung und Widerstand. Bei dem imaginativen Verfahren des KB initiiert der

Therapeut eine Vorstellung – ein Szenario – im Patienten, dessen Inhalt Gegenstand des verbalen Austauschs wird. Beide bewegen sich auf einer gemeinsamen Bearbeitungsebene – der Therapeut als „Anreger", d.h. auch Handelnder, der Patient als Objekt der Anregung, d.h. als „Aufnehmender und Antwortgebender" und es wird für die Bewilligung geschlussfolgert: „Zielvorstellung ist nicht die kontinuierliche Anwendung des KB, *sondern* der tiefenpsychologisch fundierten Psychotherapie" (Hervorhebungen durch den Autor). Deutlicher können die genannten Zwiespältigkeiten kaum ihren Ausdruck finden.

Die beschriebene und vorerst auch somit offiziell festgeschriebene ungeklärte Identitätsfrage setzt sich bis heute fort und fand im berufspolitischen Feld Ende der 90er Jahre dort ihren Ausdruck, als zu entscheiden war, ob sich die KIP mit einem Antrag an den Wissenschaftlichen Beirat Psychotherapie als eigenständige Therapiemethode innerhalb des Richtlinienspektrums etablieren will oder ob sie sich als Sonderform einer tiefenpsychologisch fundierten Psychotherapie versteht.

Wie im Vorwort beschrieben, nahm das KB in der DDR eine andere Entwicklung. Dabei ist zu berücksichtigen, dass die Methode den Osten Deutschlands erst etwa zwei Jahrzehnte später erreichte, also in einer völlig anderen Gesamtsituation: In (West-)Deutschland war eine substantielle Psychoanalyse wieder vorhanden, und sie genoss außerdem in der dortigen Öffentlichkeit eine außergewöhnliche Wertschätzung und Publizität. Ein Ausläufer dieser Entwicklung war, dass auch in der DDR psychoanalytische Literatur rezitiert wurde. Zu dieser Zeit war nach Abklingen der Pawlow-Doktrin, die der Psychotherapie staatlicherseits in den 50er Jahren aufgezwungen worden war, in geschützten medizinischen Räumen tiefenpsychologische Psychotherapie ansatzweise möglich geworden (Bernhardt und Lockot 2000). Den Vertretern des KB in der DDR wurde es zu einem Anliegen, den psychoanalytischen Ansatz über die Vermittlung dieses imaginativen Verfahrens in die DDR zu tragen – gewissermaßen als eine Art Trojanisches Pferd zu einer Zeit, da niemand den Mut besaß, sich zur noch stigmatisierten Psychoanalyse selbst zu bekennen (Bahrke 2006).

Ein weiteres kommt hinzu: Die zu dieser Zeit rezipierte Psychoanalyse hatte sich seit den 50er Jahren international erheblich weiterentwickelt. Ihr Übergang von der Ein-Personen- zur Objektbeziehungspsychologie war vollzogen, damit waren das alte Konzept der Übertragung mit ihrem Bezug auf das Spiegelgleichnis und das Passivitätsideal einer breiteren Auffassung gewichen, in der die Beziehung und die Aktivität des Analytikers angemessener berücksichtigt werden. Es handelte sich um die in den folgenden Jahrzehnten noch deutlicher werdende Erweiterung des Übertragungskonzepts (Gill 1996), mit dem die technischen Beschränkungen der Ich-Psychologie durchbrochen worden waren. Dies kann hier nicht im Einzelnen aufgeführt werden, soll aber darauf verweisen, dass die in der DDR rezipierte psychoanalytische Literatur neben den klassischen Schriften gerade auch diese zeitgemäßere Literatur umfasste und die Zeit der Ich-Psychologie gewissermaßen „übersprungen" wurde – eine Tatsache übrigens, die den späteren Psychoanalytikern Ostdeutschlands erst durch Begegnungen mit noch anders geprägten westdeutschen Kollegen in den 90er Jahren bewusst wurde.

Aus dieser Geschichte erklärt sich, dass die Mitglieder der späteren MGKB die KIP in einer recht übereinstimmenden Weise als tiefenpsychologische Methode mit dem psychoanalytischen Hintergrund der Objektbeziehungstheorie verstanden, erlebt und gelehrt haben.

Die verschiedenen Phasen der Annäherung und Distanzierung zwischen Vertretern der AGKB und MGKB in der Zeit nach 1990 sind sicher komplex und nur überdeterminiert zu verstehen. Zu einem Teil kann dieses Geschehen aber auch als ein auf die MGKB und ihren psychoanalytischen Ansatz verschobener Konflikt verstanden werden, der in der AGKB auch nach dem Tod von Hanscarl Leuner nicht ausdiskutiert worden war: Wie essentiell ist die Psychoanalyse, sind die Essentials der tiefenpsychologisch fundierten Psychotherapie für die KIP?

Dies mag auch die latente Frage gewesen sein, die hinter dem Anliegen des Vorstandes der DGKIP stand, aus dem Unbehagen mit einem Teil der tradierten Begrifflichkeit in den Lehrbüchern Hanscarl Leuners heraus ein „Grundsatzpapier" zum Selbstverständnis der KIP zu formulieren. Seit 2000 fand dazu in unregelmäßigen Abständen und unter Beteiligung unterschiedlicher Kollegen ein fruchtbarer Erfahrungs- und Diskussionsprozess statt. In dessen Verlauf wurde die KIP nicht nur als Form tiefenpsychologisch fundierter Psychotherapie bezeichnet, sondern auch über die damit im Zusammenhang stehenden Implikationen nachgedacht und als ein Zwischenschritt u.a. die in Tabelle 1 formulierten Begriffe zum therapeutischen Prozess diskutiert.

Flankiert wurde dieser Prozess durch zahlreiche neuere Arbeiten, so von Dieter (2001, 2005), Schnell (2005) u. a. und dezidiert der „Positionsbestimmung" von Bahrke und Nohr (2005). In diesen Beiträgen setzten sich die Autoren beispielsweise mit der Vorstellung Leuners auseinander, nach der während der Therapiestunde zwei voneinander zu trennende Räume bestünden: Der Raum des Vor- und Nachgesprächs und davon abgegrenzt der Raum der Imagination. Unser heutiges Verständnis, nach der der gesamte therapeutische Raum vom Übertragungs-Gegenübertragungsgeschehen bestimmt ist, lässt eine solche Unterscheidung nicht zu. So schreibt Schnell (2005, S. 73): „Folgen wir Leuners Verständnis der Übertragung in der KIP, würden wir davon ausgehen, dass sich in der Übertragung nur die innere Welt des Patienten, seine frühe Erfahrung reinszeniert und würden so zu einer Ein-Personen-Auffassung zurückkehren." Stattdessen sei die Übertragungsbeziehung als interaktionelles Geschehen zu verstehen, so dass „auch in der KIP die Bezie-

Tab. 1: Der therapeutische Prozess mit der KIP

Therapeutische Grundhaltung	Therapeutische Techniken	Interventionen auf imaginativer Ebene
Herstellen, Gestalten und Erhalten einer tragfähigen Beziehung	Assoziatives Vorgehen vs. Fokussierung	Imagination ohne Motivvorgabe vs. mit Motivvorgabe
Wahrnehmen tragfähiger Ich-Funktionen des Patienten	Regressionsfördernde Begleitung vs. strukturfördernde Begleitung	Standardmotive - spezifische Motive
Einfühlsames Begleiten	Widerstands- und Übertragungsanalyse	Störungs- oder situationsspezifische Motive
Adäquates Beziehen der Symbolmanifestation auf Konflikte, konfliktbedingte Defizite, Selbstsystem und Übertragung		Ressourcenförderung
		Symbolkonfrontation
Reflektierte Arbeit mit der Gegenübertragung		Imaginative Assoziation

hung in jeder Phase, in der verbalen Auseinandersetzung, in der Motivvorgabe, in der Imagination und in der Nachbearbeitung in der Therapiestunde und zwischen den Stunden durch die Übertragungs-Gegenübertragungsdynamik gestaltet wird." Diese Auffassung, dass die Imagination ein interaktioneller Prozess ist und sich diese nicht mit dem herkömmlichen Konzept der Projektionsneurose vereinbaren lässt, wird auch von Dieter (2005) vertreten – und ist die Grundhaltung des gesamten hier vorliegenden Buches.

Letztendlich stehen inhaltlich hinter all diesen hier nur angedeuteten Aussagen der psychoanalytische Paradigmenwechsel der letzten Jahrzehnte und die damit im Zusammenhang stehende anthropologisch-philosophische Überzeugung, dass der Mensch nicht ohne den anderen gedacht werden und dass sich subjektive Wahrheit nicht in narzisstischer Isoliertheit, sondern nur innerhalb eines kommunikativen Austauschprozesses mit den wesentlichen Anderen und mit der Welt herstellen kann.

Dieses anthropologische Grundverständnis muss sich auswirken auf theoretische Konzepte und die therapeutische Haltung sowie behandlungstechnische

Konsequenzen haben. In der erwähnten Positionsbestimmung (Bahrke und Nohr, 2005) wird ein Vorschlag formuliert, was sich daraus für die Katathym Imaginative Psychotherapie als Form tiefenpsychologisch fundierter Psychotherapie ableitet. Dazu werden die Essentials der tiefenpsychologisch fundierten Psychotherapie erinnert und deren Umsetzung in der KIP ausgeführt. Das Übertragungs-Gegenübertragungsgeschehen wird deshalb als zentral für die psychische Veränderung beschrieben, „da das Aufgeben der Sicherheit, die die dem Patienten vertrauten neurotischen Lösungen als Notstrategien geboten haben, nur im Rahmen einer hilfreichen Beziehung möglich ist." Dabei versteht sich, dass im Sinne der tiefenpsychologisch bedingten Eingrenzung der Übertragungsdynamik diese nur dann thematisiert wird, „wenn sie das Geschehen zu dominieren beginnt, wenn also z.B. szenisch spürbar wird, wie der Patient seine Imaginationen auf den Therapeuten hin ausrichtet oder wie er Motivvorgaben bekämpfen muss. Auslassungen (bewusst oder unbewusst nicht Berichtetes), Schweigen oder symbolische Anzeichen auf der imaginativen Ebene wie Vernebelungen, Hemmnisse, Stockungen im Fluss der Imaginationen u.v.a.m. sind Anzeichen von Übertragungswiderständen und müssen als solche erkannt und situativ bearbeitet werden, um die therapeutische Wirksamkeit zu sichern und zu vertiefen.

Allgemein gilt: Je nachdem, welche „Gefahren" dem Patienten aufgrund seiner biographischen Erfahrungen in Beziehungen drohen: z.B. Beschämung, Beschuldigung, Verurteilung, Verlassenwerden, Überwältigung, und je nachdem, wie er seine Möglichkeiten einschätzt, sich davor zu schützen, wird er symbolisches Material zutage fördern, das den Therapeuten aufgrund der Affektnähe der Imaginationen stärker und prägnanter in eine Szene zieht und zum Mitagieren einlädt" (a.a.O., 83).

Aus dem dargestellten Verständigungsansatz heraus werden sodann dem tiefenpsychologischen Selbstverständnis besser entsprechende Neuformulierungen der Interventionstechniken der KIP vorgeschlagen (Tabelle 2) und begründet.

Schließlich wird dargestellt und sei hier als ein Beispiel für den Auseinandersetzungsvorgang zitiert, wie die die KIP besonders charakterisierende einleitende Interventionstechnik der Motivvorgabe zutiefst in das Übertragungs-Gegenübertragungsgeschehen einbezogen ist: „Von den die Imaginationen begleitenden Interventionstechniken ist als besonderes Charakteristikum der Katathym Imaginativen Psychotherapie die die Imagination selbst einleitende Interventionstechnik der Motivvorgabe zu unterscheiden. Leuner behandelte die Motivvorgabe, die der Anregung und thematischen Ausrichtung des imaginativen Vorstellungsflusses dient, als ein „Regieprinzip" (Leuner, 1985, 187 ff). Indem der Therapeut eines der erprobten Standardmotive, die nachgewiesenermaßen vorrangig bestimmte Erlebnis- und Konfliktthemen ansprechen, aussucht und dem Patienten vorschlägt, geht er einer inneren Hypothese

ERRATUM

Auf Seite 121 ist die Kopfzeile der Tabelle 2 falsch abgebildet. Sie ist im Folgenden richtig dargestellt.

Tab. 2: Neuformulierung der KIP - Interventionstechniken (aus Bahrke/Nohr 2005)

Herkömmlicher Begriff	Neuformulierung	Erklärung
Regieprinzipien	Interventionstechniken	Zuordnung nicht nach Grund-, Mittel- und Oberstufe, sondern nach den mit ihnen verfolgten Teil- bzw. Prozesszielen
Führungsstil	Interventionsstil	Kann dem jeweiligen Vorgehen entsprechend charakterisiert werden, z.B. „einführend", „strukturierend", „regressionsfördernd" usw.
Übendes Vorgehen	Einführendes Begleiten	Interventionsstil, der in das Bilderleben hineinführen und es intensivieren soll in Form eines Angst mildernden, dosierten Begleitens
„Nähren und Anreichern" „Versöhnen und zärtlich umfangen"	Fördern positiver Kontakte zu Symbolgestalten	Integration abgespaltener Selbstanteile, Lockerung einengender Impulsabwehr, distanzierender bzw. versöhnender Umgang mit negativen Introjekten
„Innerer Führer" „Schrittmacher" „magische Flüssigkeiten"	Hilfs-Ich-Funktion	Repräsentanzen des projizierten Ich-Ideals Aktivierung guter innerer Objekte
„Erschöpfen und Mildern" „Erschöpfen und Umbringen"	Entfällt	Siehe Text
Symbolkonfrontation	Fokussieren	Bewusstmachung und Bearbeitung des zentralen Konfliktes
Befriedigung archaischer Bedürfnisse	Ressourcenaktivierung	Stärkung des Selbstsystems mit Verzicht auf Konfliktfokussierung und Aktivierung positiv getönter früher Beziehungserfahrungen, Regression im Dienste des Ich
Durchleben und Durchleiden	Durcharbeiten	bei Ablösungs- und Trauerprozessen sowie Wiederholungszwang
Anregung assoziativer Vektoren	induzierte Assoziation induzierte Schleife	Durcharbeiten abgewehrter unbewusster zentraler Beziehungskonflikte
Assoziatives Vorgehen	Assoziieren	Minimalstrukturiertes Vorgehen
Blumentest	Initiale Imagination	Siehe Text

Tab. 2: Neuformulierung der KIP - Interventionstechniken (aus Bahrke/Nohr 2005)   *Neuformulierung*   *Erklärung*

Herkömmlicher Begriff	Herkömmlicher Begriff	Herkömmlicher Begriff
Regieprinzipien	Interventionstechniken	Zuordnung nicht nach Grund-, Mittel- und Oberstufe, sondern nach den mit ihnen verfolgten Teil- bzw. Prozesszielen
Führungsstil	Interventionsstil	Kann dem jeweiligen Vorgehen entsprechend charakterisiert werden, z.B. "einführend", "strukturierend", "regressionsfördernd" usw.
Übendes Vorgehen	Einführendes Begleiten	Interventionsstil, der in das Bilderleben hineinführen und es intensivieren soll in Form eines Angst mildernden, dosierten Begleitens
"Nähren und Anreichern" "Versöhnen und zärtlich umfangen"	Fördern positiver Kontakte zu Symbolgestalten	Integration abgespaltener Selbstanteile, Lockerung einengender Impulsabwehr, distanzierender bzw. versöhnender Umgang mit negativen Introjekten
"Innerer Führer" "Schrittmacher" "magische Flüssigkeiten"	Hilfs-Ich-Funktion	Repräsentanzen des projizierten Ich-Ideals Aktivierung guter innerer Objekte
"Erschöpfen und Mildern" "Erschöpfen und Umbringen"	Entfällt	Siehe Text
Symbolkonfrontation	Fokussieren	Bewusstmachung und Bearbeitung des zentralen Konfliktes
Befriedigung archaischer Bedürfnisse	Ressourcenaktivierung	Stärkung des Selbstsystems mit Verzicht auf Konfliktfokussierung und Aktivierung positiv getönter früher Beziehungserfahrungen, Regression im Dienste des Ich
Durchleben und Durchleiden	Durcharbeiten	bei Ablösungs- und Trauerprozessen sowie Wiederholungszwang
Anregung assoziativer Vektoren	induzierte Assoziation induzierte Schleife	Durcharbeiten abgewehrter unbewusster zentraler Beziehungskonflikte
Assoziatives Vorgehen	Assoziieren	Minimalstrukturiertes Vorgehen
Blumentest	Initiale Imagination	Siehe Text

121

oder intuitiven Phantasie über das nach, was er in der aktuellen therapeutischen Situation für prozessfördernd hält. „Der Vorschlag eines Motivs ist insofern ein Verständnisangebot des Therapeuten für die Situation des Patienten und beruht auch auf der Symbolisierung seiner Gegenübertragung. Daher ist die Motivvorgabe zutiefst in die Dynamik der therapeutischen Beziehung eingebettet. Das bedeutet, dass die Wahl eines bestimmten Motivs auf Therapeutenseite ebenso einem Gegenübertragungswiderstand, wie auf Patientenseite die Art und Weise der Aufnahme der therapeutischen Motivanregung Abwehrzwecken dienen kann" (Bahrke/ Nohr, 2005, 89).

Die zitierte Arbeit versteht sich als „Zwischenbilanz und Diskussionsgrundlage eines Selbstverständigungsprozesses unter den KIP-Dozenten" (a.a.O., 73). Sie leitete einen neuen Abschnitt in dieser Selbstverständigungssuche um die Katathym Imaginative Psychotherapie ein, der bei dem gesamtdeutschen Dozententreffen im Juni 2006 einen ersten Rahmen fand. Einiges konnte bereits kontrovers besprochen und weitergedacht werden. Und es konnten Formen der Fortsetzung des notwendigen Diskussionsprozesses vereinbart werden, der zu einer bereichernden Weiterentwicklung der Konzeptualisierung der Katathym Imaginativen Psychotherapie beizutragen verspricht. Das Konzept der Projektionsneurose aber gilt als verabschiedet.

4. Zur Dynamik von Wort und Bild im analytischen Prozess
Heinz Hennig

4.1 Allgemeine Bemerkungen

Hanscarl Leuner (1994) hat die von ihm entwickelte Katathym-imaginative Psychotherapie (ursprünglich als Katathymes Bilderleben – KB – bezeichnet) eindeutig als eine dem Therapiekonzept der Psychoanalyse verpflichtete tiefenpsychologisch fundierte Interventionsmethode definiert. Im Verlauf einer solchen Therapie gelten daher ausnahmslos jene Parameter und Regeln, wie sie in jedem wirksamen tiefenpsychologisch bzw. psychodynamisch orientierten Therapieprozess wiederzufinden sind.

Ihre besondere Stellung unter den tiefenpsychologisch fundierten Verfahren ergibt sich aus der Nutzung von katathymen Bildern (Tagträumen), also von Imaginationen, deren Symbolik eine zentrale Rolle in der therapeutischen Arbeit mit der KIP spielt.

Imaginationen bestimmen als ein ubiquitäres, daher stets gegenwärtiges Phänomen wesentlich die Strukturen und Inhalte der Psychodynamik des Menschen, sie steuern über solche komplexen Eigenschaftssymptome wie Kreativität und Phantasie in erheblichem Maße alle bewussten und unbewussten psychischen Prozesse und damit das gesamte Erleben und Verhalten (Hennig, 1997).

Pragmatisch möchte ich hier Imaginationen als einen generalisierten Begriff für alle Formen der bildhaften Phantasie mit ihren bewussten und unbewussten Anteilen, also als ein Kontinuum verstanden wissen, dessen einer Pol von katathymen Bildern und dessen anderer Pol von kognitiven Vorstellungen besetzt ist (Hennig, 1996). Zweifellos sind Imaginationen damit sowohl eng an Ich-Funktionen gebunden als auch durch ihre enge Verbindung mit unbewussten Phantasien mit (verdrängten) Affekten bzw. Emotionen, Wünschen etc., also mit Triebanteilen verwoben. Insofern ist die Arbeit mit Imaginationen ein ureigenstes Anliegen tiefenpsychologischer Therapieinterventionen; sie ist insbesondere durch psychoanalytische Konzeptionsanteile belegbar, ihr therapeutischer Nutzen steht heute außer Zweifel. Neben einer Anzahl früherer empirischer Studien (Leuner, 1994) konnte erst unlängst die Effektivität der

KIP in der psychotherapeutischen Arbeit mit Suchtpatienten in einer methodisch anspruchsvollen Evaluationsstudie nachgewiesen werden (Pratzka, 1997).
Umso erstaunlicher und unverständlicher ist für mich jedoch, dass bis heute in der Mehrzahl der Lehrbücher für Psychotherapie bzw. der entsprechenden Handbücher die KIP entweder gar nicht oder nur am Rande erwähnt wird (z. B. Heigl-Evers/Heigl/Ott, 1993; Hoffmann/Hochapfel, 1995), oder sie findet sich zwischen übenden Verfahren und Autogenem Training angesiedelt (z. B. Senf/Broda, 1996; Ahrens, 1997). Einzig die geschlossene Darstellung der KIP von Wilke (1996) im Lehrbuch der Psychotherapie von Reimer u.a. (1996) wird der Struktur, dem Inhalt und v.a. der Bedeutung der Methode gerecht.
Es scheint demnach noch nicht überall gelungen zu sein, den Irrglauben zu revidieren, dass es sich bei der KIP um ein indifferentes, übendes und möglicherweise sogar theoriefreies Verfahren handelt, ein Ignoranzphänomen, das allerdings der zunehmenden Verbreitung der Methode insbesondere unter tiefenpsychologisch bzw. psychoanalytisch orientierten Psychotherapeuten zumindest im deutschsprachigen Raum nicht abträglich werden konnte. Gerade wenn sich die Psychoanalyse in der analytischen Psychotherapie bzw. andere tiefenpsychologische Konzepte mit ihren jeweiligen Interventionsverfahren verschiedenartigen Zugängen zu unbewusstem psychischem Material nicht verschließen will oder wollen, dann werden Ansätze für eine „verbindende integrative ... Praxeologie", wie sie von Maaz (1997a) für einen multimodalen Zugang zur Psychoanalyse dargelegt werden, interessant, weil sie u.a. der imaginativen Ebene den ihr gebührenden Platz einräumt. Erst damit lassen sich für Imaginationen als therapeutisches Medium im psychoanalytischen bzw. tiefenpsychologischen Raum angemessene Positionen bestimmen.
Dabei ist es unter theoretischen Aspekten eher weniger von Belang, für Imaginationen als Tagträume (katathyme Bilder) eine eigenständige Konzeption zu entwerfen (Dieter, 1996); eingebettet in vorliegende tiefenpsychologisch orientierte theoretische Konstrukte sind Denkansätze für eine Weiterentwicklung der Positionsbestimmung und Forschung von Imaginationen, Symbol und Phantasie durchaus vorstellbar. Für die psychotherapeutische Praxis jedoch ist die Konzeptualisierung des sachgerechten Umgangs mit Imaginationen und allen ihren psychodynamischen Besonderheiten, wie sie die KIP darstellt, unentbehrlich. Die imaginative Ebene in der Psychodynamik des Menschen wird unweigerlich in jedweder therapeutischer Beziehung angesprochen, im Therapieprozess nähern sich ihr Patient und Therapeut in mannigfaltiger Weise, unabhängig davon, ob es sich um Kurz- oder Langzeittherapie, also fokussierende Arbeit oder das Intervenieren im analytischen Prozess handelt. Ein seriöser und kunstgerechter Umgang mit Symbolen im Tagtraum setzt voraus, dass Therapeuten die Psychodynamik von Beziehungsprozessen

im Imaginationsverlauf erleben und erlernen, um mit diesem Medium kunstgerecht umzugehen, d. h. diese für den Therapieverlauf im analytischen Sinne zu nutzen. Ansonsten besteht die Gefahr der Ignoranz, noch schlimmer aber des Missbrauchs dieses diffizilen Mediums, wie dies heutzutage auf dem nahezu unübersichtlichen Markt mit zum Teil spektakulär vorgestellten Schnellverfahren und Tricks bereits nicht selten zu beobachten ist (Hennig/Fikentscher, 1997).

4.2 Zur Rolle der unbewussten Phantasie im Imaginationsprozess

Vom Bild zum Wort - vom Wort zum Bild ist heute und auch hier unser zentrales Thema - und ich fühle mich „beim Wort genommen", d.h. in der Pflicht, hierüber unter imaginationstherapeutischem Aspekt nachzudenken, auch meine „Bilder" zum Thema zuzulassen.

Das Thema hat einerseits eine wesentliche theoretische und andererseits eine praktisch-therapeutische Dimension, weil sich hieraus sowohl Klärungen für die Entwicklung und Dynamik der menschlichen Kommunikationsfähigkeit als auch solche für die Beziehungsgestaltung und möglicherweise für Wirkdimensionen im Therapieprozess ableiten lassen.

Irritiert bin ich zunächst durch das in mir auftauchende Bild eines schier undurchdringlichen Urwaldes, dessen dichter seltsamer Pflanzenbestand mich verwirrt, dessen Exotik mich jedoch unwiderstehlich anzieht. Eigenartige Geräusche aus unterschiedlichen Richtungen stützen den ersten spontanen Eindruck von Verlorenheit und Fremdheit.

Die heraus entstehende Spannung weicht jedoch zusehends, wenn ich damit beginne, mich in diesem Dickicht zu orientieren, mir den Pflanzenstand genauer zu betrachten, Tierlaute zu identifizieren, v. a. aber wenn ich Bekanntheitserlebnisse spüre, also wiedererkenne. Letzteres ermöglicht mir wiederum, Objekte direkt oder symbolverschlüsselt wahrzunehmen, anzunehmen oder abzulehnen, jedenfalls Beziehungen zu ihnen aufzunehmen. Besonders wesentlich erscheint mir hierbei, wenn ich diese Objekte benennen, ihnen also Worte zuordnen kann, die ihrer Bedeutung (für mich) entsprechen.

Allmählich spüre ich zunehmende Sicherheit, ich vermag positive und/oder negative Besetzungen vorzunehmen und beginne mich (fast neugierig) zu orientieren, was zweifelsohne auch mit Lustgewinn verbunden ist.

Hier und jetzt beginnt sich nunmehr fast von selbst ein Orientierungsvorgang einzustellen, dessen Handlungsdynamik zunehmend kognitive Anteile zeigt und (gleichsam als Probehandeln) Lösungsversuche enthält.

Die Berechtigung, bei dieser Beziehungsgestaltung und ihren Auswirkungen auf meine Affektdynamik bereits von Objekten zu sprechen, lässt sich aus der

Imaginationsdynamik dieses Bildausschnittes unschwer ableiten, die alsbald erkennen lässt, wie ich mit Verlorenheit, Einsamkeit und Verunsicherung umgehe und welche Interaktionsmuster mit den hinter der Symbolstruktur stehenden Introjekten verinnerlicht wurden. Frühe Kindheitsmuster und wohl auch archaische spiegeln sich hier wider bzw. werden aktiviert, wie sie sich aus meiner persönlichen Geschichte ergeben müssen.

Anfangs fehlten mir die Worte - aber ich hatte meine Bilder - jetzt stehen mir Worte zur differenzierten Gestaltung der Situation zur Verfügung. Dadurch wird der Urwald nicht weniger undurchdringlich, aber meine Beziehung zu diesem Objektsymbol hat sich gewandelt, meine Gefühle haben sich verändert, ich beginne damit, das Dickicht zu durchdringen, das Unbekannte zu erobern, Lust auf Entdeckungen stellt sich ein.

Mit diesem sehr vereinfachenden Imaginationsbeispiel lässt sich zumindest grob veranschaulichen, dass am Bearbeitungsprozess des hier anstehenden Themas sowohl die unbewusste Phantasie, ihre allmähliche Symbolisierungsdynamik als Imaginationen und schließlich die deutlicher kognitiv gesteuerte Transformation in die Symbolik des Wortes und der Sprache als auch ein komplexes Handlungsgeschehen beteiligt sind. Wesentliche Aspekte dieses Prozesses unterliegen offenbar im Bereich der unbewussten Phantasie bereits einer differenzierten Beziehungsdynamik, die sich auf der imaginativen Ebene dann von katathymen Bildern bis hin zu kognitiven Vorstellungen bewegt und auf diese Weise auch die Dynamik von Wort und Bild im Hier und Jetzt beeinflusst.

Offensichtlich ist dabei der enge Zusammenhang zwischen unbewusster Phantasie und Tagträumen (katathymen Bildern), auf den bereits Freud (1985, 411) ausdrücklich verwiesen hat. Dabei bedauert er übrigens die Vernachlässigung des Phänomens Tagtraum in der Psychoanalyse und vermerkt: „.... ihre Untersuchung hätte uns eigentlich den nächsten und letzten Zugang zum Verständnis der Nachtträume eröffnen können."

Anknüpfend an Freud, der den Tagträumen im Rahmen von Kindheitserinnerungen sowohl frühe Anteile als auch Anteile späterer und aktueller Beziehungsstrukturen zuspricht (Freud, 1985), haben in unserer Zeit sowohl Vertreter der traditionellen Ich-Psychologie (Rapoport, 1959; Schafer, 1968) als auch jene der so genannten Ich-psychologischen Objektbeziehungspsychologie (Kernberg, 1997), hier insbesondere die britische Schule (u.a. Bion, 1962; Isaak, 1973), die Arbeit an der Traum- und damit auch der Tagtraumforschung wieder aufgegriffen. Dabei wird zum einen der vorbewusste Aspekt von Tagträumen (Schafer, 1968) und ihre Rolle als Ich-Funktion betont, deren Aufgabe einerseits anteilig die Realitätsprüfung darstellt und die andererseits zugleich ein „Ich-Motiv" ist, nämlich „sich vom Festhalten an der Realität, vom Realistisch-Sein zu erholen" (Beland, 1989, 81). Zum anderen weisen die eher im Rahmen der Kleinianischen Tradition stehenden Psychoanalytiker der erwähnten britischen Schule (insbesondere Isaak, 1973) der unbewussten Phantasie die Rolle als primärer Inhalt aller unbewussten psychischen Prozesse zu. Bion (1962), der den Begriff unbewusste Phantasie kaum verwendet, begründet jedoch mit ähnlichen Funktionen wie diese seine weitgefasste psychoanalytische Denktheorie; dabei definiert er diese Funktionen als „permanent arbeitenden Basisprozess des symbolbildenden, des problemerfassenden und problemlösenden unbewussten Denkens ..." (Beland, 1989, 87 ff) und beschreibt Denken in unbewussten Phantasien als ein „sehr fortgeschrittenes Denkenkönnen, ... funktionierendes Erschaffen von Bedeutung, leidenschaftliches unbewusstes symbolisches Denken mit Traumelementen im Wachen ... und im Schlafen."

Kernberg (1997, 128 ff) präzisiert zusammenfassend diesen Ansatz, demzufolge „alle Internalisierungen ... ursprünglich dyadisch..." sind, und „die dyadischen Gegensätzlichkeiten der Selbst- und Objektrepräsentanzen ... sind die Bausteine dessen, was schließlich das Es, das Ich und das Über-Ich ausmacht." Innerhalb der Objektbeziehungen finden sich daher internalisierte präödipale Konflikte und in den Objektbeziehungen der ödipalen Phase findet sich das „Kondensat innerpsychischer Repräsentanzen präödipaler Konflikte wieder." Diese Hypothesen sind zum einen wesentlich für Überlegungen zur grundsätzlichen Funktion von Imaginationen und zur Symboldeutung und andererseits für die Entstehung und Wirkung von Objektbeziehungen, wie sie sich dann im Imaginationsraum widerspiegeln können. Hierbei sind allerdings Überlegungen zur Symbolisierungsfähigkeit und ihrer Entwicklung von wesentlicher Bedeutung, v.a. wenn sich hieraus Antworten auf die Wechselwirkung von Bild und Wort und weiter zur Standortbestimmung der KIP als Imaginationstherapie ableiten lassen sollen.

Im Zusammenhang mit einer theoretischen Konzeption für das Katathyme Bilderleben (KB) hat Leuner 1978 in einer grundsätzlichen Arbeit zur tiefenpsychologischen Symbolik die katathymen Bilder, also die Tagträume, nahezu ausschließlich dem Primärprozess zugeordnet. Dies erklärt sich insbesondere auch daraus, dass Tagträume natürlich prinzipiell einen offensichtlichen Bezug zu Regressionsprozessen haben, zumindest schien es sich für frühere Regressionsforscher so darzustellen, hat doch Freud (1985) den Primärprozess als einen unmittelbar nach Triebabfuhr drängenden, nach dem Lustprinzip funktionierenden Vorgang definiert. Insofern wäre Regression stets mit Unreifem und Infantilem verbunden, Tagträumen käme dann auch nur diese Wertung zu. Zwar haben Kris (1952) und Balint (1970) diese Beurteilung deutlich relativiert, eine grundsätzliche Revision deutet sich aber erst seit den Veröffentlichungen von Noy (1969) an; das hat Salvisberg (1993, 1997) übrigens in einem zusammenfassenden Aufsatz ausführlich erörtert:

Danach werden Primär- und Sekundärprozess als ein psychisch-ökologisches System beschrieben, das vom Ich gesteuert wird, also parallel existiert und notwendigerweise in steter Wechselwirkung funktioniert, sich also (beim psychisch gesunden Individuum) gegenseitig ergänzt. Dabei kommt dem Primärprozess die Verarbeitung emotionaler Erfahrung und dem Sekundärprozess die der rationalen Reizkonstellation zu und ist der erwachsenen Logik verbunden. Beide Prozessanteile sollen nach den gleichen kognitiven Kategorien (Abstraktion, Assoziation u.a.) arbeiten. Wesentlich ist hier, dass beiden Systemen auch eine Regression innewohnen kann, beide Prozesse sind einander gleichgestellt, der einseitige Zusammenhang zwischen Primärprozess und Regression ist damit aufgehoben.

Eine weitere Differenzierung dieses Denkansatzes lässt sich aus den jüngsten Ergebnissen der Säuglingsforschung ableiten. Insbesondere Lichtenberg (1991) und Stern (1992) stützen mit ihren Untersuchungen die Parallelitätshypothese der Entwicklung von Primär- und Sekundärprozess und legen ferner die Vermutung nahe, dass die ursprüngliche These von Freud, beide Prozesse seien mit unterschiedlichen Triebenergien verbunden, aufgegeben werden muss. Somit steht der Primärprozess (also auch der Tagtraum!) nicht mehr nur im Dienste des Lustprinzips und der Wunscherfüllung, ihm können ebenso wie dem Sekundärprozess progressive Anteile innewohnen.

Die von Lichtenberg (1991, 124 ff) vorgeschlagene Differenzierung der beiden Prozessformen in zwei perzeptuell-kognitiv-affektive Organisationsmodi scheint mir insbesondere für spätere Konsequenzen in der psychotherapeutischen Arbeit am plausibelsten, von denen jeder unbewusste, vorbewusste und bewusste Anteile enthält:

> 1. Primärprozesshafter Organisationsmodus (verantwortlich für Integrationsleistungen) - hier ist die Quelle für integratives Verstehen zu suchen; er ermöglicht das Erleben globaler Gefühlszustände und generalisierter Stimmungen und ist für die simultane Integration von Teilen zu einem komplexen Ganzen verantwortlich.
> 2. Sekundärer Organisationsmodus (verantwortlich für Differenzierungsleistungen) - dieser folgt den Regeln der linguistischen Syntax und Logik - ferner steuert er die Beziehungen, die durch Getrenntheit, Objektivität und Abgegrenztheit sowie durch soziale Formen und Rituale gekennzeichnet sind.

Nach Stern (1992) sind im Entwicklungsprozess sowohl Bindungen und Kompetenz als auch Handlung gleichzeitig an beide Prozessformen gebunden. Insofern sind übrigens die Beobachtungen aus der therapeutischen Praxis erklärbar, dass katathyme Bilder auf der Ebene der Primärprozesse entsprechende Strukturveränderungen im kognitiven Bereich provozieren können und umgekehrt, die Annahme einer permanent wirksamen Transferdynamik auf

dem Kontinuum zwischen den Tiefenschichten des Unbewussten und den kognitiven Bewusstseinsbereichen ist durchaus zulässig. Oszillationen von Imaginationsebenen im therapeutischen Prozess zwischen der Ebene des Primär- und des Sekundärprozesses (gelegentlich auch parallele Abläufe auf beiden Seiten) sind nicht selten und bereits beschrieben worden (Hennig, 1989).
Für die Realitätsbewältigung beispielsweise sind demnach stets beide Organisationsmodi verantwortlich, das betrifft den kognitiven Umgang mit Dingen und Objekten und die entsprechenden Beziehungen, also das Handlungsgeschehen insgesamt (vgl. auch Dornes, 1998). Für die therapeutische Arbeit mit Imaginationen bedeuten diese Überlegungen, dass im Therapieprozess ein permanenter Wechsel bzw. eine ständig wirksame Parallelität zwischen integrativen und differenzierenden Wirkungsebenen stattfindet und nicht nur die primärprozesshafte Dimension angesprochen wird.

> Ein therapeutisches Beispiel lässt diesen Vorgang unschwer erkennen: Im Zusammenhang mit der Bearbeitung des Themenkomplexes Abschied, Ablösung und Trennung beschreibt eine Patientin eine weite und leere Landschaft, „ ... wie Schnee ... das könnte auch Sand sein - ich fühle mich ganz klein und sehe riesige Fußstapfen vor mir - die gehen bergan - was dahinter ist, kann ich nicht sehen - ich stehe da, bin traurig - weiß nicht, was ich machen soll, den Spuren nachlaufen oder bleiben, wo ich bin" (keine Intervention des Therapeuten) – „die Spur wirkt, als führe sie in die Wüste - wo ich stehe, ist die Stelle schon ganz niedergetrampelt im Sand - ich kann mich nicht entscheiden." - Therap.: „Wollen Sie sich mal den Horizont genauer ansehen?" Patn.: „... links scheint es hochzugehen, als ob ich in einem Trichter stehe - ich kann schwer über den Rand gucken - der Sand ist ganz warm - die Spur macht mich traurig, aber das ist der einzige Weg, wo es 'rausgeht - ich brauche sie nur zu gehen, aber dieses traurige Gefühl hält mich zurück ... ." Patn. weint bitterlich - „... wie ein Sog ... ein Gefühl der Ohnmacht - habe ich oft erlebt, z. B. bei Prüfungen, der Sog hält mich fest im Trichter, ich komme nicht weg - jetzt habe ich das Gefühl, immer kleiner zu werden, die Fußspuren werden immer riesiger vor mir - als ob ich nicht gehen darf ... ." Therap.: „Woran erinnert Sie das?" Patn.: „... Lasst mich doch gehen, lasst mich doch gehen ..."(weint und schluchzt) „... meine Eltern sind jetzt da - ich möchte Abschied nehmen können - das ist so schwer auszuhalten, v.a. ihre Gesichter - ich kann nicht gehen, weil die mich so traurig machen - klammernde Blicke, flehentlich gucken die - ... - der Trichter wird jetzt zur Arena - wie ein römisches Amphitheater - wir sind da unten - ich spüre ganz deutlich, ich könnte gehen, da sind viele Ausgänge - ich habe Angst, die noch mal anzugucken, die zu umarmen" ... (langes Weinen) ... „ich denke, ich muss jetzt losgehen und gehe - meine Angst kommt daher, weil ich mich verantwortlich fühle, dass es ihnen gut

> geht - ich muss die aber jetzt stehen lassen und gehe unter den Treppen durch den Gang raus - dann setze ich mich unter einen Baum - mit einem Gemisch von Gefühlen - da ist auch Trauer und viel Kummer und viel Sehnsucht ... .".

Mit sparsamer, aber eindrucksvoller Symbolik veranschaulicht dieser Tagtraum die subjektive Trauer der Patn. bei der Bearbeitung ihrer Ablösungs- und Individuationsproblematik (übrigens auch im Hier und Jetzt der therapeutischen Situation), wobei Primär- und Sekundäranteile des psychischen Materials sich mitunter eindeutig identifizieren lassen.
Nun aber ist es an der Zeit, einige Überlegungen zur Problematik der Symbolbildung unter den oben genannten Aspekten, insbesondere der Parallelitätshypothese, anzustellen.

4.3 Zur Entwicklung der Symbolik und zum Symbolbildungsprozess

Der komplexe Prozess der Symbolbildung ist also eng an die beiden bekannten Organisationsmodi (Primär- und Sekundärprozess) gebunden.
Bindung, Kompetenz und Handlung als Bausteine des Symbolisierungsprozesses sind demnach in ihrer Entwicklung von diesen Integrations- und Differenzierungsfunktionen abhängig.
Konkreter lässt sich dieser Prozess nach Lichtenberg (1991) angewendet auf die ersten Lebensabschnitte wie folgt darstellen:

> 1. Lebensjahr - Perzeptuelle affektive Handlungsmodi ohne symbolische Repräsentanz bestehen, die späterhin nur nonverbal erschließbar und nicht unbedingt deutbar sind.
> 2. Lebensjahr - Im Verlauf der Entwicklung von Handlungen als dominante Modalitäten beginnt die Symbolbildung.

Stern (1992, 143 ff) postuliert für die präverbale Phase des Säuglings gewisse Durchschnittserwartungen bzw. präverbalen Repräsentanzen von Empfindungen und Affekten im Zusammenhang mit Handlungen (Hunger stillen, Brust reichen, u.a.), die übrigens zunächst mit austauschbaren Objekten verbunden sein können, die er als *Representations of Interaction that have been Generalized* (RiG), deutsch als Generalisierte Interaktionsrepräsentanzen, bezeichnet. Solche RiG's sind die frühe, in gewisser Weise abstrahierte und nicht symbolisch präsente Säuglingserfahrungen, sie „können eine Grundeinheit der Re-

präsentation des Kern-Selbst bilden" (Stern, 1992, 143 ff). Man kann sie als eine Art „Arbeitsmodelle" betrachten, die dann in späteren Entwicklungsstufen mit Hilfe von Symbolen umgruppiert werden (z. B. in „gut" und „böse"). Auf diese Weise entstehen u.a. erste Beziehungsmuster mittels einer Art Episoden-Gedächtnis-System, dessen „Grundeinheiten die RiG's bilden" (Stern, 1992, 144).
Insbesondere für therapeutische Konsequenzen sind an dieser Stelle einige Bemerkungen zum Spaltungsbegriff notwendig.
Nach Lichtenberg (1991) ist Spaltung ein Prozess, der dann erfolgt, wenn zwei getrennte Organisationen (etwa generalisierte Lust-Unlust-Affekte) nicht miteinander integriert werden können oder die Spaltung beinhaltet die Wiederherstellung dieser Trennung als Abwehrmaßnahme. Den vorliegenden Untersuchungsbefunden aus der Säuglingsforschung zufolge kann dies so nicht mehr gelten, d.h. als Erfahrung des Säuglings ist sie unwahrscheinlich.
Stern (1983) zufolge sprechen alle derzeitigen Forschungsergebnisse dafür, dass es keine zwei Organisationsformen des Selbsterlebens, die vereinigt oder gespalten sind, gibt, sondern eine generalisierte erlebnisbezogene Selbstidentität in gering oder mäßig intensiven Zeitpunkten" (Lichtenberg, 1991, 113).
Für hochintensive Momente kann sich die organisierende Wirkung in Phantasiebildungen ausdrücken, die dann in die bereits erwähnten Gedächtnissysteme aufgenommen werden, wo sie unter bestimmten Umständen auch einer späteren psychotherapeutischen Aufarbeitung zugänglich werden können.
Damit wären Spaltungsprozesse kein Thema der frühen Kindheit, sie sind eher ein Produkt späterer psychodynamischer Prozesse und sie scheinen damit nicht selten pathologische Prozesse einzuleiten. Dies könnte dann der Fall sein, wenn die bereits erwähnten hochintensiven Momente im Bereich der generalisierten erlebnisbedingten Selbstidentität in einer derartigen Häufigkeit auftreten, dass die individuelle Integrationsfähigkeit überwältigt ist, also das Empfinden basaler behüteter Unterstützung zusammenbricht. Hierdurch kann die Einheit des Selbst gefährdet oder zerstört werden und unter Umständen die Bildung dauerhafter pathologischer Suborganisationssysteme, welche die Flexibilität und Integrität des Selbst auch für spätere Entwicklungsphasen erheblich begrenzen oder einschränken, einsetzen.
Diese Überlegungen bedeuten immerhin für die Interpretation von Symbolen bei imaginationstherapeutischen Interventionen, dass eine Rückerinnerung und damit direkte Symbolbearbeitung in Phasen sehr früher Kindheit nur indirekt möglich sein kann. Die Bildkomposition eines Tagtraumes kann ebenso wie jede freie Assoziation Ereignisse aus den ersten 18 Monaten nicht (zumindest nicht direkt) rekonstruieren und sie können daher auch nicht ohne weiteres gedeutet werden. „Erfahrungen aus dem ersten Lebensjahr können ihre Schatten werfen, aber das Erkennen einzelner Muster aus perzeptuell-af-

fektiven Handlungsmodi, die nicht symbolisch repräsentiert sind, liegt jenseits der Deutung durch verbale Kommunikation" (Lichtenberg, 1991, 164).
Dennoch sollte hierbei insbesondere unter tiefenpsychologisch-therapeutischen Aspekten, dazu mit dem besonderen Augenmerk auf imaginationsintensives Intervenieren, also dem direkten therapeutischen Umgang mit Symbolen, bedacht werden, dass die Tagträume eines Menschen und die Inhalte seiner Vorstellungen (vorrangig im vorbewussten und bewussten Bereich, aber auch in dem der unbewussten Phantasie) zumindest in ihren Fundamenten mehr oder weniger affektgeladene Anteile enthalten, die späterhin über die Symbolbildung (einschließlich der Sprachsymbole) in den inneren Bildern, also in der Phantasie wieder auftauchen oder auftauchen können.
Uexküll u.a. (1996) ist sicher zuzustimmen, wenn er in der „gradlinig-bruchlosen Konzeption der Phantasie" von Dornes (1994) als „Imagination - verzögerte Nachahmung - Verinnerlichung der Nachahmungshandlung - inneres Bild" das Fehlen einer angemessenen Berücksichtigung von Abwesenheit, Mangel und Leid, also von Gefühlen, die mit Beziehungen verbunden sind, kritisiert; ein vermisstes Objekt wird lediglich als vermisster Ball, nicht aber im Zusammenhang mit der fehlenden Brust (als lebensnotwendiges hochaffektiv besetztes Bindeglied zur Welt und Quelle materieller und emotionaler Nahrung), also nur auf der Verhaltensebene, als nicht in der Vorstellung symbolisiert, diskutiert. Mangelsituationen müssen jedoch, und das macht die „affektive Brisanz dieses Geschehens" (Uexküll, 1996) aus, als Frustration, als „schlechte Gefühle" ertragen werden, um sie als „Fehlen von etwas Benötigtem zu verstehen", sonst werden sie als „Anwesenheit von etwas Schlechtem" missverstanden und verinnerlicht.
Wenn ich Saner (1989) folge, der „das Vermögen des Menschen, dinghaften Entitäten eine Bedeutung zu geben, die über sie hinaus auf ein anderes weist" erkennt, der also eine „mit Bedeutung beladene Entität" als Symbol definiert, dann scheinen mir die sehr differenzierten Ausführungen zur Symbolbildung von Langer (1965) und vor allem von Lorenzer (1995) in besonderer Weise durch das RiG-Konstrukt von Stern (1992) gestützt.
Beide Autoren postulieren jeweils ein bipolares Systems der Erkenntnisbildung. Die von Langer (1965) beschriebene Unterscheidung von „discursiver" und „präsentativer Form der Symbolbildung" und die von Lorenzer (1995) angenommene Differenzierung vom Ich als Zentrum der Symbolbildung und dem Unbewussten als „Reizzentrum" (Quelle der Symbolbildung) lassen sich mit den modernen Auffassungen der komplexen Symbolbildung im Rahmen der Parallelitätshypothese durchaus verbinden. „Die Symbolbildung läuft demnach folgendermaßen ab: Unbewusste Inhalte werden unter bestimmten Bedingungen vom Unbewussten 'freigegeben', um vom erkennenden Ich aufgenommen und verarbeitet zu werden. Das Traumsymbol z. B. ist das Produkt

einer 'inneren' Wahrnehmung, die diese schwer zugänglichen Wahrnehmungsmaterialien aufnimmt" (Lorenzer, 1995, 110).

Wenn denn nach Lorenzer (1995, 112) Repräsentanzen Symbole, d.h. „Produkte eines Symbolisierungsprozesses" sind, an denen sich gleichzeitig die Triebbesetzungen abspielen, dann wäre noch zu klären, wie es um die unbewussten Phantasien bestellt ist. Lorenzer (1995, 113) konstruiert für diesen Fall zwei „Arten von strukturierten Repräsentanzen", die bewussten Repräsentanzen (Symbole) und die unbewussten Repräsentanzen als „nicht symbolische Strukturen", letztere bezeichnet er als „Klischee." Diese sind relativ starre, in ihrer Auslösung an szenische Arrangements gebundene Repräsentanzen, die, obwohl sie dem Verdrängungsprozess unterliegen, „d. h. aus der Kommunikation von Sprache und Handeln ausgeschlossen wurden", ... „ihre dynamisch-energetische Relevanz" für das Erleben und Verhalten keinesfalls verloren haben.

Im Verlauf der Entwicklung erlebt der Säugling die Welt im sinnlichen Umgehen, es bildet sich die Schicht der ersten Symbole, die Lorenzer (1990) Protosymbole nennt, die an unmittelbare Vorstellungen gebunden sind und die sich dann in der später entstehenden Schicht der abstrakten Symbole, die mit Sprache und Schrift verbunden sind, auswirken und möglicherweise wiederfinden lassen.

Wenn Stern (1991) und wohl auch Salvisberg (1993, 1997) Störungen im Prozess der Symbolbildung auf der Stufe der so genannten amodalen Wahrnehmung (Langer, 1965, 50: „Anhaften der Gefühle herrenloses Material") auf das Einsetzen des Spracherwerbs zurückführen, also im Zusammentreffen von vertrauter nonverbaler Erfahrungswelt und der neuen Welt der Sprache eine Gefahr sehen, dann scheint mir diese weniger relevant.

Eher dürften solche Systeme wie die beschriebenen RiG's und jene Klischeebildungen im Bereich der so genannten Protosymbole im präverbalen Bereich für eine mögliche „Pathologie als Symbolbildungsstörung", die dann als Missverständnisse, Übersetzungsfehler und Fälschungen verinnerlicht wird (Salvisberg, 1993), verantwortlich sein. Diese „neurotischen Repräsentanzen" sind dann im katathymen Bildprozess zumeist unschwer wiederzuerkennen bzw. sie können sich im Verlauf eines Lebens in verschiedenen psychopathologischen Formen verdichten und, wenn nötig, z.B. in Form des zentralen Beziehungskonfliktthemas (Luborsky, 1995) therapeutisch bearbeitet werden.

Damit aber rückt die Rolle von Beziehungen im Entstehungsprozess von Symbolen unmittelbar in den Vordergrund, denn die aus den jeweiligen Besetzungsmustern heraus entstehenden individuellen Interaktionsstrategien sind bei der Herausbildung von Symbolrepräsentanzen und im Symbolisierungsprozess insgesamt von ausschlaggebender Bedeutung.

4.4 Zum Beziehungsaspekt in der KIP - Übertragungs- und Gegenübertragungsbesonderheiten in der imaginationstherapeutischen Arbeit

Zunächst noch einmal ein Rückblick auf den oben angeführten Therapieausschnitt. In der analytischen Psychotherapie erfahrene Therapeuten finden schon bald alle wesentlichen Bestimmungsstücke eines analytischen Prozesses; das zentrale Arbeitsmedium Imagination (katathyme Bilder oder Tagträume) steht durchgehend im Mittelpunkt des psychodynamischen Geschehens. Die einzelnen Symbole, die jeweiligen Symbolkonstellationen und die Symboldynamik lassen sich im Prozess einer freien Symbolassoziation deutlich auf ihre jeweilige Affektladung bzw. Affektbesetzung hin identifizieren. Das diese Therapiestunde beherrschende Zentrale-Beziehungs-Konflikt-Thema (Ablösung, Abschied, Trennung, Alleinsein) spiegelt sich deutlich im Imaginationsgeschehen. Um noch einmal darauf zu verweisen: Die freie Assoziationsfolge, in deren Verlauf das übrigens von der Patn. spontan gewählte anstehende Thema bearbeitet wird, ein für die Patn. wesentlicher Konfliktkern also, lässt sich in ihrem Aufbau vom Affekt zum Bild und vom Bild zum Wort (und wieder zurück) plausibel nachvollziehen. Dabei wird zum einen das „Hier und Jetzt" in der eigentlichen Bildgeschichte und zum anderen ein „Hier und Jetzt" der therapeutischen Situation, in der Therapeut-Patient-Beziehung, erkennbar.

Die Bildassoziationen, die bisweilen spontan von sprachlich-verbalen Assoziationen ergänzt oder erweitert werden, tragen offensichtlich dabei wesentliche Teile der Affektenergie, wobei gelegentlich die von Leuner (1994) bereits erkannten selbstinterpretierenden Kräfte im Symbol wirksam werden, was sich mitunter quasi als eine Form des sich selbst deutenden Bildwechsels, also eines Wechsels der Metaphorik der Bild- und Themenkomposition verfolgen lässt, die von Sequenz zu Sequenz tiefer an immer frühere Schichten der unbewussten Phantasie heranführt und sich dadurch auf der Imaginationsebene den Ursprüngen bzw. Auslösern des Zentralen Beziehungs-Konfliktthemas (ZBKT) weitgehend nähert.

Tagträume (katathyme Bilder) scheinen sich durch ihre vorbewusste Position für Übersetzungsfunktionen von psychischem Material aus Bereichen der unbewussten Phantasie in Bewusstseinsbereiche hervorragend zu eignen, darauf wird ohnehin des öfteren in der Literatur verwiesen. Wenn denn unbewusste Phantasie mit Beland (1989) als verdrängter Tagtraum aufgefasst wird und dem verdrängten Tagtraum „eine Schlüsselstellung in der Erklärung der Symptombildung, in der Psychologie des Traumes und der Kunst" zukommt, dann steht hinter allen Symbolkonstellationen des Imaginationsprozesses mehr oder weniger verschlüsselt das pathologische Beziehungserleben und -verhalten eines Patienten mit seiner Genese und den entsprechenden aktuellen Inszenierungen auch in der therapeutischen Situation.

Die Symptomatik selbst kann, ganz gleich ob sie sich auf der psychischen oder psychosomatischen Ebene angesiedelt hat, als eine symbolische Darstellung des ZBKT aufgefasst werden, die das Leiden und gleichzeitig den (meist unwirksamen) neurotischen Selbstheilungsversuch eines Individuums demonstriert.

Wie in der Psychoanalyse selbst und natürlich in jeder analytisch orientierten bzw. tiefenpsychologisch orientierten Therapie geht es auch und gerade in der KIP um Beziehung, also um Interaktion. Auch hier gilt, dass sich im Therapieprozess „allmählich ein Beziehungsfeld zwischen ..." dem Therapeuten ... „und dem Patienten aufbaut; nahezu alle Themen, die Art und Weise, wie der Patient darüber spricht und worüber er nicht spricht, haben mit der Beziehung zum Analytiker zu tun" (Mertens, 1996, 205 ff). Trotz einiger Besonderheiten gilt dies ausnahmslos auch im analytisch orientierten Imaginationsprozess und damit auch für die KIP, die im „komplexen Beziehungserleben" erkennbaren Beziehungsgefühle und Rollenzuweisungen (Mertens, 1996, 206) sind in dem ablaufenden Symboldrama verkleidet.

In oben angeführtem Therapiebeispiel zeigt sich dies u.a. sehr deutlich im Nachgespräch: Auf die Deutung des Therapeuten: „Ich vermute, diese Sehnsucht und dieser Schmerz könnte sich auch auf unsere Situation hier beziehen", schildert die Patn. ihr Schmerzerleben, wenn sie zum Ende der Therapie hin den Verlust des „guten Vaters" phantasiert und ihre Ängste, ihren eigenen Weg allein gehen zu müssen. „Die Beziehungen im KB, genauso wie das gemeinsame Durchleben der Symbolwelten, wie auch Abwehren, Widerstände sowie Möglichkeiten und Grenzen unterliegen gegenseitig-dialektischen Wirkbezügen von Patient und Therapeut in der jeweiligen Begegnung." (Gerber, 1989).

Damit wird nunmehr zu klären sein, welche Besonderheiten die beiden wesentlichen Bestimmungsstücke, die eine Beziehung ausmachen, nämlich Übertragung und Gegenübertragung, im Imaginationsprozess überhaupt und speziell in der KIP aufweisen und wie sie wirksam werden.

4.4.1 Zur Übertragung in der therapeutischen Arbeit mit Imaginationen

Die durchgehend dialogische Arbeit mit Imaginationen in der KIP wird von Leuner selbst (1994) von ihrer Beziehungsseite her eher etwas aus der therapeutischen Beziehung zwischen Patient und Therapeut herausgehoben. Dabei geht er im Grunde davon aus, dass sich eine „anaklitische Übertragung", eine positive Übertragung im Sinne einer „Regression vor dem Konflikt" (Alexander, 1955/56), aus dem Setting allein heraus entwickelt und dass der Patient „seine Beziehung zur Außenwelt, die orientierende Funktion seines reiferen Ich ... an den Therapeuten" ... delegiert. Leuner folgert dann weiter aus diesem von ihm angenommenen Umstand, dass die spezifische Strukturierung und das Setting, insbesondere die Eigenart der Interaktionen im Imaginationsgeschehen der Entstehung einer Übertragungsneurose entgegenwirken würde. Stattdessen ließe sich aus der „entlastenden Projektion auf der imaginativen Ebene" (Leuner, 1994, 413 ff) heraus eine „Projektionsneurose" definieren, die dann auch der Vermeidung von Übertragungswiderstand dienen würde. Diesen Überlegungen bin ich eine gewisse Zeit selbst gefolgt (Hennig, 1990), heute halte ich diese Hypothese nicht mehr für sinnvoll. Wilke (1996, 101) scheint der Übertragung einen veränderten Stellenwert mit mehr Gewichtung einzuräumen, wenngleich eine Bemerkung von ihm (Wilke 1990, 150), die im Zusammenhang mit der Behandlung psychosomatisch Erkrankter mit der KIP angeführt wird, mich sehr nachdenklich stimmt, weil sie mir widersprüchlich in sich scheint: „Bemerkenswert ist die Beobachtung, dass diese Phantasien - obgleich gelegentlich von großer Autonomie - nur in Gegenwart eines Therapeuten erlebbar sind. Wir verstehen sie als Handlungs- und Erlebnisvollzüge in Gegenwart der Mutter. Der Therapeut ist dabei weniger Übertragungsobjekt, vielmehr Begleiter, gelegentlich Regisseur und zunächst überwiegend in seiner protektiven Funktion gefordert."

Abgesehen davon, dass es keine zwischenmenschliche Beziehung geben kann, in der die Übertragung nicht wesentliche Anteile des affektiven und verbalen Kommunikationsgeschehens trägt, scheint mir wichtig, nochmals daran zu erinnern, dass die den Bildablauf ausmachenden Imaginationen Derivate der unbewussten Phantasie sind (aus der sie entstanden sind). Hier tritt ein mit mannigfaltigen Gefühlen besetzter Extrakt der Psychogenese eines Individuums in Erscheinung, der im Unterschied zum klassischen psychoanalytischen Vorgehen die von der Zensur freigegebenen affektiven Impulse (positiv oder negativ getönt) bereits im Bild und nicht erst im Wort der therapeutischen Bearbeitung zugänglich macht.

Eine wesentliche Voraussetzung hierfür ist eine tragfähige Arbeitsbeziehung, die sicherlich in den verschiedenen therapeutischen Verfahren unterschiedlichen Modifikationen unterliegt (auch Imaginationen werden hierfür auf die unterschiedlichste Weise genutzt - Hennig, 1993), deren Dynamik aber grundsätzlich von den zwei tragenden Säulen, nämlich der Übertragung und Gegenübertragung abhängig ist und gesteuert wird.

In der Übertragung spiegelt sich, solange die neurotische Dynamik anhält, unentwegt die Reinszenierung des ZBKT, sei es in präverbaler Form als Erleben von Schmerz und Sehnsucht beim jähen Auftauchen frühester Bedürftigkeiten, sei es in den Bildmethaphern, die Angst und Aggression an zurücklieden unbewältigten (verdrängten) Beziehungskonflikten reaktivieren oder sei es in den Wortgeschichten, die schließlich ein reifes und differenziertes Aufarbeiten sowie Erkennen bewusster vergangener Beziehungskonflikte ermöglichen und den pathologischen Reinszenierungsmustern ein Ende setzen.

Wenn die zeitgenössische Therapieforschung mit ihrer wesentlichsten Aussage Recht hat, dass nämlich nicht so sehr die verschiedenartigen therapeutischen Schulen, Methoden oder methodischen Variationen den Effekt therapeutischer Interventionen bestimmen, sondern dass der Beziehungsgestaltung hierbei die herausragendste Bedeutung zukommt (Tschuschke, 1997), dann gilt dies natürlich auch für die KIP.

Gill (1996, 1997) vertritt einen Übertragungsbegriff, der das Beziehungsgeschehen im therapeutischen Setting angemessen berücksichtigt. So betrachtet er Übertragung nicht vorrangig als Entstellung der Gegenwart durch die „Vergangenheit", sondern er geht davon aus, „dass sie immer ein Amalgam aus Vergangenheit und Gegenwart bildet." Es folgt dann weiter: „Ich verstehe die Abbildung der Gegenwart in der Übertragung als Reaktion auf die unmittelbare analytische Situation, die sich der Patient so plausibel wie möglich zu erklären versucht" (Gill, 1996, 232). Damit ist der Analytiker nicht nur als Beobachter, sondern stets als „teilnehmender Beobachter" definiert, was nach Ansicht von Gill eine veränderte Sichtweise der Realität der analytischen Situation bedingt: „Diese Realität ist nicht objektiv durch den Analytiker bestimmbar, sondern sie wird definiert, indem beide Beteiligte die Art und Weise, wie der Patient die Situation erlebt, gemeinsam zu klären versuchen. Wenn die Übertragung aus der Interaktion von Patient und Arzt hervorgeht, folgt daraus, dass sie von Anfang an und während der gesamten Analyse allgegenwärtig ist" (Gill, 1996, 232 ff). Die von Körner (1992) beschriebene „eigentümliche Zweigleisigkeit von Erleben und Reflektieren", also die therapeutische (Beziehungs-) Arbeit auf zwei Ebenen (Ebene des Erlebens der therapeutischen Beziehung und Ebene des Sprechens) („Bilderns" d.V.) „über diese, andere oder vergangene soziale Beziehungen", darf bei diesen Überlegungen nicht übersehen werden.

Diese Implikationen gelten unisono für jede analytisch orientierte oder tiefenpsychologisch fundierte Psychotherapie, also auch für imaginationstherapeutische Interventionen. Die Besonderheiten im methodischen Vorgehen mit der KIP scheinen mir daher weniger Veränderungen in der Übertragungsdynamik zu sein, sondern sie sind vielmehr in der Bilddynamik zu suchen. Hier findet sich in der Symbolik der Bildgeschichte im Grunde die gesamte Übertragungsdynamik mit ihren natürlichen Wirkungsmustern wieder, wie dies auch in anderen analytischen Verfahren zu erkennen ist.

Die Nähe der vorbewussten Imaginationen (katathymen Bilder) zum Unbewussten ist sehr wahrscheinlich einer der Gründe für die oftmals überraschenden therapeutischen Wirkungen der KIP. Hier liegt möglicherweise auch die

Ursache dafür, dass sich aus der Bildfolge der Tagträume oftmals erstaunliche reife Selbstdeutungen durch den Patienten ergeben, was Leuner als das selbstinterpretierende Element an der KIP lange erkannt hat und wohl zu nutzen wusste.
Eine Vernachlässigung der Übertragung oder gar ihre Ignoranz und der Beziehungsanteile im Hier und Jetzt der therapeutischen Situation (auch im Bildergeschehen) könnte Übertragungsheilungen fördern, Gegenübertragungsmuster verfälschen und dazu führen, Imaginationen eher für allzu stützende, intendierende oder suggestive Interventionen zu nutzen, die einer analytischen Aufarbeitung doch wohl ähnlich abträglich wären, wie dies bei Beziehungsstörungen allzu häufig zu beobachten ist.

4.4.2 Zur Gegenübertragung in der therapeutischen Arbeit mit Imaginationen

Übertragung und Gegenübertragung sind die wesentlichen Aspekte jeder Beziehung, auch der therapeutischen Beziehung. Beide existieren in einer Art dialektischer Einheit, in einer besonderen ökologischen Symbiose.
Meine Patientin aus dem erwähnten Therapiebeispiel habe ich mit Verständnis und Aufmerksamkeit erlebt, also mit einer überwiegend positiven Gegenübertragung. Ihre Emotionsdynamik konnte ich gut nachvollziehen, die verdeckte (gehemmte) Aggressionssequenz (im Amphitheater kämpfen ja auch Gladiatoren und wilde Tiere) war mir zunächst auch einfühlbar; hier bietet sich ein weiterer Anteil des reinszenierten Konfliktthemas an, nämlich die Wut des vom Vater verlassenen Kindes, die hier gleichzeitig mich als Therapeut meint und mit der ich umgehen muss.
Immerhin lässt sich auf den ersten Blick bereits erkennen: Die therapeutische Beziehung scheint tragfähig zu sein, Übertragung und Gegenübertragung wirken stimmig, Patient und Therapeut scheinen sich gegenseitig verstanden und angenommen zu fühlen, dieses Beziehungssystem lässt sich als eine hinreichend kontinuierliche ökologische Arbeitsbeziehung charakterisieren, also als ein mit gewisser Wahrscheinlichkeit für beide Beziehungspartner relativ „gesundes" Geschehen.
Dabei sind die „wesentlichen Träger" der Narration Imaginationen, in deren Symbolkonstellation bzw. ihrer Symboldynamik sich sowohl die Übertragung, im gleichen Ausmaß aber auch die Gegenübertragung widerspiegeln; die Symbolinhalte sind damit auch Derivate der Gegenübertragung, wie sie im Übrigen in ihrer Gesamtheit (neben ihren genetischen Anteilen) wesentlich von der therapeutischen Beziehung abhängen. Der Patient erzählt dem Therapeuten seine Geschichte, ohne ihn kann kein therapeutischer Prozess entstehen und ohne ihn wird der Patient nicht den Mut haben, im Übrigen auch

kein Motiv dafür erkennen, sich selber mit seiner Konfliktdynamik, seiner Bedürftigkeit, seinem Schmerz und seiner Trauer zu konfrontieren.
Insofern ist die Gegenübertragung ein ebenso „mächtiger Hebel" des Erfolgs im therapeutischen Prozess wie die Übertragung (Freud, 1912).
Übertragung und Gegenübertragung sind, hier folge ich Brenner (1994) und Nerenz (1983), keine Störungen per se, sie bilden die normalen Objektbeziehungen. Sie können im Therapieprozess durchaus ein Störfaktor werden, sie treten dann in Form von Widerstand auf.
Wie in anderen psychoanalytisch orientierten Therapiemethoden auch, kann negative Übertragung in der KIP in zwei einander gegensätzlichen Reaktionsformen auftreten (Leuner, 1994, 424 ff) und den Imaginationsprozess erheblich beeinträchtigen. Zum einen betrifft dies eine das Übertragungsangebot des Patienten abweisende (abwehrende) Tendenz und zum anderen das Gegenteil hiervon, das Leuner „Überidentifikation" nennt, womit insbesondere die unkontrollierte Begleitung des Patienten in zu großer Nähe gemeint ist, die nicht nur für den Imaginationsprozess beim Patienten bedenklich ist, sondern auch in besonderer Weise belastend für den Therapeuten sein kann, weil er unter solchen Bedingungen ebenso wie sein Patient den aufsteigenden Gefühlen (Ängsten, Schuld, Aggressionen etc.) ausgesetzt ist und damit seine Therapeutenrolle gefährdet, d. h. die gesamte therapeutische Beziehung in Frage stellt.
Lorenzer (1995, 207) betont sicher zurecht, dass die Grenzlinie zwischen störenden und förderlichen „Elementen nicht einfach zu ziehen ist"; er stützt sich dabei auf zwei Entgleisungspole, die bereits Helene Deutsch (1926) beschrieben hat: einerseits die „Weigerung des Analytikers, eine unbewusste Rolle zu übernehmen, und andererseits eine Klebrigkeit, an ihr haften zu bleiben." Hier finden sich unschwer die von Leuner erwähnten neurotischen Gegenübertragungsgefahren wieder.
Wie kein anderer in dieser rigorosen Form bindet Lorenzer (1995, 209 ff) den therapeutischen Prozess an die Beziehungsdynamik, wenn er die psychoanalytische Zuwendung zum Patienten wie folgt charakterisiert:

1. als Identifizierung, „d.h. einem Sich-Einlassen mit dem Patienten entsprechend dem szenischen Muster, dem Situationsangebot ..."
2. „dieses Sich-Einlassen" als auf ein szenisches Verstehen hin angelegt erkennen und
3. als verstehende Teilhabe des Analytikers „an der Szene des Patienten", d.h., dass er „sich ihr entsprechend der Interaktionsstruktur des Patienten einfügt, um in Überwindung der Übertragungspositionen den Prozess der Aufklärung voranzutreiben, indem er sein Verhalten zur Sprache bringt."

Parallel mit dem Übergang von der unbewussten Teilhabe zur verstehenden Teilnahme und der sich von der generalisierenden Primärebene zur Differenzierung (zum sekundären Organisationsmodus) hin entwickelnden distanzierenden Beziehung nimmt der Analytiker Distanz zum Beziehungssymbol ein. „Nicht der Patient wird mit Distanz betrachtet, sondern die Beziehung zum Patienten" (Lorenzer, 1995, 220 ff). So entsteht aus der „primären Ungeschiedenheit ... (primary confusion) die Beziehungssituation, die schließlich Symbolstatus erlangt" (Lorenzer, 1995, 226). Diese Symboldistanz erst ermöglicht „die reifere Form der Teilnahme, das Verstehen" (Lorenzer, 1995, 226).
Die im Zusammenspiel von Übertragung und Gegenübertragung gewonnene Teilhabe des Analytikers garantiert schließlich Erkennen über szenisches Verstehen und ermöglicht (sowohl im fortwährenden Wechsel von Deutungen als auch in selbstdeutenden Imaginationsinhalten) die Herstellung der „Einheit von Erkennen und Handeln" (Lorenzer, 1995, 229), d.h. im Verstehen der Interaktion, der Beziehung, wird die Beziehung selbst verändert.
Im Verlauf imaginationstherapeutischen Arbeitens lassen sich diese Prozesse aus dem Bildverlauf ablesen, im Bildverlauf beobachten und sodann über Deutungen (Selbstdeutungen eingeschlossen) und Interpretationen des Beziehungssystems (genetisch und im Hier-und-Jetzt) im sprachlichen Bereich, über das Wort also, erkenntnis- und handlungsrelevant verändern.
Dem Patienten offenbart sich die Gegenübertragung des Therapeuten nicht nur in seinen Deutungen, sie zeigt sich auch in „seinem Schweigen oder seinem Brummen, ... seiner mehr oder minder großen Verfügbarkeit, ... seiner Beunruhigung oder sogar ... seinem Vergnügen an der analytischen Arbeit" (Smirnoff, 1988). Damit kommt dem Verhalten des Therapeuten eine entscheidende Rolle im Therapieverlauf zu, die Gegenübertragung mit ihrem beziehungsgestaltenden Anteil ist ein zentrales Arbeitsmittel des Therapeuten, der kontrolliert und mit diesem seinem wichtigen Instrument umgehen muss und nicht den narzisstischen Verführungen von (unbewusster) Macht, Besitz, Potenz und Überlegenheit erliegen darf (Grunert, 1989).
Die Gegenübertragung ist damit eine Schöpfung des Patienten (Thomä/Kächele, 1986), sie ist das Produkt der emotionalen Reaktion des Therapeuten auf die Bild- oder Sprachsymbole des Patienten und sie ist damit zunächst weder nur positiv noch negativ (Brenner, 1994, 237), sie ist als Ganzes stets ambivalent und zeigt ihre jeweiligen Facetten in der konkreten Beziehungssequenz.
Gill (1997, 142) erinnert sich an einen merkwürdigen Ausschnitt aus einem Analyseverlauf mit einem Geschäftsmann, der eine offenbar sehr einseitig konservative Auslegung des analytischen Prozesses (als Monolog) nahelegt: Sowohl der Patient als auch der Analytiker sagten lange Zeit nichts. Dieses Schweigen dauerte einige Wochen, ohne dass einer der Beteiligten etwas sagte. Schließlich brach der Geschäftsmann das Schweigen „Vielleicht sollte ich

Ihnen helfen?" Diese Bemerkung ist einfach zu interpretieren: Eine Analyse (auch auf imaginativer Ebene) ist eine Zweierbeziehung.

In welcher Weise Übertragungs-Gegenübertragungs-Verwicklungen in der KIP den therapeutischen Verlauf bzw. die Prozessdynamik der Imaginationen formen oder verformen können, beschreibt übrigens Pahl (1982) an Imaginationsbeispielen und entsprechenden Therapeuteninterventionen. Auch hier wird die Abhängigkeit von Imagination und Beziehung voneinander deutlich.

4.5 Konsequenzen für die Standortbestimmung der KIP und für die therapeutische Praxis

4.5.1 Zur Standortbestimmung

Die KIP als eine psychoanalytisch orientierte Psychotherapie (also als eine tiefenpsychologisch fundierte Interventionsmethode) arbeitet wie andere einschlägig definierte Verfahren mit der unbewussten Phantasie eines Menschen und wirkt insbesondere über die jeweilige Beziehungsdynamik (der therapeutischen Dyade oder der Gruppe). Daher werden auch hier die wesentlichen therapeutischen Prozesse in der Übertragungs- und Widerstandsarbeit wirksam.

Im Unterschied zu anderen tiefenpsychologisch fundierten Verfahren ist die KIP dadurch charakterisiert, dass dieser Arbeitsprozess (die Beziehungsdynamik mit allen ihren bewussten und unbewussten Anteilen) auf der Bildebene, im katathymen Bild (im Tagtraum) und damit auf einer affektgeladenen Symbolebene geleistet wird, z. T. eben auf der Ebene des Vorbewussten. Dies impliziert eine Reihe von besonderen Erfahrungen im Umgang mit der Übertragungs- und Widerstandsarbeit auf der Imaginationsebene, wenn der Therapieprozess auf der Bildebene erhalten werden soll. Die Arbeit mit den Standardsymbolen bzw. mit Symbolen überhaupt, Deutungsbesonderheiten im Bild- bzw. Symbolisierungsprozess u. a. bedürfen diffiziler therapeutischer Erfahrungen und besonderer Kenntnisse, die Therapeuten für die Arbeit mit dem KIP neben einer gründlichen Ausbildung in der tiefenpsychologisch fundierten bzw. analytischen Psychotherapie erwerben müssen.

Katathyme Bilder (Tagträume) als Imaginationen sind als Ausdruck der unbewussten Phantasie beschrieben worden. Als ubiquitäres Phänomen sind sie ähnlich wie der Nachttraum als eine normale Form der Phantasie charakterisierbar, sie dienen der unbewussten Wunscherfüllung, der psychischen Entlastung, der Anpassung und der Kreativität. Insofern sind sie wesentlich an der Beziehungsgestaltung des Menschen beteiligt.

Die KIP lässt sich somit auch als eine gezielte analytisch-therapeutische Arbeit auf der Imaginationsebene kennzeichnen, welche durch die von Leuner (1994) erarbeiteten Standards, Regieprinzipien und Techniken zumindest eine ausreichende tiefenpsychologisch fundierte Bearbeitung des ZBKT im fokussierenden Sinne garantiert. Im Rahmen eines multimodalen Ansatzes einer analytischen Psychotherapie (Maaz, 1997b), die eine Übertragungs- und Widerstandsarbeit auf unterschiedlichen Ebenen (Arbeit mit freien Assoziationen auf rein sprachlicher, imaginativer, körperlicher Ebene, Gruppenarbeit im sozialen Feld u.a.) zulässt, haben Imaginationen einen festen Platz: Die imaginative Dimension in der Psychoanalyse bedeutet die intensive Nutzung von Tagträumen, Vorstellungen und Phantasien für die psychotherapeutische Arbeit auf einer Ebene des Beziehungsprozesses, die der unbewussten Phantasie sehr nahe steht (Bahrke, 1997). Diese weniger an vorgegebene Standards gebundene, eher dem freien Assoziationsprozess klassischen analytischen Vorgehens verpflichtete therapeutische Arbeit (wie sie sich übrigens in dem Ausschnitt aus meinem Fallbeispiel andeutet) ist nicht mit der Oberstufe der KIP zu verwechseln, wenngleich diese einen gewissen Übergang hierzu darstellt.

4.5.2 Konsequenzen für die therapeutische Praxis

Die vorangestellten Überlegungen zur unbewussten Phantasie, zur Symbolbildung und zur Rolle der Übertragung/Gegenübertragung bei der Beziehungsarbeit mit der KIP lassen einige Schlussfolgerungen für die therapeutische Praxis zu, wobei den erwähnten Ergebnissen der modernen Säuglingsforschung auch hier eine wesentliche Bedeutung zukommt.
In Anlehnung an Stern (1992, 356 ff) lassen sich traditionelle altersspezifische sensible Phasentheorien in der bisherigen Form nicht mehr aufrechterhalten. Vielmehr sprechen alle seine Untersuchungsergebnisse dafür, diese theoretischen Konstruktionen aufzugeben und den „tatsächlichen Entstehungspunkt für jedes dieser traditionellen klinischen Probleme überall auf ihrer fortlaufenden Entwicklungslinie..." zu vermuten.
Für die „therapeutische Rekonstruktion der Vergangenheit" ergibt sich hieraus eine größere Unabhängigkeit und mehr Spielraum für den Therapeuten; ungebunden an phasentypische Auslöser kann er mit seinen Patienten frei „die Lebensalter und Bereiche der Selbstempfindung" mit dem Ziel durchstreifen, eine Stelle zu suchen, die diese Rekonstruktionstätigkeit am ehesten zulässt.
In dem von Stern (1992) vorgeschlagenen Vorgehen findet sich mehr Freiraum für intensives, gleichmäßiges Zuhören. Das Aufspüren der „therapeutischen Schlüsselmetapher" als „narrativer Entstehungspunkt" einer Pathologie filtert sich im Therapieverlauf aus den jeweiligen intensiven Lebensphasen der

Geschichte des Patienten heraus. Dieses Vorgehen erinnert an das ZBKT von Luborsky und ist dem mit den symbolverschlüsselten Konfliktkernen in der KIP arbeitenden Therapeuten nicht unbekannt.

Eine Schlüsselrolle hierbei kommt den erwähnten RiG's zu, die als Fundament für ein „Kontinuum akkumulierender Muster" sowohl für Neurosen (denen ein realer Entstehungspunkt zugrunde liegt, der in jeder Entwicklungsphase eines Menschen liegen kann) und auch für frühe Störungen (hier ist kein bestimmter Entstehungspunkt eruierbar, Verletzungen können an jedem Punkt wirksam werden, sie sind direkt von den frühen RiG's ableitbar) angesehen werden können.

Für die Beziehungsarbeit mit der KIP leitet sich hieraus zumindest Folgendes ab:

- Frühe Erfahrungen gehen als RiG's in die Imaginationen (unbewusste und bewusste Phantasie) ein und sind Bestandteil dieser.
- Im Symbolprozess der Imaginationen finden sich sowohl primär als auch sekundär prozesshafte Anteile, die sich im generalisierenden und differenzierenden Bildbereich widerspiegeln. Dabei lassen sich ergänzende, oszillierende Verläufe beobachten, die sowohl regressive als auch progressive Muster beinhalten.
- Das Originalgefühl (die Originalwahrnehmung) früherer Störungen lässt sich nur als Realität und zunächst nicht als Phantasie in der Therapie bearbeiten.

Es ist jedoch zu vermuten, dass die originalen Affekte der in der inneren Selbsterfahrung eines Individuums entstandenen „pronarrativen Hüllen" in der Matrix der Symbolderivate, der Sprachsymbolik und auch der Symptomsymbolik enthalten sind. Damit sind zumindest Ansatzpunkte für eine therapeutische Arbeit gegeben, die ein Nachreifen zu einem verinnerlichten Schema „in Gemeinschaft mit anderen sein" durch entsprechendes komplexes Nacherleben (der Trauer, des Schmerzes) ermöglicht. Erst danach sind dem Patienten Symbolisierungen möglich, die dann eine Weiterbearbeitung des Beziehungskonfliktes zulassen. Die eigentliche Arbeit mit der KIP beginnt im Grunde erst an diesem Punkt. Die Arbeit in der Affektrealität geschieht wegen der noch fehlenden Symbolisierungsfähigkeit an den Grundgefühlen selbst.

- Jedes Imaginieren, jeder Tagtraum enthält Anteile der lebenslang kumulierenden Entwicklungslinien einschließlich ihrer pathogenen Anteile, so dass Störungen im Grunde auf nahezu jeder Entwicklungs- oder Lebensstufe bearbeitet werden können.

- Abhängig von der Intensität gestörter Beziehungen, der Persönlichkeit des Patienten und der therapeutischen Schlüsselmetapher (mit ihrem narrativen Entstehungspunkt) scheint ein individueller multimodaler Ansatz analytisch therapeutischer Arbeit auf unterschiedlichen Ebenen (sprachlich-imaginative Ebene, Körperebene, soziale Ebene) am ehesten dem komplizierten Geflecht mehr oder weniger fixierter früher oder neurotischer Störungen gerecht zu werden, d. h. hinreichende therapeutische Effekte zu garantieren.
- Die KIP ist wie jede andere psychoanalytisch orientierte Psychotherapie eine Beziehungstherapie. Das Beziehungsgeflecht mit seinen genetischen und aktuellen Besetzungen (Hier und Jetzt - Dort und Damals) wird in der Übertragungs- und Widerstandsarbeit unter den besonderen Bedingungen des kunstgerechten Umgangs mit Imaginationen sichtbar, gestaltet und verändert.
- Für die Ausbildung der Therapeuten mit der KIP bedeutet dies, dass neben den speziellen curricularen Anteilen zum Umgang mit Imaginationen gründliche Kenntnisse und Erfahrungen in der analytischen Psychotherapie unumgänglich sind.

Andererseits ist für die eigentliche psychoanalytische Ausbildung, insbesondere im multimodalen Sinne, eine Erweiterung des curricularen Pflichtpensums durch imaginationstherapeutische Anteile nützlich und wünschenswert.

5. Das zentrale Beziehungskonfliktthema (ZBKT) in der KIP

Heinz Hennig

5.1 Zum theoretischen Ansatz

Unabhängig davon, ob es sich um Kurz- oder Langzeittherapie handelt, bilden in der psychodynamisch orientierten Arbeit zwischenmenschliche Beziehungskonflikte den Mittelpunkt des Therapieprozesses. Wenn sich dann Patientenprobleme als eine Funktion gestörter zwischenmenschlicher Beziehungen identifizieren lassen, also wenn Symptome den Stellenwert von hilflosen Selbstlösungs- oder Selbstheilungsversuchen einnehmen, dann liegt es nahe, dass sich die gestörten interpersonalen Transaktionen in irgendeiner Form in jeder Beziehung, also auch in der therapeutischen Interaktion, wiederfinden lassen. Ziel jeder psychodynamischen Interaktion ist es daher u. a., die pathogene Reinszenierungsdynamik eines Patienten im Prozess des Erinnerns, Wiederholens und Durcharbeitens zu identifizieren.

Die im Verlauf des Therapieprozesses notwendigen Deutungen bzw. Interpretationen können sodann ein bewusstes Umgehen mit möglichen realitätsbeeinträchtigenden bzw. -verfälschenden Projektionen bei einem Patienten reduzieren. Das wiederum bedingt im Fall eines effektiven Therapieverlaufs Veränderungen seiner Beziehungs- und Konfliktfähigkeit und gegebenenfalls die Auflösung der Symptomatik, weil diese als überflüssig und sinnlos erlebt wird. Im Verlauf aller tiefenpsychologisch fundierten bzw. analytisch orientierten Therapieverfahren (die ich im Folgenden als psychodynamische Therapien bezeichne) ergibt sich eine Fülle von Informationen, die im Prozess der mehr oder weniger strukturierten oder freien Assoziationen gewonnen werden. Unabhängig davon, in welcher Weise diese Informationen, die als Geschichten erzählt stets Beziehungsepisoden einschließen, angeboten werden, ist davon auszugehen, dass sie in irgendeiner Form mit unbewussten Konflikten des Patienten zu tun haben. Diese stehen sowohl mit der Herausbildung seiner Symptome als auch mit seiner Motivation zur psychotherapeutischen Behandlung im Zusammenhang. Der Patient hat also ein Anliegen, das in der Regel mit Leidensdruck verbunden ist. Zumindest von letzterem möchte er entlastet werden.

Nicht nur wegen des ökonomischen Drucks von Krankenkassen bei der psychotherapeutischen Behandlung von psychischen Störungen ist ein Strukturieren der Narrationen eines Patienten unumgänglich. Die Vielfalt der Narrationsinhalte zwingt schon deshalb zum Ordnen, weil ohne Strukturgebung die oben angedeutete Reinszenierungsdynamik nicht verstehbar ist und damit keine schlüssigen Deutungen oder Interpretationen möglich sind. Strukturierung soll ferner aus der Narrationsvielfalt der verschiedenen Therapiestunden das jeweilige Wiedererkennen reinszenierter Themen, also die Narrationsanalyse, erleichtern. Dies ist besonders wesentlich, denn die sich wiederholenden Konfliktmuster werden vom Patienten in die unterschiedlichsten Geschichten eingebettet, erinnert und verbalisiert.

In der Arbeit mit der Katathym Imaginativen Psychotherapie muss der mit dem Symboldrama vertraute Therapeut zusätzlich die Symbolkonstellation der Tagträume entschlüsseln. Die Symboldynamik katathymer Bilder enthält Objektverschiebungen, die eine besondere Ebene der Konfliktbearbeitung darstellen. Diese darf natürlich das Aufarbeiten in seiner Affektdramatik in keiner Weise beeinträchtigen oder behindern. Eher wird das Durchleiden des jeweiligen Symboldramas in subtiler Weise sowohl auf den Ebenen des Primär- als auch des Sekundärprozesses (gleichzeitig oder oszillierend) sukzessiv inszeniert bzw. reinszeniert. Der Prozess ist bewusstseinsnäher als der Nachttraum, diesem aber gelegentlich nicht unähnlich.

Umso evidenter erscheint die Notwendigkeit von Strukturierung in der KIP, nicht nur weil die, wenn auch zunächst hypothetische, Übersetzung der Symboldynamik der Imaginationen eines Patienten nötig ist. Strukturieren erfordert notwendigerweise Konzentration auf Wesentliches, Verdichtung gebotenen Bildmaterials, Decodierung der Bildmetaphorik des Konflikterlebens mit Objektbeziehungen sowie das Herausfiltern von Auseinandersetzungen mit Introjekten.

Unschwer lässt sich aus den bisherigen Überlegungen ableiten, dass diese Strukturierung nur mit Hilfe des Fokussierens möglich ist. Je weniger Zeit für eine therapeutische Arbeit zur Verfügung steht, umso dringender erscheint das Extrahieren eines Fokus, um den sich in jeder therapeutischen Sitzung die Narrationen ranken.

Nun soll hier erinnert werden, dass ein solcher Fokus auch in das sehr defizile Beziehungsgefüge von Patient und Therapeut (individuell und in der Dyade) eingebettet ist. Insbesondere die emotionalen Besetzungen des narrativen Kontextes, also die unmittelbaren Gefühle, bilden jeweils den wichtigen Erlebnisanteil jeder einzelnen Therapiestunde. Das heißt im Grunde: In jeder Geschichte, in jeder Stunde wird ein eigener Fokus produziert; kumulierend helfen diese Fokusse dann sowohl dem Patienten als auch dem Therapeuten, sich mit ihren jeweiligen Phantasien und Hypothesen einer gemeinsamen „Wahrheit" zu nähern, die als „Schlüsselmetapher" (Stern, 1992, 359) eine möglichst erlebnisintensive Rekonstruktion der als traumatisierend verinnerlichten Szene ermöglicht. Mit Lachauer (1992, 27 ff) ist daher „... der Fokus

... im Kern nichts anderes als eine bewusst herausgearbeitete Hypothese über die unbewussten Hintergründe dessen, was aktuell ist, um einen Ansatzpunkt für therapeutische Interventionen zu haben", also „... der Fokus als Entscheidungshilfe für den Deutungsprozess ....".
Lauchauer (1992) erkennt ähnlich wie Thomä/Kächele (1986, 359 ff) die einer Fokusformulierung innewohnende Ambivalenz, zumindest deren Relativität: „Die Frage, ob ein Fokus eine von der gestaltenden Intervention des Analytikers unabhängige Existenz im Patienten führt, müssen wir zugleich bejahen – schließlich hat der Patient seine eigene Symptomatik gebildet – und behandlungstechnisch verneinen. Angesichts der hochgradigen Vernetzung unbewusster Motivationsstrukturen kann es kaum eine Fokusdiagnostik geben, die sich nicht auf die interaktuelle Ausprägung des Fokusgeschehens auswirkt." Und Thomä/Kächele (1986, 359) folgern weiter: „Wir betrachten den interaktionell gestalteten Fokus als zentrale Drehscheibe des Prozesses und konzeptualisieren von daher die psychoanalytische Theorie als eine fortgesetzte, zeitlich nicht befristete Fokaltherapie mit wechselndem Fokus."
Dennoch ist zumindest die hypothetische Formulierung eines „Hauptkonfliktes" (Thomä/Kächele, a.a.O.) bereits nach dem Erstinterview notwendig, weil nicht nur eine zumindest vorläufige Zielstellung für den Beginn einer analytisch orientierten Psychotherapie erarbeitet sein muss, sondern weil bereits die Kassenvorgaben einen Bericht an den Gutachter erfordern, der eine psychodynamische Hypothese zur jeweiligen Erkrankung enthalten muss. Nochmals sei betont, dass hiermit nicht nur kurzzeittherapeutisches Vorgehen angesprochen, sondern auch Langzeittherapie gemeint ist. Für kurzzeittherapeutische Interventionen ist ein möglichst rasches Aufspüren fokaler Anteile im Kontext der Patientenerzählungen notwendig, was die Funktion des „dynamischen Fokus als Struktur für zwischenmenschliche Erzählungen" (Strupp/Binder, 1993, 102) besonders evident werden lässt. Ein Vorteil von Langzeittherapie besteht jedoch auch darin, dass die Kumulation mehrere Fokusse aus verschiedenen Therapiestunden die Formulierung einer „Hauptkonflikthypothese" erheblich erleichtern und realitätsnaher gestalten lässt.
Dabei darf nicht der Irrtum entstehen, Fokussieren (Strukturieren) und das Prinzip der gleich schwebenden Aufmerksamkeit, das in der analytischen Psychotherapie gewöhnlich vorherrscht, würden sich einander ausschließen. Die Feststellung von Hohage (1996, 89): „In der gleich schwebenden Aufmerksamkeit wird nichts ausgeblendet, das Material wird nicht in wichtig und unwichtig strukturiert ... Der Therapeut soll Sorge tragen, dass er Informationen nicht zu früh als unwichtig aussondert ..." gilt für alle psychodynamischen Verfahren, nur eben in Abhängigkeit z.B. von zeitlichen Vorgaben mit unterschiedlicher Gewichtung. Mit dem Hinweis von Hohage (a.a.O.): „Selbst in der Psychoanalyse muss sich aber die Aufmerksamkeit irgendwann auf einen

zentralen Aspekt konzentrieren, damit Deutungen und das Durcharbeiten möglich werden", wird dies nochmals betont.
Insofern ist jede Form von Kurzzeittherapie, die psychodynamischen Konzepten verpflichtet ist, sehr vereinfacht gesagt, eine Kurzform analytischer Arbeit, die eine Reihe präjudizierender Gemeinsamkeiten mit entsprechender Langzeittherapie hat. Allerdings verlangt kurzzeittherapeutisches Vorgehen nicht selten vermehrte Aktivität oder sogar Direktivität des Therapeuten (Wöller/Kruse, 2000, 11 ff). Auch wenn sich zeitlich begrenzte Therapie eher auf einen meist aktuellen Fokus ausrichtet (Beutel, 2000) sollte der Therapeut bedenken, dass die Arbeit an einem Fokus stets die ganze Persönlichkeit des Patienten berührt, also damit auch den nicht unbedingt direkt angesprochenen Hauptfokus. Für den Therapeuten selbst ist es demnach zumindest nützlich, wenn nicht notwendig, eine zentrale Haupthypothese zu formulieren, die zunächst in der Kommunikation mit dem Patienten nicht erwähnt werden muss. Der erfahrene Therapeut weiß, dass Berührungspunkte mit dem zentralen Thema (oder zentralen Themen) nicht zu vermeiden sind und sogar therapieförderlich sein können. Im Interesse einer begrenzten Zielstellung muss er jedoch fähig sein, mit solcherlei Interdependenzen lege artis umzugehen.
Vom Theorieansatz der modernen Säuglingsforschung her ist ohnehin keine unbedingte Bindung von phasenabhängigen Rekonstruktionen an den „narrativen Entstehungspunkt einer Pathologie" (Stern, 1992, 356) notwendig. Die „Originalversion" einer Schlüsselmetapher ist deshalb nicht unbedingt erforderlich, weil sie ohnehin im aktuellen Arbeitsfokus enthalten sein muss. Nicht nur im Prozess langzeittherapeutischen Arbeitens kommt hierbei der „interaktiven" und „intersubjektiven" Dynamik von Patient und Therapeut eine grundsätzlich gestaltete Bedeutung zu (vgl. Gill, 1996, 213 ff).
Zusammengefasst lassen sich diese Überlegungen wie folgt formulieren: Die Narrationen des Patienten enthalten stets Beziehungsepisoden, die sich aus Erinnerungen, aktuellem Beziehungserleben und der aktuellen Arbeitsbeziehung im Therapieprozess zusammensetzen. Der hieraus extrahierbare Fokus, der als Grundlage für ein mehr oder weniger intensives Durcharbeiten in der jeweiligen Therapiestunde dient, ist zugleich ein Baustein für den zentralen Konfliktkern bzw. die emotionale Besetzung zentraler Beziehungsepisoden, die den pathogenen Reinszenierungsvorgang eines Patienten permanent unterhalten.
Nun ist es ein Prinzip jedweder psychodynamischer Intervention, dass der Therapeut die ihm angebotenen, in die Imaginationen oder Geschichten eingebetteten Konfliktmotive aus der Sicht des Patienten identifizieren, verstehen und gegebenenfalls deuten oder interpretieren muss. Luborsky (1995) schlägt als didaktisches Hilfsmittel die Methode des Zentralen Beziehungskonfliktthemas (ZBKT), im angloamerikanischen Sprachbereich Core Conflictual Relationsship Theme (CCRT) genannt, vor (Luborsky/Crits-Christoph, 1990).

Luborsky stellt mit diesem methodischen Werkzeug einen dynamischen Generalkonflikt in den Mittelpunkt der analytischen Arbeit, der als zentrales Thema das Erleben und Verhalten eines Menschen prinzipiell bestimmt und damit auch die Übertragungsdynamik strukturiert. Dieses ZBKT wird als ubiquitäres Thema (Klischees nach Freud, 1912) lebenslang reinszeniert. Im Fall verinnerlichter pathogener Muster hängt das ZBKT unmittelbar mit der Symptomatik eines Patienten zusammen. Die symptomunterhaltenden Beziehungskonfliktmuster (als unterschiedlich modifizierte „Subfokusse" in den einzelnen Therapiestunden variierend) lassen ein übergeordnetes, „beinahe identisches" (Luborsky, 1995, 28) Konfliktsystem erkennen, das sich zumindest in einzelnen Komponenten „trotz selbstschädigender Auswirkungen" ständig wiederholen kann und damit die psychische Störung eines Patienten unterhält.

Den vorliegenden Forschungsergebnissen zufolge bleibt das ZBKT „in der Regel zum Zeitpunkt des Behandlungsendes und auch danach erkennbar" (Luborsky, 1977). Das gilt selbst für Patienten mit „allgemeiner und spezifischer Besserung" nach der Therapie, wenngleich gewisse Veränderungen bzw. Modifikationen des ZBKT nicht zu übersehen sind. Luborsky entwickelte zu diesen theoretischen Überlegungen ein analytisches Behandlungsmodell, das er als „Supportiv-Expressive Therapie" bezeichnet. Das in seiner Struktur sehr übersichtlich geordnete Modell ist für analytische Kurz- und Langzeittherapie anwendbar und nicht nur für klinische Zwecke sehr praktikabel, sondern auch für Forschungsvorhaben gut nutzbar.

5.2 Überlegungen zur Struktur, Funktion und Dynamik des ZBKT

Dem Konstrukt ZBKT kommt eine besondere Relevanz für die therapeutischen Interventionen zu (Staats, 1999). Das auf den unterschiedlichsten Ebenen (mehr oder weniger bewusst sowie in verschiedenste Themen oder Bildinhalte eingebettet) auftauchende psychische Material ist nicht nur einer Bearbeitung leichter zugänglich. Die hiermit verbundene Nähe der therapeutischen Interventionen zum ZBKT verbessert die Arbeitsbeziehung, was wiederum ein wesentlicher Indikator für eine günstige Behandlungsprognose sein kann (Crits-Christoph, u.a. 1993; Albani, u.a., 2003).

Als Maß für ein durchgehendes, übergeordnetes Beziehungsmuster und als Maß für die Übertragung spiegelt sich die im Therapieprozess durchzuarbeitende pathogene (neurotische) Konfliktdynamik in der Reinszenierung des ZBKT wider, sei es in präverbaler Form als Erleben von Schmerz und Sehnsucht beim jähen Auftauchen frühester Bedürftigkeiten, sei es in den Bildmetaphern, die Angst und Aggressionen von zurückliegenden unbewältigten (verdrängten) Konflikten reaktivieren oder sei es in den Wortgeschichten, die schließlich ein reifes und differenziertes Aufarbeiten sowie Erkennen unbewusster Beziehungskonflikte ermöglichen. Letzteres eröffnet dem Patienten erst die Möglichkeit, die pathogenen Reinszenierungsmuster zu vermindern oder ihnen ein Ende zu setzen (Hennig, 1999).

Jede spezifische methodische Variante psychodynamischer Psychotherapie ist daher Beziehungstherapie und gleichzeitig zwingend Konflikttherapie. Nach Gill (1997, 58) kann die Differenzierung in drei mögliche Konfliktarten sinnvoll sein: „Konflikte zwischen dem hereditären Aspekt und der äußeren Umwelt, Konflikte zwischen dem hereditären Aspekt und dem internalisierten Äußeren und Konflikte zwischen zwei konfligierenden hereditären Intentionen."

Das Konzept des ZBKT lässt sich im Übrigen über die Abbildung innerpsychischer Konflikte hinaus auf Konfliktmuster in Gruppen bis hin zu internationalen Auseinandersetzungen von Volksgruppen oder Staaten erweitern (Volkan, 1999; Hennig, 2001). In kollektiv verinnerlichten Entwertungs- und Kränkungsphantasien oder etwa einer kollektiven Schulddynamik mit allen ihren oft aggressiven Affekten lassen sich emotionale Derivate aufspüren, die u.U. über Generationen hinweg pathogene zentrale Beziehungsmuster konservieren, für deren Lösung das Denkmodell des ZBKT sicherlich nützlich sein könnte.

Strukturell enthält das ZBKT affektive Anteile aus drei Beziehungsbereichen, die im therapeutischen Raum mit wechselndem Inhalt und oszillierender Intensität stets präsent sind (vergl. Abb.1):

- Die gegenwärtige therapeutische Beziehung
- Die aktuellen Beziehungen des Patienten (des Therapeuten) außerhalb der Therapie
- Die früheren Beziehungen des Patienten (des Therapeuten).

Diese Triade der drei grundlegenden Beziehungsbereiche geht zurück auf das ursprüngliche „Dreieck der Einsicht" von Menninger (1977) und das späterhin von Leuzinger-Bohleber (1985) daraus entwickelte Fokusmodell. Die von Luborsky (1995) sehr differenziert fortentwickelte Modellvorstellung erkennt im ZBKT Anteile zumindest aus den genannten Beziehungsbereichen. Das ZBKT wird somit als eine Art „Generalfokus" definiert, der als dynamisches Konstrukt in jedem Lebensbereich einer Persönlichkeit wirksam ist und a priori nicht unbedingt bereits psychopathologisch relevant sein muss. Doch birgt er stets Gegensätzliches, Widersprüchliches, Konflikthaftes in sich, Ambivalenzen also, mit denen jeder Mensch umgehen muss.

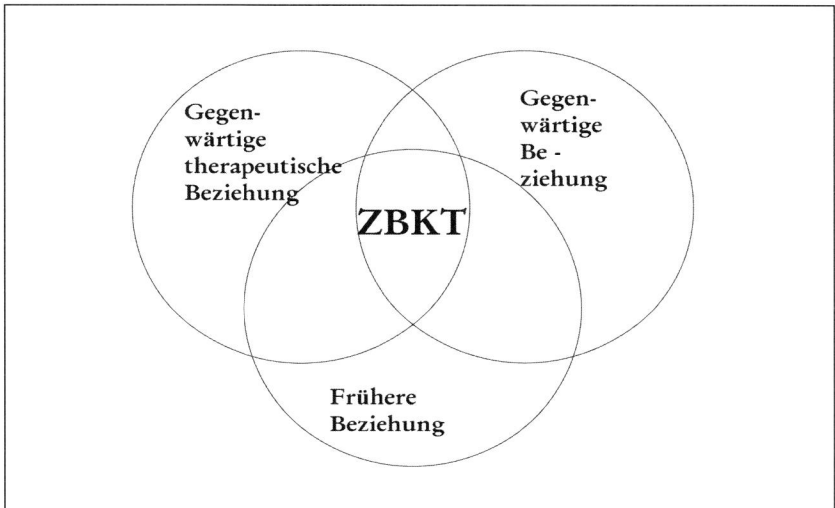

Abb. 1: Triade der Beziehungsbereiche (nach Luborsky, 1995)

Die bereits erwähnte, von diesem Konzept abgeleitete Supportiv-Expressive Therapie (SET) von Luborsky (1995) interpretiert folgerichtig Symptome eines Patienten stets im Zusammenhang mit intrapsychischen und interpersonellen Konflikten (Leichsenring, 2003).
Abgeleitet von der oben abgebildeten Triade lassen sich nun drei Komponenten des ZBKT beschreiben (vgl. Abb. 2):

- Der Wunsch des Selbst an eine Beziehung (W)
- die Reaktion der Objekte auf diesen Wunsch (RO)
- die Reaktion des Selbst auf die Reaktion der Objekte (RS)

Im Verlauf des Therapieprozesses werden diese Komponenten auf dem Boden der drei Beziehungsbereiche der Triade des ZBKT mit dem Ziel herausgearbeitet, durch das zunehmende subjektive Bewusstwerden beim Patienten die Reinszenierung der pathogenen Beziehungsmuster zu verändern. Der Patient sollte befähigt werden, mit eigenen Wünschen und den Reaktionen der anderen konstruktiver, d.h. weniger neurotisch umzugehen.

5. Das zentrale Beziehungskonfliktthema (ZBKT) in der KIP

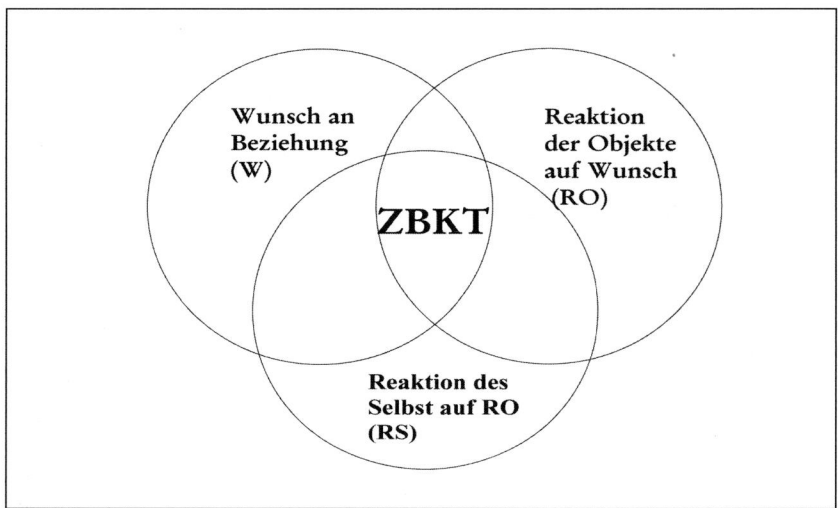

Abb. 2: Die drei Komponenten des ZBKT

Zusammengefasst lässt sich das ZBKT wie folgt charakterisieren:

- Es beinhaltet Konflikte, die sich in generalisierten Beziehungsmustern ausdrücken.
- Diese strukturieren im Wesentlichen jede Übertragung.
- Sie unterliegen der Redundanz und provozieren (unbewusste) Reinszenierungen in der Beziehungsgestaltung.
- Das ZBKT ist ein Konzentrat von Beziehungserfahrungen.

Entsprechend lassen sich die Ziele der Arbeit am ZBKT definieren:

- Befreiung des Patienten vom Wiederholungszwang pathogener Anteile des ZBKT (Freiheit)
- Identifizieren der realitätsverfälschenden Anteile des ZBKT (subjektive Phantasie und Realität trennen)
- Der Patient soll in seinen sozialen Konflikten auch seinen inneren Konflikt erkennen (Unabhängigkeit)
- Mit dem Bewusstwerden des ZBKT und seiner Reinszenierungsdynamik kann der Patient selbst überprüfen, ob er seine bisherigen Beziehungsmuster (Wünsche, Erwartungen etc.) beibehalten oder durch andere (möglichst „gesündere") ersetzen möchte

Die Dynamik der Wortgeschichten bzw. der Bildsymbolik eines jeden Therapieprozesses ermöglicht also ein reiferes und differenzierteres Identifizieren und Aufarbeiten vergangener Beziehungskonflikte. Der jeweilige Fokus („Teilfokus") und das ZBKT werden damit einer Deutung (Interpretation) zugänglich. Dieser Aufarbeitungsprozess kann sodann zum Abklingen oder Erlöschen der pathogenen Reinszenierungsmuster führen.

Das Zusammenspiel von Übertragung und Gegenübertragung lässt das ZBKT transparent werden. Bereits an anderer Stelle wurde in Anlehnung an Lorenzer (1995, 229) darauf verwiesen, dass erst die in diesem Zusammenspiel gewonnene Teilhabe des Analytikers ein Erkennen über szenisches Verstehen garantiert und im fortwährenden Wechsel von Deutungen bzw. Interpretationen die Herstellung der „Einheit von Erkennen und Handeln" ermöglicht. Im Verstehen der Interaktion, der Beziehungsdynamik, wird die Beziehung selbst verändert und somit der subjektive Umgang mit dem eigenen ZBKT modifiziert.

Daher sei an dieser Stelle nochmals nachdrücklich auf die Bedeutung der Gegenübertragung verwiesen. Dem Patienten offenbart sich die Gegenübertragung des Therapeuten nicht nur in seinen Deutungen, sie zeigt sich auch in „... seinem Schweigen oder seinem Brummen, ... seiner mehr oder weniger großen Verfügbarkeit, ... seiner Beunruhigung oder sogar ... seinem Vergnügen an der analytischen Arbeit" (Smirnoff, 1988).

Dem Verhalten des Therapeuten kommt also im Prozess der Erarbeitung und Bearbeitung des ZBKT eine entscheidende Rolle zu. Damit ist die Gegenübertragung nicht nur ein zentrales Arbeitsmittel des Therapeuten, sondern zugleich ein bedeutender gestaltender Anteil des ZBKT. Der Therapeut muss daher kontrolliert mit diesem Instrument umgehen, d.h. er darf den narzisstischen Verführungen von (unbewusster) Macht, Besitz, Potenz und Überlegenheit nicht erliegen (Grunert, 1989).

Als Schöpfung des Patienten (Thomä/Kächele, 1986) ist die Gegenübertragung damit das Produkt der emotionalen Reaktion des Therapeuten auf die Bild- und Sprachsymbole des Patienten. Sie schließt damit das ZBKT des Therapeuten ein.

Andererseits sind die Reaktionen des Therapeuten, seine Gegenübertragungsinterventionen wiederum übertragungsgestaltend. „Übertragung basiert somit ... auf dem Beitrag ... der Beteiligten zur Interaktion im Hier und Jetzt und zugleich darauf, wie ... diese durch die jeweilige Vergangenheit geprägt wurde" (Gill, 1997). „Es gibt keine Intervention (des Therapeuten), Schweigen eingeschlossen, die nicht gleichzeitig eine Handlung ist, die aus einer interpersonalen Reaktion entsteht und auf die es im Gegenzug eine interpersonale Reaktion geben wird" (Gill, 1991; Gill 1997, 82).

Die Patienten kommen zur psychotherapeutischen Behandlung, „weil sie in der Gegenwart an ihrer Vergangenheit leiden" (Körner, 1982). Wir erlauben ihnen, uns so zu betrachten, als entsprächen wir ihren inneren Bildern von uns. Und wir eröffnen ihnen einen imaginären Raum im Rahmen der freien Assoziationen und der frei schwebenden Aufmerksamkeit, „in dem alles phantasiert und gesagt werden kann ..." (Körner, 1992). Der Patient wird nun, auf der Ebene des ZBKT betrachtet, seine Wünsche (W) an den Therapeuten direkt oder symbolverschlüsselt übermitteln, dessen Reaktion registrieren (RO) und wieder selbst auf diese Reaktion antworten (RS).

Für die Interpretationen (als Intervention des Therapeuten) ist daher wesentlich zu verstehen, „dass alles, was wir sagen oder nicht sagen, tun oder nicht tun, in interpersonalen Beziehungen interaktive Implikationen hat" (Gill, 1997, 92).

5.3 Zu Konsequenzen für die Praxis mit der KIP als dynamischer Prozess

5.3.1 Einige Besonderheiten in der Arbeit mit der KIP

Die Arbeit mit der Übertragung (und der Gegenübertragung als dialektischer Prozess; vgl. auch Körner, 1992, 29), also am ZBKT, läuft im Grunde auf zwei Ebenen ab:

- Auf der Ebene einer, vielleicht auch konflikthaften, therapeutischen Beziehung.
- Auf der Ebene des Reflektierens, des Sprechens über diese und andere aktuelle oder zurückliegende soziale Beziehungen.

Zweifellos sind im Prozess freier Assoziationen stets auch Bilder oder Bildsymbole als kreatives, phantasiegebundenes psychisches Material integriert. In der Arbeit mit der KIP ist eine Ebenenverschiebung insofern angezielt, als Imaginationen selbst als zentrales Arbeitsmedium genutzt werden (Hennig, 1997). Damit werden sowohl die Materialassoziationen als auch der Schwerpunkt des Durcharbeitungsprozesses direkt auf eine dritte Ebene, nämlich der Symbol (Bild) -dynamik verlagert, wenngleich in der Praxis im therapeutischen Prozess ein häufiges Oszillieren zwischen den Ebenen nicht zu übersehen ist. Ohne Ausnahme gelten in der Arbeit mit der KIP sämtliche hier im Rahmen der Überlegungen zum Umgang mit den prozessbestimmenden Konstrukten (Übertragung und Gegenübertragung und ihrer Dynamik) beschriebenen Bedingungen.

Leuner (1994, 51) betont ausdrücklich, „dass sich der therapeutische Prozess im Symboldrama in dialogischer Form vollzieht" und grenzt die KIP damit bewusst von „anderen unsystematischen Verfahren" ab, die mit Imaginationen arbeiten. Allerdings wird hier nicht nur die Rolle der Gegenübertragung unterschätzt und stellenweise gelegentlich ignoriert, sondern die Übertragungsprojektion, deren Inhalt doch durch Anteile des ZBKT strukturiert ist, wird zumindest erheblich eingeschränkt. Leuner führt stattdessen den Begriff „Projektionsneurose" ein (a.a.O., 419), den auch Wilke (2005, S 157 ff) wieder aufgreift. Demzufolge soll der „Projektionsdruck" des Patienten im Verlauf von Tagträumen, „auf den projektiven Schirm des Tagtraumes gebunden sein." Immerhin äußert sich Leuner ausführlich zu Übertragungs- und Gegenübertragungsauswirkungen im KIP-Prozess (Leuner, 1994, 419 ff). Zwettler-Otte (2001) warnt vor einer Ausblendung und Abschwächung der Bedeutung von Übertragung und Gegenübertragung mit dem ernst zu nehmenden Hinweis, dass dies vom analytischen Denken wegführt. Pahl (1982) verweist seinerzeit bereits deutlich auf das Zusammenspiel von Übertragung und Gegenübertragung im analytischen Sinne. Letztlich jedoch kann heute der Denkansatz von Leuner (1994) nicht mehr gelten, wenn sich die KIP als psychodynamische Methode versteht (Hennig, 1999; Rosendahl, 1999; Schnell, 2005).

In der KIP erscheinen die Beziehungsepisoden, in denen sich das ZBKT verbirgt, symbolverschlüsselt bzw. in imaginierten Szenen mit realen oder phantasierten Objekten eingebettet. Dieser Imaginationsprozess spiegelt wie jeder andere narrative Vorgang in seiner Dynamik das ZBKT. Den Bestimmungsstücken des ZBKT (Übertragung – Gegenübertragung) kommt damit auch im Imaginationsprozess die entscheidende Bedeutung zu.

Damit stehen auch in der KIP wiederum drei Grundelemente im Vordergrund: die Konflikte zwischen unbewussten und bewussten Persönlichkeitsanteilen, die Reinszenierung entwicklungspsychologisch früher entstandener Konflikte mit wichtigen Bezugspersonen und die aktuellen Beziehungen zwischen Therapeut und Patient (vgl. Thomä/Kächele, 1985). Die therapeutische Nutzung von Imaginationen muss auch in der KIP ein Mittel zur Erhaltung und Gestaltung von psychodynamischen Durcharbeitungsprozessen sein. Daher sollte weniger auf suggestive oder manipulative Elemente zurückgegriffen werden (Hennig, 1996).

Jeder Symbolisierungsprozess katathymer Bilder ist eine besondere Form von phantasiegetragener Narration, die im Dialog dem Therapeuten erzählt wird. Seine Reaktionen haben im Gegenzug wesentlichen Einfluss auf die Bildgestaltung, dem Bildprozess in der Phantasiedynamik des Patienten.

Inzwischen gilt die positive therapeutische Beziehung (das Arbeitsbündnis) als der am besten empirisch abgesicherte Wirkfaktor in der Psychotherapie (Bergin/Garfield, 1994; Luborsky, 2000; Albani u.a., 2003). Unabhängig von

den unterschiedlichen methodischen Konzeptionen gilt dies für Therapeuten jeglicher Provenienz (Zimmer, 2000).
Wenngleich die therapeutische Arbeit mit Imaginationen eine Reihe von Besonderheiten aufweist, trifft diese Aussage uneingeschränkt für die KIP zu.
In gewisser Anlehnung an die Supportiv-Expressive Konzeption von Luborsky (1995), die eine auf das ZBKT fokussierte Arbeit im therapeutischen Prozess darstellt, werden nun zusammenfassend einige Konsequenzen für die Praxis mit der KIP als psychodynamische Therapie abgeleitet:
Für die Arbeit mit der KIP gelten die grundsätzlichen Prinzipien jeder psychodynamischen Therapie:

- Übertragungsarbeit mit Kontrolle der Gegenübertragung
- Widerstandarbeit
- Umgang mit Regressionen

Prinzipiell ist der Therapieprozess dialoggeleitet und wird methodisch von Assoziationen, frei schwebender Aufmerksamkeit und Deutungen bzw. Interpretationen getragen. Die symbolverkleideten Bildassoziationen (Tagträume) des Patienten enthalten emotionale Elemente und den Affektdruck. Beides teilt der Patient dem Therapeuten im Dialog mit. Dieser „decodiert" die jeweiligen Symbolmetaphern im Hinblick auf die in ihnen enthaltene Beziehungsdynamik und selektiert die Bildepisoden nach ihrer Nähe zum ZBKT des Patienten. Je nach Stand des Therapieprozesses erfolgt durch den Therapeuten dann eine angemessene Deutung bzw. Interpretation, die in der Bildmetaphorik verbleiben kann oder auch direkt auf das Stimmungs- oder Emotionsgeschehen zielt.
Zwei Tagtraumbeispiele illustrieren sowohl die Widerspiegelung des ZBKT insgesamt als auch die Beziehungswünsche von Patienten auf den jeweiligen Beziehungsebenen im Imaginationsprozess:

1. Beispiel

Eine fast 50-jährige Patn., die wegen einer mittelgradigen rezidivierenden depressiven Störung und passagerer Angstattacken psychotherapeutisch behandelt wurde, beschreibt ihre permanente Verlassenheitsangst in einer affektiv heftig aufgeladenen imaginativen Narration:
Spontan entwickelte sich das Thema Mutter als Bezugsperson. Dem zunächst mit Erstaunen wahrgenommenen Auftauchen des Mutterbildes folgen mit zunehmender affektiver Beteiligung Wut-, Trauer- und Schulderleben: „Da sehe ich sofort ein Bild, wie ich oft am Abend mit dem Schlüssel um den Hals vor der Tür stehe..., (Patn. weint heftig)... Mutter hat ver-

> gessen, mich aus dem Schulhort abzuholen." Auf die Frage des Therapeuten, was sie dabei fühle, reagiert sie wütend: „Also, ich habe einerseits Wut im Bauch und könnte brüllen und toben, andererseits muss ich mit Strafe rechnen, vielleicht lässt sie mich dann noch länger allein, das macht mir Angst ... aber wenn sie sagt, dass sie wegen mir so lange abends arbeiten muss, fühle ich mich irgendwie schuldig, ... alle Kinder sind schon fort, die Erzieherinnen machen schon sauber – das ist ein furchtbares Gefühl, so als würde ich für immer verlassen werden."

Interpretation: Die in einen existentiellen Partnerkonflikt verwickelte Patientin entwickelte diesen Tagtraum nach Suiziddrohungen ihrer allein lebenden Mutter, die vermehrte Zuwendung erzwingen wolle. Sie erlebte einerseits panische Angst, Partner und Mutter zu verlieren. Gleichzeitig war sie im Therapieprozess mit einer kurzzeitigen Unterbrechung konfrontiert. Die Verlassenheits- und Verlustangst kumulierte aus der gesamten Ebenentriade des ZBKT heraus im therapeutischen Dialog als akut aufbrechender Appell an den Therapeuten. Die Fortführung dieser Episoden und ihre Interpretation setzte eine Fülle von Assoziationen mit Narrationen zu den verschiedenen Beziehungsebenen frei, die der Patientin ihre akuten Ängste und Depressionen immer verständlicher werden ließen. Zur Bearbeitung stand schließlich auch die Tragfähigkeit des therapeutischen Rahmens und die Verlässlichkeit des Arbeitsbündnisses direkt zur Verfügung. Im Verlauf dieses Prozessabschnittes vermochte die Patientin allmählich ihre Phantasieprojektionen von der Realität zu trennen und damit Beziehungen realitätsgetreu zu erleben.

2. Beispiel

> Eine Patientin, Mitte 40, beruflich in leitender, verantwortungsvoller Position, nimmt wegen einer mittelgradigen depressiven Episode und dem subjektiven Gefühl des Ausgebranntseins (im Sinne eines Burn-out-Syndroms) Psychotherapie in Anspruch. Die Motive zum Einstieg in den Tagtraum wurden in der Regel von der Patn. spontan selbst gewählt.
>
> Tagtraummotiv: Bach
> Die Patn. beschreibt einen tümpelartigen, schlammigen, matschigen Bach, der in einer klaren, hellen Winterlandschaft am Ufer von bizarren vereisten Blütenständen bewachsen ist. „Ich stehe dazwischen und kann mich nicht entscheiden." Nach einiger Beschäftigung mit den Eisgebilden weist sie auf deren Durchsichtigkeit und Schönheit hin. Schließlich weicht die bizarre Eislandschaft dem Tauwetter, der Bach wird klar, ich höre ihn glucksen und

> gluckern", Pflanzen entstehen am Ufer, alles wird „vertraut und anheimelnd."

Interpretation: Die in einer relativ restriktiven Familienatmosphäre aufgewachsene Patientin (Regeln musste man strikt einhalten, Väter sind allmächtig, Frauen haben sich anzupassen) reinszenierte trotz permanenter larvierter Autonomiesehnsucht ihr Abhängigkeitserleben sowohl im eigenen Familien- als auch im Arbeitsbereich. Eine Reihe von subjektiv nicht mehr kompensierbaren Kränkungen führten schließlich zur Dekompensation.

Die Patientin konnte im Verlauf dieser Bildepisode erstmalig im Therapieprozess ihr Abhängigkeitsthema (ZBKT) im Dialog mit dem Therapeuten artikulieren und im Schutz des Therapierahmens Autonomieimpulsen spontan folgen. Die Autonomie- und Akzeptanzwünsche wurden vom Therapeuten zugelassen und schließlich kreativ weiterbearbeitet bzw. als Erfolg verinnerlicht.

> Ein späteres Tagtraummotiv, die Quelle, beginnt mit einem schnurgeraden, künstlich wirkenden Fluss, an dessen Ufer die Patn. mühsam versucht, bergauf zu gehen und zunächst „nicht von der Stelle kommt." Im Dialog mit dem Therapeuten äußert sie den Wunsch, baden zu wollen. Nachdem sie vorerst mit der Hand das Wasser berührt, verändert sich das Ufer, der Bach bildet natürlich wirkende Windungen, eine Brücke zeigt sich. Die Patn. geht über diese Brücke, alles wird vertrauter, der Bach wird schmaler, naturtrüb, „ich steige in das Wasser und gehe mühelos bachaufwärts, ich fühle mich gut, klar und achtsam." An dieser Stelle klingt der Tagtraum aus. Das Quellenmotiv wird von der Patn. zu einem späteren Zeitpunkt wiederum aufgegriffen!
>
> „Mein Herz klopft ganz schnell – es ist mein Kindheitsbach – ein glasklarer, kühler, flacher Gebirgsbach – ich kann bequem drübersteigen – hier an dieser Stelle haben wir den Bach angestaut, mein Bruder und ich und ein Wasserrad gebaut – merkwürdig, das Wasser fließt nicht mehr weiter – das macht mich traurig und wütend – ich steige in das aufgestaute Wasser, das Wasserrad steht still, etwas alt und verwittert sieht es aus – ich spüre eine große Sehnsucht (Patn. weint heftig), hier sehe ich einen großen Nagel, mein Vater hat diese großen Nägel häufig verwendet – der ist die Achse von unserem Wasserrad – das ist mit Blättern und Ästen verstopft, die haben sich quergelegt – ich nehme alles weg, mach das Rad frei – es dreht sich wieder (Patn. weint leise) – hier ist alles vertraut, hier ist meine Quelle."

Interpretation: Der mächtige omnipotente, geliebte und gefürchtete Vater war erreicht. Gleichzeitig war jedoch jenes zwanghaft erlebte Abhängigkeitserleben, jenes „Festgenageltsein" im Bannkreis väterlicher Autorität entschleiert. Nachhaltige Auswirkungen auf die eigene Konfrontationsfähigkeit bzw. die eigene Positionierung der Patn. in bestimmten Konfliktsituationen der unterschiedlichen Lebensbereiche, einschließlich der alsbald auch im therapeutischen Rahmen auftretenden Gegensätze konstruktiver Art waren die Folge.
Die imaginierte Symboldynamik weist auf früh verinnerlichte väterlich-autoritäre und mütterlich-unterwerfende Objektrepräsentanzen hin, die bis heute sowohl im eigenen Familienbereich als auch im Arbeitsumfeld einerseits Angst und andererseits Wut auslösen. Ferner zeigen sich Hinweise auf das Erleben der therapeutischen Beziehung in der Ambivalenz zwischen einem „Austesten" der Tragfähigkeit dieser Beziehung und den Idealisierungstendenzen des Therapeuten durch die Patn. Der „gute Vater" (Therapeut) wird zunächst in den Bildgeschichten mit der „bösen, grausamen Welt" konfrontiert, der die Patn. ausgeliefert ist und war. Für sie, die täglich „ihren Mann stehen muss", eröffnet sich hiermit eine Chance, peinlich und schamhaft erlebte Gefühle wie Angst und Ohnmacht zu artikulieren, ohne dabei Entwertungen ausgesetzt zu sein (was subjektiv sicher erwartet wurde). Diese unverhoffte Freiheit löst im Verlauf der Bearbeitung des Phantasiematerials Selbstwertressourcen im Sinne gesunder Ich-Anteile, die wiederum eigene Kreativität und Lösungsansätze zuließen. Im schützenden Raum der tragfähigen therapeutischen Beziehung sind auch negative Objektbesetzungen ohne Strafe zugelassen, was schließlich auch aus diesem Raum hinaus zu Veränderungen in Objektbesetzungen und damit zu subjektiv kompromissfähigerer Beziehungsgestaltung führt. Die Patn. erprobt, erobert und gestaltet sich kontinuierlich ihren eigenen Raum und vermag endlich mit Konflikten oder Konfrontationen weniger autoaggressiv umzugehen.
Die notwendige permanente Verknüpfung mit der Realität im aktuellen Beziehungsumfeld der Patn., mit den stetig bewusster werdenden Erinnerungen an früheres Beziehungserleben und der stets gegenwärtigen Beziehungsdynamik im therapeutischen Prozess leisten die freien Assoziationen, die innerhalb der Imaginationen symbolverschlüsselt und außerhalb dieses Geschehens direkt verbalisiert werden. Durch Deutungen bzw. Interpretationen z.B. der Symbolinhalte im Imaginationsverlauf (nicht nur durch den Therapeuten!) wird das Bewusstwerden von pathogener Reinszenierungsdynamik gefördert. Wahrnehmungsverfälschungen oder -verzerrungen der Realität, die im Verlauf von Beziehungskonflikten eine wesentliche Rolle spielen, können dadurch minimiert oder allmählich abgebaut werden.
Auf diese Weise entwickeln und verbinden sich neue positiv besetzte Objektrepräsentanzen (funktionale Systeme) sowohl auf der Symbolebene als auch

in der realen Beziehungsgestaltung, ein Kompromiss zwischen Wunsch und Wirklichkeit kann sich anbahnen.
Auch im folgenden Tagtraumprozess steht das ZBKT im Mittelpunkt der gesamten Symboldynamik:

> Die Patn. wählt das Höhlenmotiv, findet sich jedoch zunächst in einem Hochgebirge wieder. Sie muss einen steilen Aufstieg auf feuchten, moosbewachsenen und glatten Basaltfelsen bewältigen, „Ich muss achtsam sein, darf nicht ausrutschen." Das Wetter wird als nieselig, regnerisch, neblig beschrieben, Tau legt sich über die Landschaft, Nebel versperrt die Sicht. Plötzlich wechselt die Szene, die Patn. erlebt sich auf einem kleinen Felsplateau stehend, Laubbäume um sich, „es wird warm – ich schwitze – meine Stimmung ist irgendwie aufgeregt – ich muss mich entschließen, zurück oder weitergehen – nach unten über die Steine ist gefährlich – nach oben könnte ich mich mit den Händen abstützen – ich gehe aufwärts." Der Weg wird weniger beschwerlich, trockener, nicht mehr so steil. Die Patn. kommt auf dem Gipfel an und findet einen trigonometrischen Punkt vor: „ Es wird finster, ich habe das Gefühl, ich kann mich nicht bewegen – ich bin in einer Höhle." Sie spüre nur noch Kopf, Hände und Füße, sie müsse sich irgendwie gegen die Höhlenwand abstützen – sie wolle nicht mehr reden und atmet schwer und tief, „ich kriege kaum noch Luft, alles ist dunkel – ich kann nichts mehr sehen." Die Patn. schildert dann, wie sie sich dann mühsam zwischen Angst und Wut pendelnd, an der Wand der rund erlebten Höhle entlang tastet, auf der Suche nach einem Ausgang. Schließlich findet sie eine Tür und öffnet diese. Ihre Atmung normalisiert sich, der Körper entspannt sich sichtlich: „Jetzt kann ich wieder atmen – ich sehe nur einen unendlich blauen Himmel und spüre frischen Wind – ich bin frei; da ist so ein Blau, so ein helleres Nachtblau, so wie der Teppich hier in diesem Raum."

Die Patn. hatte aus der Metaphorik ihrer Symboldynamik sowohl die Reinszenierung ihres Generalfokus als auch die stetiger bewusst werdenden Durcharbeitungsphasen als ihre eigenen Lebensstrategien identifiziert. Der sehnsüchtige Wunsch, dem mächtigen Vater durch Leistung zu imponieren (Bergmotiv), um ihn für die Ablösung von mütterlicher Dominanz (Höhlenmotiv) auf ihrer Seite zu wissen, und die Nutzung der therapeutischen Beziehung als Schutz und Orientierung (trigonometrischer Punkt, blau als Befreiungsmotiv) vermochte sie selbst als bereits in der Dynamik des katathymen Bildprozesses zu verstehen. Imaginationsprozess und Assoziationen im Anschlussgespräch lassen sich deutlich als dialektischer Prozess charakterisieren. Kognitives Verstehen im Sinne von Bewusstwerden und emotionales Erleben lässt sich unschwer in der gesamten Dynamik des Therapieprozesses dieser Stunde erkennen, d.h primärprozesshaftes Generalisieren und sekundärprozesshaftes Differenzieren sind stets in gleichem Ausmaß aktiviert. Schließlich sind die Redunanz des ZBKT der Patn. und entsprechende Korrelate auf den unterschiedlichen Beziehungsebenen aus den Bildprozessen erkennbar, was sich aus den Tagtraumbeispielen deutlich nachvollziehen lässt. Die Patn. konnte die stetig bewusster werdenden Differenzen zwischen realen Konfliktkonstellationen und ihren neurotischen Phantasieprojektionen allmählich selbst identifizieren, was dann zu einer erheblichen Reduzierung früher und ödipal untersetzter Abhängigkeiten führte, und autonome Beziehungsgestaltungen im familiären als auch im Arbeitsbereich waren die Folge.

In der Interaktionsregulierung des Imaginationsprozesses, der Dynamik des Therapieprozesses überhaupt, sind Deutungs- und Interpretationsinhalte von zentraler Bedeutung. Sie informieren den Patienten in der direktesten Form über die Gegenübertragungsdynamik des Therapeuten. Alle Interventionen des Therapeuten enthalten indirekt oder direkt Interpretationsanteile. Sie beeinflussen in unterschiedlicher Weise die Übertragungsdynamik des Patienten. Sie lösen emotionale Impulse aus, die sich dann im Imaginationsprozess selbst und in den hiermit verbundenen Assoziationen wiederfinden lassen. Empirisch belegbar ist jedenfalls, dass Deutungen (Interventionen des Therapeuten überhaupt) als Wirkfaktor einen höheren Therapieerfolg garantieren, wenn sie dem ZBKT nahe sind und wenn sie vermehrt das ZBKT ansprechen, d.h. jenes häufiger, komplexer und interpersonaler formulieren (Götze, 2003). Schließlich sind sämtliche Deutungsinhalte darauf gerichtet, den Patienten erkennen zu lassen, in welcher Weise er sich mit seinen neurotischen Projektionen und Phantasien selbst Schaden zufügt. Aus der (neurotischen) Lebensgeschichte (Beziehungsgeschichte) des Patienten verinnerlichte Reinszenierungen sollen erkannt, verstanden und in der Beziehungsdynamik des Therapieprozesses bearbeitbar sein.

Das Verstehen der Beziehungsdynamik, die ein Tagtraum signalisiert, beginnt nicht selten bereits im Imaginationsablauf selbst und setzt sich assoziierend im verbalen Kontext, der sich dem eigentlichen Tagtraum anschließen oder bereits während des Imaginationsgeschehens selbst beginnen kann, fort. Eine Trennung in einen reinen Erlebnisraum und einen Verarbeitungsraum, wie von Kottje-Birnbacher (1992) und Dieter (2005) vorgeschlagen werden, erübrigt sich demnach, weil diese Teilbereiche im dynamischen Prozess stets eine Inhärenz bilden. Ebenso wie in der Psychodynamik primärprozesshafte und sekundärprozesshafte Ebenen als generalisierende und differenzierende Instanzen notwendigerweise als dialektische Einheit verstehbar sind, lassen sich auch emotionales Erleben und kognitives Verarbeiten bzw. Verstehen als gleichzeitig wirksames Geschehen beschreiben. Nicht selten im Imaginationsprozess eines Patienten erkennbares Oszillieren zwischen diesen Ebenen belegt dies in der therapeutischen Praxis recht plausibel (Hennig, 1989). Das dialektische Verhältnis von Primär- und Sekundärprozess als Operationsweisen des Psychischen wird unlängst von Soldt sehr eindrücklich beschrieben. Der Zusammenhang beider Prozesse funktioniert, „indem der eine im dominierenden anderen jeweils enthalten ist, indem er zu dessen Mittel wird" (Soldt, 2005, 132). Folgerichtig lässt sich dieses Modell auch auf das Zusammenspiel zwischen Emotion und Kognition übertragen.

Übrigens erläutert Leuner (1984) in seinem Lehrbuch die Verflechtung von imaginativen und verbalen Assoziationen bereits sehr plastisch. Allerdings ergeben sich im Lichte heutiger Erkenntnisse mancherlei Veränderungen insbesondere dadurch, dass der Faktor Beziehungskonflikt und seine Dynamik nunmehr die psychodynamisch-analytischen Konzepte insgesamt dominiert. Imaginationen an sich können nicht heilen. Im Sinn von Balints „Heilkraft der Objektbeziehung" (Heigl-Evers/ Ott, 1998, 117) „heilt" die Arbeit an dem in den katathymen Bildern enthaltenen, meist unbewussten Beziehungskonfliktthema, also die spezifische Art der Arbeit am ZBKT.

Dennoch gibt es eine evidente Besonderheit in den Beziehungsepisoden im Traum- und Tagtraumerleben insbesondere im Hinblick auf das ZBKT: „In den Träumen werden Wünsche offener ausgedrückt und die häufigsten Reaktionen des Objekts und Subjekts kennzeichnen Wunscherfüllung und befriedigende Beziehungserfahrungen. Die narrativen Episoden dagegen werden von distanzierten, versagenden Objekten bestimmt ..." (Albani, 2001). Auch in der KIP lassen sich ähnliche Phänomene beobachten: „Statt an oft unerträglich bedrohlichen realen Beziehungsobjekten werden ähnliche Konfliktschemata an – in der Regel – weniger bedrohlichen imaginierten Objekten erlebt und durchgearbeitet." (Pokorny/Stiegler, 2005, 108). Letztlich sind Auswirkungen und Konsequenzen auf psychodynamische Prozesse, die sich aus diesen empirisch gut gesicherten Ergebnissen ableiten lassen, noch nicht hinreichend bearbeitet.

5.3.2 Konsequenzen für die Praxis mit der KIP

Die von Luborsky (1995, 108) aufgestellten drei Grundregeln für die Arbeit mit psychodynamischer Therapie gelten wiederum uneingeschränkt in der Praxis mit dem KIP:

> „Grundregel 1: Beachtung der Redundanzen."
> „Grundregel 2: Beachtung zeitlicher Zusammenhänge."
> „Grundregel 3: Beachtung von Stimmungs- und Gefühlsschwankungen."

Im Kontext imaginierter Beziehungsepisoden muss der Therapeut Wiederholungen, Kausalitäten und Stimmungsoszillationen in der Dynamik der Symbolkonstellationen erkennen, dem ZBKT zuordnen und für die Bearbeitung nutzen können.

Grundsätzliches zum therapeutischen Prozess sowie zur Umsetzung psychodynamischer Essentials findet sich hinreichend ausführlich in der Positionsbestimmung von Bahrke/Nohr (2005). Diese Darstellung entspricht im Wesentlichen den Ergebnissen, die aus den Diskussionen einer Arbeitsgruppe der Deutschen Gesellschaft für Katathym Imaginative Psychotherapie (DGKIP) hervorgegangen sind (siehe auch Beitrag von Bahrke zu diesem Band).

Für eine konsequente Arbeit mit der KIP als einer **psychodynamischen Methode** ergeben sich insbesondere dann, wenn der Beziehungsaspekt im Vordergrund stehen und das ZBKT als Leitlinie des Therapieprozesses dienen soll, einige Konsequenzen für die unmittelbare therapeutische Praxis.

5.3.2.1 Zur Einleitung des Imaginationsprozesses

Vielfach wird die Einleitung von Imaginationen in der KIP mit Entspannungstechniken vorgeschlagen (Leuner, 1994, 47 ff; Kottje-Birnbacher, 2001, 16; Wilke, 2005, 20 ff). Diese Empfehlungen reichen von kurzen Entspannungshinweisen über eigenständige Entspannungsverfahren wie etwa dem Autogenen Training bis hin zu intensiven Entspannungssuggestionen.

Unabhängig davon, dass hier eine Kombination unterschiedlichster Therapieverfahren mit jeweils eigenen Zielstellungen empfohlen wird, gibt es keinerlei empirische Nachweise dafür, dass eine psychodynamische Bearbeitung von Beziehungskonflikten mit Imaginationen durch diese Methodenkombination gefördert würde.

In der Praxis zeigt sich übrigens nahezu regelmäßig, dass Patienten (oder Ausbildungskandidaten im Verlauf ihrer Selbsterfahrung) ohne ein solches Einleitungsprozedere problemlos in einen Imaginationsprozess einzustimmen sind. Im Verlauf der Dynamik des Tagtraumes stellt sich in der Regel ein gewisses Ausmaß von Entspannungserleben beim Patienten ein. Der kunstgerecht geführte Dialog zwischen dem begleitenden Therapeuten und dem imaginierenden Patienten lässt in einem besonderen Bewusstseinszustand (d.h. auf der Ebene der katathymen Bilder) die Bearbeitung des ZBKT zu. Ferner ist weniger wahrscheinlich, dass beispielsweise Entspannungssuggestionen den Konfliktbearbeitungsprozess fördern können, zumal suggestive Einleitungstechniken die Übertragung und Gegenübertragung von vornherein in vielerlei Hinsicht beeinflussen oder gar beeinträchtigen können. Gelegentlich ist übrigens in Supervisionsseminaren nicht zu übersehen, dass gerade die in der Imaginationstherapie noch weniger erfahrenen Ausbildungskandidaten besonders in-

tensive Einleitungssuggestionen bemühen, um ihren eigenen Ängsten und Verunsicherungen zu begegnen.
Die bereits von Leuner (1994) dem eigentlichen psychodynamischen Prozess vorangestellten Entspannungsübungen scheinen sehr eng an dessen Lehranalyse bei einem der analytischen Psychologie nach C. G. Jung verpflichteten Lehranalytiker verbunden zu sein. Dieser habe vor jeder analytischen Sitzung „eine Entspannungsübung im Sinne des Autogenen Trainings vorgegeben" (Bolle, 2005).
Diese Überlegungen schließen nicht aus, dass es gelegentlich bei bestimmten Patienten oder in Ausnahmesituationen notwendig sein könnte, suggestive Entspannungstechniken als „Übergangsobjekte" (im Sinne Winnicotts, 1953; Mertens, 1993) dem eigentlich angezielten Arbeitsprozess voranzustellen. Dies kann beispielsweise bei Kriseninterventionen oder Psychotraumabehandlungen mit der KIP nützlich sein (Hennig, 1988; Bahrke/Rosendahl, 2001; Steiner/Krippner, 2006), sollte jedoch die Ausnahme bleiben.

5.3.2.2 Gedanken zur Arbeit mit Standardmotiven

Der eigentliche Arbeitsprozess, die Beziehungsarbeit in der KIP geschieht im Dialog. Dieser Dialog ist eine dialektische Einheit zwischen freien Assoziationen sowohl auf der imaginativen als auch der verbalen Ebene. Die Ebenen sind miteinander in ständiger Wechselwirkung, sie bedingen einander und sind jeweils ineinander enthalten. Dieser Dialog bewegt sich in der KIP überwiegend im Rahmen des Tagtraumgeschehens, also in einem Symbolisierungsprozess. In der jeweiligen Dynamik dieses Bildprozesses sind stets subjektive Beziehungsepisoden eingeschlossen, die sich erst assoziativ im Behandlungsverlauf erschließen lassen. „Dieser Beziehungscharakter des Symbols ist wohl eines der wichtigsten neueren Erkenntnisse in der Bearbeitung des tiefenpsychologischen Symbolbegriffs" (Leuner, 1994, 392).
Physiologisch entspricht das der Arbeit an funktionalen Systemen, wie sie uns heute von der modernen Hirnforschung zur Verfügung gestellt werden (vgl. auch Kaplan – Solms/Solms, 2003) und wie sich dann ihre entsprechenden Korrelate im psychischen Bereich entwickeln (vgl. Turnbull/Solms, 2005).
Als hirnphysiologische bzw. neurologische Korrelate spielen in diesem Zusammenhang so genannte „Spiegelneuronen" (Gallese/Goldmann, 1998; Roth, 2001) sicher keine unbedeutende Rolle. Sie sind in erheblichem Umfang an der menschlichen Handlungswahrnehmung und Handlungsausführung beteiligt. Damit üben sie u.a. Einfluss auf alle Formen menschlicher Kommunikation und somit auch auf die Symbolgenese und das Beziehungsgestalten aus. Zumindest sind sie an der Speicherung von Nachahmungsprozessen

beteiligt und damit für den Zusammenhang von Imaginationsdynamik und realer Konfliktbewältigung von Bedeutung.

Anknüpfend an die vorliegenden Ergebnisse der Hirnforschung (Turnbull/ Solms, 2005) wird auch der Symbolisierungsprozess im Tagtraum von drei grundlegenden Gedächtnissystemen gesteuert: das semantische Gedächtnis (als Netz elementaren Wissens), das prozedurale Gedächtnis (als Speicherung habitueller motorischer Fähigkeiten) und insbesondere das episodische Gedächtnis (als Wiederbelebung früherer Erfahrungen bzw. erneutes Durchleben von Ereignissen, als wiedergewonnene rekonstruierte Beziehungserfahrung).

Ebenso wie eine dialektische Einheit von Primär- und Sekundärprozess anzunehmen ist (vergl. Noy, 1969), lässt sich das Zusammenwirken unterschiedlicher Gedächtnisfunktionen in diesem Kontext beschreiben. Die von Grawe (2004) definierten verschiedenen Zugriffsmöglichkeiten auf das konzeptuell–deklarative, explizite bzw. auf das perzeptuell–implizite Gedächtnis lassen sich zwar didaktisch–experimentell nutzen und bei bestimmten Funktionsausfällen im Zusammenhang mit Hirnschädigungen auch klinisch nachweisen. Im alltäglichen Umgang mit Objektbeziehungen scheint jedoch eher das Zusammenspiel, also die Wechselwirkung episodischer und prozessualer Gedächtnisinhalte wesentlich. Das hebt die unterschiedlichen Abrufmodi nicht auf, sondern macht dieses Konzept unter Berücksichtigung bestimmter Akzentuierungen der jeweiligen Prozessebene erst plausibel. Salvisberg (2005) und Dieter (2006) betonen die Nähe des Tagtraumes zur prozessualen Aktivierung des impliziten Gedächtnisses sowie zu primärprozesshaften psychischen Vorgängen. Ohne diese Akzentuierungen grundsätzlich in Frage stellen zu wollen, erscheint mir auch in der therapeutischen Arbeit mit katathymen Bildern stets dieses gemeinsame Zusammenwirken und damit die gleichzeitige Gegenwart aller Gedächtnisspeicher präsent. Generalisierende (primärprozessnahe) und differenzierende (sekundärprozessnahe) Elemente gestalten im wechselnden Aufeinanderwirken Form und Inhalt von Tagträumen und Träumen überhaupt. Unterschiedliche Akzentuierungen können sich aus den jeweiligen Bewusstseinszuständen ergeben, letztlich jedoch ist das Bewusstwerden von Beziehungskonflikten (bzw. von Beziehungsmustern) Ziel jeder therapeutischen Arbeit. Das Extrahieren und Aufarbeiten des ZBKT als grundsächlich pathogen wirksames Beziehungsmuster in der Psychotherapie ist daher an dieses Zusammenspiel unterschiedlicher Gedächtnisspeicher gebunden. Beziehungen als Bindungsmuster sind „lebenslang eingeschliffene Gedächtnisinhalte" (Grawe, 2004, 216 ff). Der spezifische Umgang mit den Symbolkonstellationen in der KIP als psychodynamischer Prozess folgt den gleichen Prinzipien.

Leuner (1994, 391) war sich dessen wohl bewusst, wenn er Lorenzer (1995) zitiert: Symbole bilden „ein vielfach geschichtetes, durch ein reiches Netz an

Quer-, Längs- und Diagonalbeziehungen verknüpftes System. Jede Operation an einem Symbol wird von einem Symbolsystem impliziert." In Anlehnung an Kaplan/Solms (2000) kann daher hypothetisch gelten, dass verinnerlichte und kodierte Gedächtnisinhalte ähnlich ihren Korrelaten auf hirnphysiologischer Ebene eigene psychologisch zu definierende funktionale Systeme bilden, wie Lurija dies bereits 1973 beschrieben hat. Sie sind Teil der Übertragungsdynamik, regulieren emotionale und kognitive Besetzungen und funktionieren je nach Speicherung bewusst oder unbewusst. Sie sind ferner wesentlich an der Reinszenierung des ZBKT beteiligt und gestalten damit die individuelle Beziehungsdynamik eines Patienten. Insofern prägen oder bestimmen diese funktionalen Systeme die subjektive Metaphorik von Symbolkonstellationen sowohl formal als auch inhaltlich.

Folglich ist bei Deutungs- und Interpretationsinterventionen im Verlauf des Behandlungsprozesses in der KIP sehr differenziert vorzugehen. Ubiquitär gültige Bedeutungsinhalte bestimmter Symbolformen sind von sehr begrenztem Aussagewert. Das bedeutet auch, dass für die Arbeit mit den Tagtraumsymbolen in der KIP in erster Linie ebenso die grundsätzliche von Freud (1971, G. W. Bd. 4, 224; Leuner 1978) für die Deutung der Nachttraumsymbolik empfohlene Vorsicht bei der Deutungs- und Interpretationsarbeit gilt: „Wir sind im Allgemeinen nicht imstande, den Traum eines anderen zu deuten, wenn derselbe uns nicht die hinter dem Trauminhalt stehenden Gedanken ausliefern will ...." Dies gilt erst recht, wenn heutigen Erkenntnissen zufolge dem Symbolinhalt des Traumgeschehens (und damit auch des Tagtraumablaufs) Anteile frühen oder aktuellen Konflikterlebens oder Problemlösungsfunktionen zugeordnet werden können.

Insofern ist die Vorgabe von Standardmotiven durch den Therapeuten als Einleitung eines psychodynamischen Therapieprozesses nicht unproblematisch. Einerseits ist der Verdacht suggestiver Manipulation nicht ohne weiteres auszuräumen, andererseits wirken standardisierte Motivvorgaben nicht selten spekulativ. Letztere könnten in bestimmten Situationen einen psychodynamischen Prozessbeginn behindern oder beeinträchtigen. Jedenfalls ist es erstaunlich, dass diese Form des Therapiebeginns, die in gewisser Weise ein Spezifikum der KIP darstellt, bisher kaum hinterfragt wird und Motivvorgaben ohne Einschränkung als „Ausgangspunkt für Imaginationen" (Kottje–Birnbacher, 2001, 26; Wilke, 2005, 37) empfohlen werden. Dass „die gezielte Strukturierung der Imaginationen mit Hilfe eines Standardmotives ... eine große Chance gegenüber den vielfältigen Zufälligkeiten und Möglichkeiten der optischen Phantasie ist", lässt sich a priori nicht beweisen. Imaginationen lassen sich auch ohne Standardvorgaben in nahezu jedem psychodynamischen Prozess erzeugen, sie sind ohnehin Bestandteil vielfältiger analytisch orientierter Vorgehensweisen in der Psychotherapie. Schließlich verweist Leuner ausdrücklich auf die „fortgeschrittenere Technik des assoziativen Vorgehens"

(Leuner, 1994; Wilke, 2005, 37) in der Arbeit mit der KIP, was den Motivvorgaben letztlich nicht mehr Sinn als den eines „Warming-up-Settings" zu billigen würde. Ob die Standardmotive als Vorgaben wirklich eine Nachprüfung individueller Ausgestaltung im Sinne einer Wiederholbarkeit von Motiven (Wilke, 2005) ermöglichen, wie sie von projektiven Testverfahren her bekannt sind, sei dahingestellt. Im Verlauf des Therapieprozesses kann ebenso gut ein Anpassungsphänomen wirksam sein, das gerade nicht angezielt ist. In der täglichen psychotherapeutischen Praxis zeigt sich jedoch nahezu regelhaft, dass die Standardmotive alsbald von den Patienten weniger systematisch genutzt und damit benötigt werden. Selbst die Stufenebenen (Grund-, Mittel-, Oberstufe) in der beschriebenen Weise finden seltener Beachtung. Nicht wenige Patienten imaginieren sich in ihren Tagträumen sehr rasch in eine Symboldynamik, in der Kontaktpersonen, frühe oder aktuelle Konfliktsituationen etc. eine zentrale Rolle spielen. Selbst wenn die Empfehlung zu Motivvorgaben vom Therapeuten strikt eingehalten wird und der katathyme Bildprozess ausschließlich auf der Symbolebene abläuft, entsprechen die jeweiligen Prozessverläufe nur selten den Strukturvorgaben von Leuner, weil der Affektdruck des ZBKT mit und ohne Symbolvorgaben enormen Einfluss auf den Verlauf des Tagtraumes nimmt.

Dennoch schränken alle diese kritischen Einwände den Wert der Strukturvorgaben und der Standardmotive von Leuner grundsätzlich nicht ein: Die Lehr- und Lernbarkeit des therapeutischen Umgangs mit Imaginationen wird durch die Nutzung strukturierter Standardvorgaben bedeutend erleichtert. Auch die Anfangsphase eines therapeutischen Prozesses mit Tagträumen kann bei bestimmten Patienten (z.B. solchen mit alexithymen Eigenschaften) erheblich einfacher sein, weil die scheinbar „neutralen" Einstiegssymbole zunächst für extrem abwehrende Personen weniger beängstigend wirken.

Insgesamt jedoch steht bei jedweder Symbolinterpretation das ZBKT im Vordergrund. Hintergrund jeder Symbolnarrationen sind in der Regel Beziehungsepisoden. Diese müssen den Kern der Deutungs- und Interpretationsarbeit des Therapeuten bestimmen, wobei vom Prozessverlauf abhängt, ob diese Interventionen weiter auf der Symbolebene verbleiben, oder direkter auf konkrete Beziehungskonflikte gerichtet sind. Der Patient bestimmt dabei vorrangig das Prozedere durch seine Einlassungen und der Therapeut begleitet ihn an diesem psychischen Material entlang. Wesentlich ist es, in den symbolverkleideten Narrationen des Patienten diejenigen Beziehungsepisoden zu identifizieren, die Konflikte auf einer der drei Ebenen des ZBKT bzw. Konfliktinszenierungen überhaupt signalisieren. Durch angemessene Deutungen sind diese sodann für die weitere Prozessdynamik zu nutzen.

Eine weitere Konsequenz aus diesen Überlegungen zur KIP als psychodynamische Therapie ist ferner, dass Symbolinterpretationen stets vom Stand der aktuellen therapeutischen Beziehung und ihrer Tragfähigkeit abhängig sind.

Im bewertungsfreien Raum dieser besonderen Beziehung kumulieren Affekte aus vielerlei Konfliktkonstellationen in der Therapeut-Patient-Beziehung, Reinszenierungen realitätsbeeinträchtigender Art werden direkt fühlbar und bearbeitbar. Sowohl in Symbolkonflikten als auch in realen Konfliktsituationen muss der Patient allmählich seine eigenen situationsbewertenden Phantasieprojektionen erkennen lernen und sie mit der eigentlichen Realität vergleichen können. Hierfür sind voreilige allgemeine Bedeutungszuordnungen für bestimmte Symbole oder Symbolkataloge als Vorgaben weniger geeignet.

5.3.2.3 Zum Abschluss einer Behandlung mit der KIP

In der Regel folgt dem dialogischen Imaginationsprozess mit seinen katathymen Bildern ein Nachgespräch. Im Kontext eines konsequent psychodynamischen Therapieansatzes findet hier eine Fortsetzung oder auch Weiterführung des Assoziationsprozesses ausschließlich auf verbaler Ebene statt. Entsprechende Deutungen bzw. Interpretationen sollten sich, geleitet von den assoziativen Narrationen des Patienten, auf das ZBKT beziehen. Die Aufarbeitung von Beziehungskonflikten steht damit sowohl im Dialog der Bildebene als auch im Verlauf der Gesprächsdynamik im Vordergrund. Eine Trennung von Bild- und Gesprächsdynamik als Imaginationsraum einerseits und Verarbeitungsraum andererseits (Kottje-Birnbacher, 1992) erscheint daher weniger sinnvoll. Sie ist nicht nur deshalb problematisch, weil sie den als kontinuierliches Arbeiten zu definierenden dialektischen Prozess weniger beschreibt, sondern auch dazu verführen kann, die beiden Ebenen einer Therapiestunde unterschiedlich zu wichten. Der besondere Wert einer Imaginationsphase wird durch solcherart Bewertung deutlich unterschätzt, was der KIP als Methode nicht nutzt (siehe z. B. die Stellung der KIP in den deutschen Psychotherapie-Richtlinien; Rüger u.a., 2003, 35). Grundsätzlich setzt das so genannte Nachgespräch die psychodynamische Arbeit am ZBKT fort, die bisherige Beziehungsarbeit steht im Vordergrund. Würde diese Differenzierung in der Arbeit mit der KIP aufrechterhalten, dann ist diese Methode tatsächlich lediglich „als Ergänzung verbaler Verfahren" (Rüger, a.a.O.) zu verstehen. Tagträume sind dann ein Hilfsmittel, deren Aufgabe es ist, den eigentlichen Prozess auszulösen und nicht inhärenter Bestandteil des Durcharbeitens.

Das von Leuner (1994) und auch von Wilke (2005, 95) eher randständig erwähnte Malen ausgewählter Szenen aus dem Therapieverlauf zum Abschluss einer KIP-Behandlung ist dagegen mit der eigentlichen Beziehungsdynamik des Therapieprozesses (in der Einzelbehandlung) in anderer Weise verbunden. Es handelt sich hier um ein Nacharbeiten, das zwar indirekt mit den Narrationen der Bildszenerie verbunden, jedoch auch in vielerlei Hinsicht von anderen Einflussfaktoren abhängig ist. Das betrifft unter anderem zusätzliche

Übertragungs- bzw. Gegenübertragungsfaktoren und nicht zuletzt auch die Konditionen gestaltungstherapeutischen Arbeitens. Diese Nacharbeit gehorcht insofern zusätzlichen Besonderheiten, sie stellt daher nicht eine Erweiterung der KIP, sondern eine Kombination mit gestaltungstherapeutischem Vorgehen dar. Sie kann durchaus eine sinnvolle Ergänzung der psychodynamischen Arbeit sein, das betrifft allerdings nicht nur ihre Verbindung mit der KIP (Diederich, 2002).

5.3.2.4 Einige Hinweise für die Praxis

Wiederum in Übereinstimmung mit den Prinzipien des behandlungstechnischen Modells einer Supportiv-Expressiven Psychotherapie nach Luborsky (1995) werden im Folgenden einige Praxiskriterien aufgeführt, die auch für die psychodynamische Arbeit mit der KIP gelten:
Hilfreich für den Therapieprozess sind insbesondere Interventionen des Therapeuten, die:

- auf Komponenten des ZBKT orientiert sind,
- Bezug zur Symptomatik und ihre Wechselwirkung mit dem ZBKT herstellen,
- auf Erfahrungen verweisen, die Patient und Therapeut im Therapieprozess verbinden,
- Anerkennung signalisieren, wenn der Patient selbst Deutungen und Interpretationen assoziiert, die denen des Therapeuten entsprechen und dem ZBKT nahe zu sein scheinen.

Im Verlauf der deutenden Interaktionen des Therapeuten ist u.a. zu beachten:

- Der Patient wird die therapeutische Beziehung permanent auf ihre Tragfähigkeit hin prüfen. Die wird sich im Bildprozess spiegeln.
- Der Imaginationsprozess erleichtert mitunter direkte Klärungen der therapeutischen Beziehung, z. B. durch die Symbolverschlüsselungen von Konflikten. Darüber hinaus ist die Beziehungsbearbeitung auf allen Ebenen des ZBKT angezielt.
- Unbewusste Konflikte und Beziehungswünsche, die im Imaginationsverlauf oder im Nachgespräch erkennbar werden, sollten nicht zu früh gedeutet oder interpretiert werden. Für ein ausreichendes Verständnis wesentlicher Interventionen durch den Patienten bedarf es nicht selten der Geduld und Zurückhaltung des Therapeuten.

- Der Patient soll befähigt werden, seine aus dem ZBKT heraus entstandenen Phantasieprojektionen und die Realität zu trennen und dadurch individuelle Freiheit für eine Vielfalt von Beziehungsproblemlösungen zu finden.

Für die notwendige Formulierung des ZBKT im Verlauf des KIP-Prozesses sind wesentlich:

- Die Interaktionen des Patienten mit anderen Objekten, die den Beziehungsepisoden der KIP symbolverkleidet oder realistisch verbalisiert werden.
- Wünsche des Patienten an diese Objekte und entsprechende Beschreibungen bzw. Handlungen zum Imaginationsverlauf, insbesondere unter Beachtung der subjektiven Nähe-Distanz-Dynamik.
- Selektion von narrativen Anteilen, die häufiger auftauchende, sich wiederholend anmutende Episoden oder emotionale Gestimmtheiten enthalten.

Jeder Bereich der Beziehungstriade des ZBKT ist grundsätzlich im Kontext des gesamten KIP-Prozesses zu beachten. Im Umkehrschluss kann angenommen werden, dass jede Narration des Patienten als Beziehungsepisode interpretierbar ist und damit eine Bedeutung für ein Bestimmungsstück des ZBKT haben muss. Allmählich wird in diesem Prozess dann deutlich, welche übergeordneten Muster, welcher Generalfokus das Beziehungsgestalten eines Patienten bestimmt und wie sich Veränderungen sowohl im Imaginationsprozess, in der therapeutischen Beziehung überhaupt und im alltäglichen Beziehungsgeschehen zeigen.

Konsequenzen für die Praxis:
In der psychotherapeutischen Praxis kann die Arbeit mit Imaginationen als katathyme Bilder in unterschiedlicher Weise genutzt werden.
1. Das von Leuner (1994) beschriebene klassische Vorgehen, dem sich Kottje-Birnbacher (2001) und Wilke (2005) anschließen, besteht aus einer Methodenkombination von Entspannungsverfahren, Tagtraumtherapie und Gestaltungstherapie. Einer mehr oder weniger intensiven Relaxationsphase folgt die eigentliche Imaginationsarbeit in der Regel mit vorgegebenen Standardsymbolen, der sich das Nachgespräch und das bildnerische Gestalten von Tagtraumszenen durch die Patienten anschließt. Nebeneinander oder auch nacheinander wirken damit verschiedene therapeutische Ansätze sowohl auf der psychophysiologischen Ebene als auch auf unterschiedlichen Beziehungsebe-

nen und intrapsychischen Bewusstseinsgraden (siehe 1. Kapitel diese Buches). Dieses Konzept gestattet neben der beschriebenen Methodenkombination eine Reihe weiterer methodischer Modifikationen in Verbindung mit anderen Arbeitsansätzen. Das reicht einerseits von der Hypnotherapie (Ladenbauer, 1992; Ullmann 2005) bis hin zur systemischen Arbeit und Paartherapie andererseits (Kottje – Birnbacher, 2001). Überlegungen hierzu sind unschwer bereits bei Leuner (1994) zu finden.

Für die Ausbildung von Therapeuten für die Arbeit mit der KIP sind jedoch die strukturierenden Vorgaben zum klassischen Vorgehen nach Leuner (1994) nahezu unentbehrlich. Sie garantieren wie bereits erwähnt die Lehr- und Lernbarkeit dieser Methode und erleichtern Anfängern das Einarbeiten in dieses Verfahren erheblich.

2. Als **psychodynamischer Prozess** mit einer ausdrücklichen Option zur konfliktzentrierten Arbeit sollte die eigentliche Imaginationsdynamik und die sich hieraus entwickelnden freien Assoziationen im Zentrum des therapeutischen Geschehens stehen. Die Symbolkonstellation des Tagtraumverlaufs gestaltete die Dynamik der Konfliktbearbeitung. Im Umkehrschluss gilt, die jeweilige Konfliktdynamik eines Patienten provoziert, nicht selten spontan, ein adäquates Symboldesign, das nach der Entschlüsselung seiner Nähe zum ZBKT einer intensiven Bearbeitung zugänglich ist. Insofern gelten hier die Regeln des erweiterten Grundkonzeptes der KIP (s. Kap. 3), die im klassischen Leuner Konzept vorgesehene Methodenkombination ist weniger bedeutsam. Auf eine sehr wohl wirksame und für strukturelles Arbeiten notwendige Erweiterung des konfliktzentrierten tiefenpsychologisch tendierten Vorgehens in analytischer Therapie wird im Kap. 10 verwiesen.

Dieses Arbeitskonzept entspricht im Grunde dem Prinzip des assoziierten Vorgehens, wie es von Leuner (1994, 141 ff) selbst auf die Ebene des Bildbewusstseins übertragen wird. Im Mittelpunkt der KIP als **dynamische Psychotherapie** steht das Durcharbeiten des ZBKT. Das bedeutet für den Therapeuten, das Übertragungs- und Gegenübertragungsgeschehen in Permanenz zu reflektieren und wenn möglich oder nötig, zu interpretieren. Suggestive, relaxierende oder andere übertragungspräjudizierende Vorgaben durch den Therapeuten sollten vermieden werden.

Der sachkundige Umgang mit der KIP als **psychodynamische Therapie** setzt voraus, dass der Therapeut nicht nur über eine abgeschlossene Ausbildung und gewisse Erfahrungen in diesem Verfahren verfügt. Grundsätzlich ist hierfür eine abgeschlossene Ausbildung in tiefenpsychologisch fundierter oder analytischer Psychotherapie notwendig.

Zweifelsohne haben Imaginationen auch ihren Platz in der analytischen Psychotherapie bzw. der Psychoanalyse. Darauf wird ausführlicher im Kapitel 10 dieses Buches eingegangen.

5.3.2.5 Zur Methode des ZBKT als Forschungsinstrument

Als Forschungsinstrument könnte die Methode des ZBKT einerseits die Differenz zwischen den „praktisch-klinischen Erfordernissen und den (methodischen) Ansprüchen der Grundlagenwissenschaft" verringern helfen, andererseits damit „die Brücke zwischen den qualitativen und quantitativen Positionen bilden" (Albani, u.a., 2003). Insbesondere für die noch immer weniger befriedigende Evaluierung psychodynamisch-analytischer Prozessverläufe und zur Operationalisierung von Beziehungsstrukturen eröffnen sich hier viel versprechende Möglichkeiten.

Zu Einzelheiten des methodischen Vorgehens mit dem ZBKT wird auf Luborsky (1995) und Albani u.a. (2003) verwiesen. Grundsätzlich werden Interaktionen eines Patienten aus seinen Narrationen als Beziehungsepisoden identifiziert und kodiert. Das Kodierungsschema leitet sich aus der Triade der Beziehungsbereiche des ZBKT und ihrer einzelne Komponenten ab. Für die Prozessforschung in der Psychotherapie ist die Methode des ZBKT gerade deshalb von besonderer Bedeutung, weil sie „einen zentralen, empirisch gesicherten psychotherapeutischen Wirkfaktor" (Henry, u.a., 1994), nämlich das Beziehungsgeschehen erfasst (Albani u.a. 2003). Für die KIP haben Pokorny/ Stiegler (2005) bereits Untersuchungen zu Wirkmechanismen vorgelegt und die Bedeutung von Verschiebungsfunktionen im Imaginationsprozess empirisch nachgewiesen.

6. Zur Gegenübertragung in der Katathym-Imaginativen Psychotherapie
Wolfram Rosendahl

Wie jegliche Form von Psychotherapie - ob von den jeweiligen Vertretern reflektiert oder nicht - ist auch die Katathym-Imaginative Psychotherapie (KIP) eine Beziehungstherapie. Die sich daraus ergebenden Implikationen gelten für die KIP als eine analytisch orientierte Therapie in besonderer Weise.
Wie Hennig (1999a.b) betont, sind Übertragung und Gegenübertragung die wesentlichen Aspekte jeder menschlichen Beziehung und besonders der therapeutischen Beziehung. Übertragung und Gegenübertragung sind ubiquitär und treten in allen menschlichen Beziehungen auf. Abkömmlinge infantiler Triebkonflikte spielen in jeder Erwachsenenkonfliktbeziehung eine bedeutende Rolle (Brenner, 1989).
Auf die ständig wirkende Gegenwärtigkeit der Übertragung antwortet die ständig wirkende Gegenwärtigkeit der Gegenübertragung und umgekehrt (Racker, 1993). Wie Racker bemerkte, sind die Übertragungen des Patienten nicht nur Abkömmlinge kindlicher Triebkonflikte, sondern sie sind ebenso Ausdruck der Beziehungen zu den phantasierten und realen Gegenübertragungen des Analytikers.
Leuners Vorstellung von der Projektion der Übertragungs-Gegenübertragungsdynamik in die Imaginationen ist nach wie vor aktuell (Leuner 1994). Imaginationen bilden jedoch nur einen, wenn auch originären Teil des therapeutischen Prozesses in der KIP ab.
Insofern wenden sich Hennig (1999a) und Schnell (2005) auch gegen die von Leuner vertretene Konzeption einer Projektionsneurose.
Eine Veränderung in der Sichtweise von Übertragung und Gegenübertragung, wie sie in dem klassischen Konzept von Sigmund Freud ihren Ausdruck fand, ist vor allem durch die Betonung der Bedeutung eines interaktionellen Geschehens zwischen Patient und Therapeut und der Unterscheidung zwischen Vergangenheits- und Gegenwartsunbewusstem durch Sandler und Sandler (1983) herbeigeführt worden.
Das Gegenwartsunbewusste enthält nach Sandler und Sandler die zu aktuellen Wünschen und Phantasien aufbereiteten Inhalte des Vergangenheitsunbewussten. Die infantilen Neurosen sind danach nur eine unter vielen Phantasien des Gegenwartsunbewussten. Aus der Rekonstruktion der Vergangenheit

wird in der Therapie eine gemeinsam erarbeitete sinngebende Konstruktion. Sie ist nach Weiß et al. (1977) nicht primär eine Wiederauflage der Vergangenheit, „sondern ein unbewusstes Probehandeln, das die therapeutische Beziehung auf die Möglichkeit der gefahrlosen Erprobung neuer Pläne und Verhaltensweisen des Patienten testen soll" (1995, 285).

Insofern erhält mit dem neuen Übertragungskonzept die Gegenübertragung, die lange als Störfaktor in der Therapie gesehen wurde, eine neue Bedeutung. Dies kommt u.a. im Konzept der internalisierten Objektbeziehung (Kernberg, 1978) zum Ausdruck, die in der Analyse eine Reinszenierung erfährt.

Argelander (1970) führte die Metapher des szenischen Verstehens ein, bei welchem sich der Therapeut mit gleichschwebender Aufmerksamkeit auf die Reinszenierung einstellt. Der Therapeut versuche, unter Verwertung der Gegenübertragungsreaktionen, den Bedeutungsgehalt der Szene introspektiv ohne theoretische Vorannahmen zu erfassen.

6.1 Zu den Gegenübertragungen im Besonderen

Die Entdeckung der Gegenübertragung und ihrer Relevanz durch Sigmund Freud (1910) machte die Lehranalyse zur Grundlage und zum Mittelpunkt der psychoanalytischen Ausbildung.

In den klassischen Auffassungen zur Gegenübertragung - genannt seien hier Freud, Reich, Glover u. a. - wird diese als unbewusste Reaktion auf die Übertragung des Patienten angesehen, die durch eine Lehrtherapie überwunden werden soll.

Reich (1951) interessierte sich für die Gegenübertragung hauptsächlich als Quelle von Störungen bei der analytischen Arbeit. Sie unterscheidet zwei Formen: „Gegenübertragung im eigentlichen Sinne" und „agierte Gegenübertragung."

Eine Neukonzeptualisierung erfuhr die Gegenübertragung vor allem durch Racker (1993) und Heimann (1950). Die so genannte „totalistische" Auffassung der Gegenübertragung umfasst danach alle Gefühle des Analytikers gegenüber seinen Patienten. Die Gegenübertragung ist Antwort der unbewussten Phantasien des Patienten. Nach Racker identifiziert sich der Analytiker
a) konkordant mit den Selbstrepräsentanzen des Patienten oder
b) komplementär mit den Objektrepräsentanzen
in den Übertragungsphantasien des Patienten.

Damit fand eine Erweiterung auf die bereits erwähnte interaktionelle Ebene statt. Die konkordante Identifizierung beruht auf den Mechanismen von Introjektion und Projektion. Bei der komplementären Identifizierung identifiziert sich der Analytiker mit den übertragenen Objekten des Patienten.

Nach Racker (1993) besteht zwischen komplementärer und konkordanter Identifizierung ein enger Zusammenhang. In dem Maße wie der Analytiker die konkordanten Identifizierungen abwehre, verstärkten sich bestimmte komplementäre Identifizierungen. Die Abwehr eigener aggressiver Impulse führe so zu einer Ablehnung der Aggressivität beim Patienten, so dass unter Umständen eine konkordante Identifizierung misslinge. Stattdessen komme es zu einer ausgeprägteren komplementären Identifizierung mit dem zurückweisenden Objekt, gegen welches sich der aggressive Impuls richtet (Racker, 1993). Bei dem zuletzt genannten Phänomen handelt es sich um eine Form eines so genannten Gegenübertragungswiderstandes.

Nach Mertens (1995) ist der Gegenübertragungswiderstand beim Analytiker der Widerstand gegen das Bewusstwerden der Gegenübertragung (Abwehr von Gefühlen, Affekten und Phantasien) und gegen die Auflösung der Gegenübertragung, bei welcher ein angemessener Umgang mit den ausgelösten Gefühlen misslingt.

Racker (1993) sprach in diesem Zusammenhang von einer Gegenübertragungsneurose, die zu kollusiven Verwicklungen führen könne und die Therapie behindere. Er betrachtete vorrangig ödipale kollusive Konstellationen. Mittlerweile wird eine Vielzahl prototypischer Übertragungs- und Gegenübertragungsverwicklungen beschrieben (Stirn 2002).

Mertens (1993) führt aus, dass gegenwärtig folgende Kollusion besonders häufig sei: „Der Patient wird als narzisstisch frühgestört eingestuft, als jemand, der schwere Defizite in der frühen mütterlichen Zuwendung erlebt hat. Die behandlungstechnische Konsequenz ist die eines permanenten liebevollen Spiegelns, wobei der Analytiker überwiegend konkordant mit dem Selbsterleben seines Patienten identifiziert ist. Aus Angst vor der Rivalitätsaggression und dem ödipalen Neid des Patienten wird der Patient zum frühgestörten Säugling und mit liebevoller Verwöhnung mundtot gemacht.".

Zum Verständnis der Gegenübertragung ist das Konzept der projektiven Identifizierung unabdingbar. Nach Melanie Klein (1946) sind projektive Identifikationen Prozesse der Projektion und Identifikation innerhalb der psychischen Repräsentanzen. Bei der Projektion werden Aspekte der Selbstrepräsentanz auf Objekte verschoben und bei der Identifikation Objektrepräsentanzen in die Selbstrepräsentanz übernommen. Sie ist ein in der Phantasie des Patienten ablaufender Prozess und verzerrt die Wahrnehmung der Realperson des Therapeuten.

Bion (1963) erweiterte die Auffassung zur projektiven Identifikation im Konzept des Container-contained. Demnach erfolge die projektive Identifizierung als Externalisierung von Selbst- und Objektanteilen via Interaktion in den Analytiker hinein. So „deponieren" frühgestörte Patienten ihre wegen mangelnder Selbst-Objekt-Differenzierung äußerst bedrängenden Affekte in den Therapeuten, damit dieser sie bearbeitet zurückgeben kann (Mertens, 1995).

In der KIP ist hier vor allem an den Umgang mit stark ängstigendem archaischen Material des Patienten zu denken, welches der Therapeut im Sinne des Container-contained in sich aufnimmt und bearbeitet, um es dem Patienten bearbeitet und mit geringerer Wucht zu spiegeln (Schnell 2005).

Mit der Auffassung der Gegenübertragung als einem interaktionellen Geschehen wurde die Gegenübertragung nicht mehr ausschließlich als störender Faktor der analytischen Arbeit betrachtet, sondern die Handhabung der Gegenübertragung im therapeutischen Prozess diskutiert.

Racker (1993) reflektiert ausführlich Bedeutungen und Verwendungsmöglichkeiten der Gegenübertragung. Er verweist dabei u. a. auf folgende Punkte:

- Sogar sehr starke und pathologische Gegenübertragungsreaktionen können innerhalb der Therapie als Werkzeug dienen.
- Die Gegenübertragung ist auch insoweit als Möglichkeit zu nutzen, als sie Ausdruck der Identifizierungen des Analytikers mit den inneren Objekten des Analysanden ist.
- Wahrgenommene Gegenübertragungsreaktionen sollen analysiert werden, um aus ihren besonderen Merkmalen Rückschlüsse auf das psychische Geschehen im Analysanden abzuleiten.

Diese Auffassung der Verwendung der Gegenübertragung ist jedoch bis heute nicht unumstritten. So wendet sich Dührssen (1972, 96) explizit gegen die Auffassung, „die eigenen Gegenübertragungsgefühle zu einem therapeutischen Hilfsmittel zu machen". Beim genauen Hinsehen wendet sie sich jedoch eher gegen das Mitteilen von Gegenübertragungsgefühlen an den Patienten als therapeutische Technik; im Besonderen, wenn sie ausführt, „dass bei einem solchen Vorgehen sehr vieles andere im Spiel ist als ein spezieller (aus der Gegenübertragung stammender) Wunsch nach Befriedigung beim Analytiker, der vielleicht des langen Zuhörens müde - endlich einmal von sich selber reden möchte".

Die Gegenübertragung ist nicht per se ein wertvolles Diagnostikum, sondern einzig die reflektierte und aktualgenetisch aufgeklärte Gegenübertragung gibt möglicherweise Hinweise auf bislang noch unbewusste Phantasien beim Patienten.

Nach Mertens (1993, 43) sei wirkliches psychoanalytisches Verstehen nur dann suffizient, wenn Analytiker einräumen könnten, „dass es nahezu in jeder Stunde zu einer Berührung der beiden Unbewussten kommt".

Die konkordante oder komplementäre Identifizierung sei als Ausdruck einer Gegenübertragung insofern einfach zu handhaben, wenn sie als Übertragungsangebot dem Patienten mehr oder weniger bewusst, zumindest vorbewusst seien. In der Regel seien die entscheidenden Erlebnisse und Phantasien

jedoch zunächst sowohl beim Patienten als auch beim Therapeuten unbewusster Natur. Stattdessen wären z. B. Gefühle der Langeweile, der Müdigkeit, des Ärgers oder des kritiklosen Hinnehmens dessen, was der Patient erzählt bzw. imaginiert, wahrnehmbar. Da nach Mertens (1993) die frühen Affekte und Triebwünsche häufig von körperlichen Erfahrungen ausgingen, manifestierten sich diese als unbewusste Gegenübertragungsreaktionen häufig zunächst in der Körperbefindlichkeit des Therapeuten. Insofern kommt der Wahrnehmung der eigenen Körpergefühle entscheidende Bedeutung zu.
Neben den körperlichen Korrespondenzen im Analytiker können dem Bewusstwerden der Gegenübertragung nach Zimmermann (1989) vor allem die Gegenübertragungsbilder eine überragende Bedeutung erlangen.

6.2 Zur Gegenübertragung und deren Verwendung in der KIP

Hennig (1999a) hat die Bedeutung von Übertragung und Gegenübertragung sowie deren wechselseitiger Verschränkung für die Katathym-Imaginative Psychotherapie ausführlich aufgezeigt.
Die Tatsache, dass ein Therapeut immer den Patienten beeinflusst und umgekehrt, gilt ausnahmslos auch für die Therapie mit der KIP.
Nach Hennig (1999, 24) widerspiegeln „Imaginationen in ihrer Symbolkonstellation bzw. ihrer Symboldynamik sowohl die Übertragung als auch im gleichen Maße die Gegenübertragung; die Symbolinhalte sind damit auch Derivate der Gegenübertragung, wie sie im Übrigen in ihrer Gesamtheit (neben ihren genetischen Anteilen) wesentlich von der therapeutischen Beziehung abhängen."
Schnell (2005) versteht Imaginationen als Bestandteil eines Dialoges im Rahmen der Übertragungs-Gegenübertragungsdynamik, Dieter J. (2005) als Schöpfung eines interaktionellen Geschehens zwischen Patient und Therapeut im Sinne eines intersubjektiven analytischen Dritten (Odgen, 1998). Für Dieter W. (2005) werden Vorstellungen erst durch die Übertragung und Gegenübertragung zu therapeutischen Imaginationen in Abgrenzung zum Tagtraum als Phänomen einer Ein-Personen-Psychologie.
Selbst die Vorgabe eines Motivs in der KIP durch den Therapeuten ist ein „Produkt eines interaktionellen Geschehens zwischen dem Patienten und dem Therapeuten, aber auch das Dritte, das angeboten wird, um den psychischen Raum zu ermöglichen und zu füllen" (Dieter J., 2005, 103).
In seiner Auseinandersetzung mit dem Begriff der Neutralität schreibt Gill (1996, 87): „Ich verweise darauf, dass ein neutraler Analytiker ein Analytiker ist, der kontinuierlich (mit Hilfe der Assoziationen des Patienten - *und dessen innerer Bilder, d. A.-*) seine Gegenübertragungsneurose selbst analysiert, pa-

rallel zu seiner Analyse der Übertragung des Patienten, und der wiederum letztere (und erstere!) als Beitrag beider Beteiligter versteht... ."
In der KIP ist der Therapeut unter Berücksichtigung der Übertragungs- und Gegenübertragungsdynamik bereit, die Vorstellungen, Imaginationen, Körpergefühle und Affekte des Patienten „nachzuinszenieren" und in eigene Vorstellungen, Imaginationen, Körpergefühle, Affekte umzusetzen. In diesem Übertragungs- und Gegenübertragungsgeschehen kommunizieren das Unbewusste des Patienten und das des Therapeuten miteinander. Das Unbewusste gilt dabei als unverfälschtester Indikator für Konflikte und Kompromissbildungen des Patienten und Therapeuten.

Mertens (1993) merkt dazu an: „Die eher vorbewussten und primär prozesshaft organisierten Phantasiebilder, die der Analytiker *(KIP-Therapeut, d. A.)* anlässlich eines Traumberichtes seines Patienten in sich entstehen lässt, haben mindestens ebenso viel mit ihm selbst zu tun wie mit den unbewussten Erlebnisformen seines Patienten und können deshalb ... wertvolle Aufschlüsse über Gegenübertragungsgefühle des Analytikers liefern".

Die Tagtraumschilderungen des Patienten in der KIP sind eine bereits sekundär überarbeitete Form des primärprozesshaften Erlebens; die Gegenübertragungsphantasien des Therapeuten nehmen jedoch eher Bezug auf die unbewussten Übertragungen des Patienten während seines Tagtraumes.

Die Bewusstmachung von Gegenübertragungsreaktionen ermöglicht so in der KIP die Einfühlung in die Konflikte des Patienten, die bis dato möglicherweise versagt blieb. Das im Therapeuten entstehende Bild als Reaktion auf die Imaginationen des Patienten stellt eine Kompromisslösung zwischen einer konflikthaften Objektbeziehung des Patienten und einer ähnlich strukturierten Konfliktneigung beim Therapeuten dar.

Die Einsicht in die Gegenübertragung wird nach Leuner (1994) in drei Stufen gewonnen:

1. die Wahrnehmung der eigenen Reaktion (z.B. Müdigkeit oder nicht richtig zuhören können)
2. die Erklärung, wodurch dieser Zustand hervorgerufen wird
3. die spätere Analyse der frühkindlichen Objektbeziehung des Therapeuten.

Die Wahrnehmung der eigenen Reaktion des Therapeuten auf den Patienten könne als ein diagnostisches Signal der bestehenden noch unbewussten Übertragung des Patienten benutzt werden. Er nennt exemplarisch die Schläfrigkeit des Therapeuten, das Aufkeimen von Unwillen und psychosomatische Reaktionen beim Therapeuten, die allesamt eine diagnostische Bedeutung in dem Sinne erhalten, dass hiermit Hinweise auf die Art und Weise des Über-

tragungsangebotes des Patienten vorliegen bzw. sich Hinweise auf ein Übertragungsproblem von Widerstandscharakter zeigen.
Leuner (1994) beschreibt weiterhin zwei in der KIP-Therapie relativ häufig vorkommende Interaktionsmuster, nämlich erstens die das Übertragungsangebot des Patienten abweisende Tendenz und zweitens die Überidentifikation des Therapeuten mit den Gefühlen des Patienten. Beide Formen sind Ausdruck eines Gegenübertragungswiderstandes.
Leuner (1994, 429): „Genauer betrachtet soll die Identifikation des Therapeuten aber nur versuchsweise und vorübergehend erfolgen. Sie hat die Form einer imitierenden Identifikation. Sie soll die damit verbundenen Veränderungen im eigenen Ich wahrzunehmen erlauben, um daraus auf die Gefühlslage des Patienten schließen zu können."
Der sich daraus ergebende Prozess sei eine fortlaufende undulierende Bewegung zwischen versuchsweiser, zeitlich begrenzter Identifikation durch starke Annäherung und sukzessiver distanzierter Haltung.
Pahl (1982, 77) beschreibt typische Übertragungs-/Gegenübertragungsverwicklungen in der KIP, die aus den Unterschieden der Auffassungs- und Bedeutungsstrukturen zwischen Patient und Therapeut entstehen. Er hält diese Verwicklungen für nicht vermeidbar, sie sollten jedoch als Ausdruck der Neurose bzw. Restneurose des Therapeuten verstanden und entsprechend reflektiert und analysiert werden. Pahl betont, dass das KB von Leuner eine psychotherapeutische Methode sei, die einen aktiven, d. h. sowohl Eingriffscharakter als auch Anstoßcharakter besitze. „Dieser Ansatz bietet eine vorzügliche Möglichkeit zur Analyse des Übertragungs- und Gegenübertragungsgeschehens. Der Therapeut kann seine eigenen imaginierten und vorstellungsmäßigen Prozesse genau beobachten. Er sieht sich selbst dabei zu, wie er die inneren Imaginationsverläufe und Geschichten eines Patienten adaptieren kann. Entscheidend ist dabei seine Fähigkeit beansprucht, die ausgesprochenen Worte des Patienten in eigene Vorstellungen, Imaginationen, d. h. katathyme Bilder umzusetzen."
Für die KIP mit ihrem regressiven Arbeitsmilieu gilt, was Sandler und Sandler 1983 postulierten, im besonderen Maße: Die Rekonstruktion der Vergangenheit wird zu einer gemeinsam erarbeiteten sinngebenden Konstruktion.
In der Psychoanalyse bestimmt die Gegenübertragung nach weitgehender Auffassung wesentlich Zeitpunkt, Intensität und Ausmaß einer Deutung, deren Unterlassung sowie das verbale und nonverbale Verhalten des Therapeuten.
In einer mehr dialogischen Therapie wie der Katathym-Imaginativen Psychotherapie wird dies umso bedeutungsvoller, da hier Interventions-Intentionen sukzessiv im Verlaufe einer Tagtraumtherapie permanent sind. Welchen Intentionen und Phantasien des Patienten folgt der Therapeut, welchen nicht? Welche verhindert er unbewusst, wo verbündet er sich, woran nimmt er Anteil?

Wann „führt" er den Patienten? Zu welchem Zeitpunkt gibt der Therapeut Rückmeldungen an den Patienten, sei es im Sinne von Verbalisierungen oder durch das berühmte „Hm", und schließlich: Wie ist das „Hm": aufmunternd, tröstend, teilnahmslos, uninteressiert, gelangweilt usw.? Die Reihe ließe sich beliebig verlängern.

Die Komplexität der Übertragungs-Gegenübertragungs-Dynamik in der KIP wird noch diffiziler, da wir es quasi mit einer doppelten symbolischen Verkleidung von Phantasie und Tagtraum sowie „Gegenphantasie" und „Gegentagtraum" zu tun haben.

Der Bearbeitung von Gegenübertragungs- und Übertragungsphantasien kommt nicht zuletzt in der Ausbildung zum KIP-Therapeuten ein immenser Stellenwert zu.

Neben der ständigen Vergegenwärtigung des Übertragungs- und Gegenübertragungsgeschehens in den jeweiligen Ausbildungskursen der Grund-, Mittel- und Oberstufe und im Besonderen in den Supervisionen sollte ein gesondertes Seminar zur Gegenübertragung stattfinden.

In der „Mitteldeutschen Gesellschaft für Katathymes Bilderleben und andere imaginative Verfahren in der Psychotherapie" (MGKB) wird im Rahmen des Ausbildungscurriculums regelmäßig ein solches Seminar angeboten. In dem Seminar werden anhand eines geschilderten Tagtraumes die Gegenübertragungsphantasien der Teilnehmer analysiert; wohl wissend, dass es sich dabei um Kompromissbildungen des Psychischen handelt. Wesentliche Schwerpunkte betreffen die Differenzierung der Gegenübertragungsphantasien in konkordante und komplementäre Anteile und die Detektion von projektiver Identifizierung, deren interaktionelles Moment einen Widerhall in der Wahrnehmung des Therapeuten findet. Von der Prämisse ausgehend, dass Gegenübertragungsphantasien auch unbewussten Charakter tragen können, wird im Besonderen auf Brüche im affektiven Erleben, auf Stimmungen und Körpergefühle fokussiert. Das unbewusste Fühlen geht dem bewussten Erfassen und Verstehen voraus.

Ebenso können spontan auftretende Gegenübertragungsimaginationen den Therapeuten auf einen zentralen Beziehungskonflikt hinweisen, der dem Patienten noch nicht bewusst ist.

> In einem Ausbildungsseminar wurde den angehenden Therapeuten eine Behandlungssequenz per Video vorgeführt. Das Thema der Behandlungsstunde konstellierte sich zunehmend um eine Identifikations- und Identitätsproblematik. Die Patientin näherte sich im Verlauf der Therapiestunde einem für sie wichtigen frühkindlichen Thema. Bevor jedoch der zentrale Beziehungskonflikt deutlicher wurde, waren die Ausbildungsteilnehmer gehalten, ihre bis dahin aufgetretenen Gefühle, Wahrnehmungen, Körperempfindungen, Bilder und Phantasien zu dem bisher Gesehenen und Ge-

> hörten zu schildern. Eine der Ausbildungsteilnehmerinnen berichtete darauf hin, dass sich ihr spontan folgendes Bild aufgedrängt hätte: Sie hätte sich an einer Mauer stehend gesehen, dabei wie ein Junge gegen die Mauer uriniert.
> Die Teilnehmerin hatte den zentralen Beziehungskonflikt der Patientin unbewusst bereits vor dessen Explikation mit ihrem Unbewussten wahrgenommen und im Bild umgesetzt. Die Patientin war vom Vater als Sohn gewünscht und seine Enttäuschung ließ er die Patientin ständig spüren. Die ambivalente Rollenidentifikation der Patientin wurde so deutlich.

Das unbewusste Fühlen und die unbewusste Phantasie sind nicht per se wertvoll, sondern es gilt, die eigene Gegenübertragung permanent einer kritischen Reflexion zu unterziehen.

In der Ausbildung zum KIP-Therapeuten bildet die Lehrerfahrung mit der Analyse von Übertragung und Gegenübertragung einen unverzichtbaren Bestandteil.

Racker (1993) führt aus: „Wird die Gegenübertragung verdrängt (oder auf andere Art abgewehrt), so führt das notwendigerweise zu Auslassungen in der Übertragungsanalyse, was seinerseits zur Folge hat, dass auch der Analysand seine Gegenübertragung (usw.) verdrängen wird, wenn er selber Analytiker geworden ist".

In den Supervisionen kommt der Berücksichtigung der Übertragungs-/Gegenübertragungsdynamik ebenfalls eine zentrale Bedeutung zu. Der Vorteil der Verwendung von Tonbandaufzeichnungen statt transkribierter Stundenprotokolle liegt auf der Hand.

Auch in den Supervisionen hat sich die Möglichkeit, mit Gegenübertragungsphantasien zu arbeiten, als außerordentlich nützlich erwiesen (s.a. Bölcs, 1989).

Fazit: Nicht reflektierte Gegenübertragung ist in der Katathym Imaginativen Psychotherapie ein mögliches Hindernis, in ihrer Vielfalt wahrgenommen und reflektiert ein unabdingbares Agens.

7. Überlegungen zu den therapeutischen Wirkfaktoren in der KIP*

Ulrich Bahrke

Die Psychotherapieforschung als Reflexion des eigenen Handelns nahm ihren Ausgang bei den Falldarstellungen Sigmund Freuds, mit systematischen empirischen Studien begann sie allerdings erst in den frühen 50er Jahren des vergangenen Jahrhunderts. Die empirische Forschung zur Wirksamkeit von Psychotherapie kann nach Shapiro (1990) in drei Phasen unterteilt werden: Suchte die erste (1950 bis 1970) die provokanten Thesen Eysencks (1952) zur relativen Unwirksamkeit von psychotherapeutischen Behandlungen zu widerlegen, was ihr auch hervorragend gelang, so fokussierte die 2. Phase (1960 bis 1980) auf den Zusammenhang von Ergebnis und Prozess: Welche therapeutischen Prozesse führen zu welchen Therapieergebnissen? Auf der Basis korrelationsstatistischer Zusammenhänge wurden Einblicke in die vielfältige Komplexität psychotherapeutischer Interventionen möglich, vielfach allerdings nur mit Hilfe stark reduktionistischer Ansätze.

Die jetzt aktuelle 3. Phase der empirischen Psychotherapie-Forschung möchte diesem Mangel beikommen mit der sie leitenden Frage: „Welche mikroprozessualen Vorgänge konstituieren die klinisch konzipierten Makroprozesse?" (Kächele, 1992). In diesem Zusammenhang steht der Versuch, therapeutische Wirkfaktoren zu formulieren.

7.1 Das Konzept der therapeutischen Wirkfaktoren

Das Konzept der therapeutischen Wirkfaktoren stellt den Versuch einer Antwort auf die Frage dar: Wodurch wirkt Psychotherapie, was begünstigt oder hemmt die angestrebten Veränderungen (Eckert, 1996)? Ursprünglich wurde es für die Gruppenpsychotherapie entwickelt. Corsini und Rosenberg (1955) stellten eine Liste von Veränderungsmechanismen zusammen, die später von dem Gruppenpsychotherapieforscher Yalom (1974) aufgegriffen wurden.

---

*neu bearbeitete Fassung des Beitrages "Psychotherapien wirken - Wodurch hilft die KIP? Überlegungen zu den therapeutischen Wirkfaktoren." In: Hennig/Rosendahl, 1999, 81-98

Wirkfaktoren der Gruppenpsychotherapie wurden ausführlich von Finger-Trescher (1991) zusammengestellt und von Tschuschke (1993) neu untersucht. Demgegenüber gilt das Wirkfaktorenkonzept in der Einzelpsychotherapie bislang als nicht ausreichend konzeptualisiert (Eckert, 1996). Bereits unter den analytisch arbeitenden Psychotherapeuten gibt es stark divergierende Auffassungen darüber, was das therapeutisch Wirksame ihrer Therapie sei. Zunächst war eine mit Freud verbundene Strömung vorherrschend, die insbesondere auf die Prozesse von Bewusstmachen, Erinnern und Verstehen mit der dazugehörigen Deutung als wichtigstem therapeutischen Faktor setzte, demgegenüber betonten Ferenczi und andere die Bedeutung emotionaler Prozesse für eine therapeutische Veränderung. Während einige Psychoanalytiker im Sinne Freuds nach wie vor den Wirkfaktor der Einsicht im Sinne einer kausalen Rekonstruktion favorisieren (z. B. Kerz-Rühling 1993), wird von anderen die Annahme einer heilsamen Wirkung genetischer Deutungen und Rekonstruktionen angezweifelt und Faktoren wie Empathie, Holding, Containing und die Übertragungsdeutung in den Mittelpunkt eines wirksamen Veränderungsprozesses gestellt (Mertens 1991).

Eine entscheidende Wende innerhalb der psychoanalytischen Theoriebildung war eingeleitet worden, nachdem die Gegenübertragungsreaktionen als Erkenntnisinstrument zu nutzen begonnen wurden (Heimann, 1950; Winnicott, 1949). Die Beziehungsdynamik zwischen Patient und Analytiker wurde unter den Gesichtspunkten der gewünschten Beziehung, der gefürchteten Beziehung und der vermiedenen Beziehung betrachtet. Dieses Konzept von Übertragung, Gegenübertragung und Einsicht war in der Lage, den Zusammenhang zwischen Symptom und Übertragungsreaktion in der Gegenwart und pathogenem Konflikt und Objektbeziehungen in der Vergangenheit zu erklären und damit das gegenwärtige mit dem vergangenen Beziehungsgeschehen klarer zu verbinden. Allerdings zeigte sich, dass die Einsicht in diese Zusammenhänge allein nicht therapeutisch wirksam ist, solange keine Verbindung mit den damals und jetzt begleitenden Affekten zustande kommt.

Weitere Wirkkonzepte innerhalb der Psychoanalyse gingen von Alexander (1946) mit dem Modell der korrektiven emotionalen Erfahrung und von Balint (1936) mit dem Modell der Identifizierung des Patienten mit der Haltung und Funktion des Analytikers aus. Bei diesen wurde der Einfluss des Analytikers als reale Person hervorgehoben. Solche Konzepte, die die Interaktionen als den wesentlichen Wirkfaktor betrachten, legen ihr Schwergewicht auf Internalisierungsprozesse, entweder im Hinblick auf die heilende Wirkung der Identifizierung oder die der projektiven Identifizierung.

Bei dem Identifizierungsmodell wird davon ausgegangen, dass der Analytiker dem Patienten mit einem benignen Über-Ich, mit seinen gesunden Ich-Anteilen usw. als Modell zur Verfügung steht und dadurch intrapsychische, strukturelle Veränderungen im Patienten ausgelöst werden (Kutter, 1988). Im Ergebnis wird der Patient gewissermaßen sein eigener Analytiker, der den therapeutischen Dialog innerlich mit sich selbst weiterführt. Zu problematisieren ist, dass dieses Konzept voraussetzt, dass der Analytiker „heil" sein müsste, um als „Heilungsfaktor" internalisiert werden zu können. Thomä (1981) meint, der Analytiker müsse sich als Hilfs-Ich, Hilfs-Über-Ich und Stellvertreter dem Patienten real zur Verfügung stellen. Widerstandsanalyse, Übertragungsdeutung und Einsicht bleiben in dieser Konzeption randständig.

Nach Finger-Trescher (1991) könne die Psychoanalyse deshalb nicht hinreichend erklären, wie und wodurch sie wirke, da sie keine Begrifflichkeit entwickelt habe, die reale Interaktion in der Therapie zu erfassen. Ogden (1982) möchte diese Vorgangsbeschreibung anknüpfend an Bion mit dem Begriff der projektiven Identifizierung vornehmen: Der Patient versucht, einen unerträglichen oder besonders gefährdeten Anteil seiner Person in den Analytiker hineinzuverlegen. Der Analytiker „empfängt das Projizierte" und gibt es in verarbeiteter Form zurück (Reprojektion). Vom Patienten wird es in dieser modifizierten Form reintrojiziert. Mit diesem Konzept werde sowohl die intrapsychische Dynamik des Patienten als auch die des Analytikers wie auch die realen Interaktionen zwischen beiden berücksichtigt. Da es sich bei der projektiven Identifizierung um eine frühkindlich normale Form der Kommunikation handelt, besteht ihr Wert als Heilfaktor insbesondere in der Therapie solcher Patienten, bei denen die Fähigkeit zur reifen Objektbeziehung nicht vorhanden ist (vergl. Bahrke 2005).

Weitere psychoanalytische Konzeptionen (Langs, 1982; Gill, 1982) betonen die Wirkung aufgrund der spezifischen psychoanalytischen Situation, durch die bestimmte Reaktions- und Interaktionsformen ausgelöst werden und gemeinsam verstanden werden können: Der primäre Bearbeitungszusammenhang liege im Hier und Jetzt der konkreten Interaktion. Wird diese verstanden, damit auch Missverständnisse und Nicht-Verstehen aufgelöst, so ist das ein heilender Vorgang, indem zuvor Nicht-Kommunizierbares integrierbar geworden ist. Mutativ wirke so sowohl interpersonale Erfahrung als auch Einsicht, was sich mit dem Konzept der affektiven Einsicht veranschaulichen lasse: „Inzwischen wird weitgehend akzeptiert, dass neue wohltuende Erfahrungen mit dem Analytiker auch eine wichtige Rolle spielen, um Veränderungen zu bewirken. Beide Faktoren, Einsicht und korrektive Erfahrung, wirken kombiniert" (Gill, 1997, 164).

In einer einfacheren Sprache hat Luborsky die Wirkung psychoanalytischer Therapie von den folgenden zwei Faktoren abhängig gemacht:
1. von der Art der Beziehung und
2. von der Deutung des zentralen Beziehungskonflikts, insbesondere des Wunsches und der Objektreaktion, wobei das zu deuten sei, was vom Patienten am konfliktreichsten erlebt und mit dem gegenwärtigen Leidensdruck am meisten in Übereinstimmung gesehen würde.

Dass Beziehung und Deutung nicht voneinander trennbare Voraussetzungen für eine erfolgreiche psychoanalytische Behandlung sind, wird heute sicher kaum noch kontrovers diskutiert. Offen bleibt damit natürlich weiterhin, wie therapeutische Veränderungsprozesse im Patienten tatsächlich stattfinden und adäquat beschrieben werden können, so wie es mit dem Konstrukt der projektiven Identifizierung versucht wird.

7.2 Konzept der allgemeinen Wirkfaktoren

Ungeachtet solcher, hier nur andeutungsweise dargestellter kontrovers geführter Überlegungen, die Wirkungsweise psychoanalytischer Therapien zu begründen, werden in allgemeinerer Weise als Wirkfaktoren der Einzeltherapie sowohl Bedingungen auf Seiten des Patienten als auch Handlungen des Therapeuten benannt. Da diese Wirkfaktoren grundsätzlich nicht unabhängig voneinander existieren, galt es, die Bedingungen zu beschreiben, unter denen sie wirksam werden.

Ein Versuch, die einzelnen Wirkfaktoren unter dem Gesichtspunkt der jeweiligen Bedingungen ihrer Wirksamkeit zu ordnen, stellt das Konzept der allgemeinen Wirkfaktoren dar. Es wurde insbesondere von Frank (1961, 1971) entwickelt. Im Einzelnen beschrieb er als allgemeine Wirkfaktoren:

- eine intensive, emotional besetzte vertrauensvolle Beziehung zwischen Hilfesuchendem und Helfer
- ein Erklärungsprinzip bezüglich der Ursachen der Erkrankung und eine damit zusammenhängende Methode für ihre Beseitigung
- eine Problemanalyse, die dem Patienten Möglichkeiten der Bewältigung eröffnet
- die Vermittlung von Hoffnung, um die Demoralisation des Patienten abzubauen
- die Vermittlung von Erfolgserlebnissen, die dem Patienten Hoffnung geben und ihm Sicherheit und Kompetenz vermitteln und
- die Förderung emotionalen Erlebens als Voraussetzung für eine Einstellungs- und Verhaltensänderung.

Die Wirksamkeit dieser allgemeinen Wirkfaktoren wird nicht ernsthaft bestritten und wurde lange Zeit als Ursache dafür betrachtet, dass die verschiedenen therapeutischen Methoden ähnliche Therapieeffekte erzielen. Vor dem Hintergrund aktueller berufspolitischer Entwicklungen und finanzieller Verteilungskämpfe jedoch wurde in den 90er Jahren das von Luborsky et al. 1975 formulierte „Dodo bird-Verdikt" („all have won and all must have prizes") bezüglich vergleichbarer Effektstärken unterschiedlicher psychotherapeutischer Techniken zunehmend angezweifelt. In diesem Zusammenhang wurde immer wieder die Frage diskutiert, ob psychotherapeutische Wirkungen ungeachtet der zugrunde liegenden Technik und eines spezifischen therapeutischen Konzeptes lediglich auf gemeinsamen und weniger auf spezifischen Wirkfaktoren beruhen. Dabei ist die Annahme, dass in den einzelnen psychotherapeutischen Techniken spezifische Wirkfaktoren enthalten sind, aus klinischer Sicht, aber auch auf Grund von Ergebnissen der vergleichenden Psychotherapie-Forschung sehr plausibel. Ob die Faktenlage jedoch in Bezug auf eine Bewertung einzelner Psychotherapie-Formen ausreichend ist, wird kontrovers diskutiert. Als nichtkontrovers gilt dagegen, dass es erstens keinen berechtigten Zweifel mehr an der generellen Wirksamkeit von Psychotherapie gibt und dass zweitens von gemeinsamen bzw. unspezifischen Wirkfaktoren ausgegangen werden kann, die immerhin Effektstärken von 0,42 bis 0,58 generieren. Diese Effektstärken wurden bereits von Laientherapeuten erreicht und beruhen auf dem unspezifischen Beziehungsfaktor eines guten menschlichen Kontaktes (wie z.B. Wärme, Interesse, Resonanz, Zuhören). Dass Psychotherapie jedoch mehr als nur menschliche Zuwendung zu bieten hat, geht aus der deutlich höheren Effektstärke von Psychotherapien von ca. 0,80 bis 0,85 hervor (Smith et al., 1980; Luborsky et al., 1988). Diese im Durchschnitt regelmäßig höheren Effektstärken von Psychotherapeuten gegenüber Laien verweisen auf eine weitergehende therapeutische Potenz und auf Wirkkomponenten, die vermutlich dem Bereich der spezifischen Wirkfaktoren zuzuordnen sind. Dabei ist allerdings anzunehmen, dass Spezifität von Psychotherapie in einer Kombination von mehr oder weniger allgemein vorkommenden Interventionen hergestellt wird.

Orlinsky und Howard (1988) haben versucht, in einem allgemeinen Modell von Psychotherapie (AMP) die Ergebnisse der Psychotherapieforschung zusammenzuführen. Danach scheinen für den Behandlungserfolg dann die besten Voraussetzungen zu bestehen, wenn vier Bestandteile ihres Behandlungsmodells optimal aufeinander abgestimmt sind:

- das Behandlungsmodell des Therapeuten
- die Erkrankung des Patienten
- die therapiebezogenen Merkmale des Therapeuten und
- die therapiebezogenen Merkmale des Patienten. (Die OPD-Arbeitsgruppe (Dahlbender et al. 2004) konnte beispielsweise eine Korrelation des guten Therapieerfolges mit den Patientenvariablen Bindungsfähigkeit und Selbstreflexivität zeigen.)

Die „Passung" der Bestandteile drückt sich in der Qualität der therapeutischen Arbeitsbeziehung aus.
Bleibt dieses Modell auf einer Abstraktionsebene, die seine metaanalytische Herkunft nicht verleugnet, so hat Grawe (1995) einen Ansatz vertreten, Wirkfaktoren einer „Allgemeinen Psychotherapie" zu beschreiben. Auch wenn er durch seinen zeitweiligen Versuch, die Wirkfaktorenforschung durch frühzeitige Schlussfolgerungen für einen Schulenstreit zwischen Psychotherapierichtungen zu instrumentalisieren, etwas ins Abseits geriet, haben die von ihm herausgearbeiteten Wirkfaktoren berechtigterweise allgemeine Beachtung und Akzeptanz gefunden. Es sind dies:

- Ressourcenaktivierung
- Problemaktualisierung
- aktive Hilfe zur Problembewältigung
- motivationale Klärung.

Es versteht sich, dass übergreifende Therapiemodelle eine Abbildung auf einem Abstraktionsniveau vornehmen, das der einmaligen psychotherapeutischen Beziehung nicht gerecht werden kann. Eine Vermischung der Behandlungssprache mit einer solchen von Forschungsmodellen ist unangemessen und sollte vermieden werden. Bereits durch diese Modelle wird jedoch deutlich, dass die allgemeinen Wirkfaktoren über den Beziehungsfaktor hinausgehen. Dies findet z. B. in der von Meyer (1990) vorgenommenen Zusammenstellung kommunaler Faktoren ihren Ausdruck:

- Mobilisierung von Hoffnung
- Anwendung einer Theorie
- Angebot einer Helferbeziehung
- Klärung oder Neudefinition von Problemen
- Suche nach konstruktiveren Problemlösungsmöglichkeiten

Um Wirkfaktoren des therapeutischen Prozesses beschreiben zu können, scheint eine Forschungsperspektive hilfreich, die therapeutisches Handeln unter dem Gesichtspunkt der Herbeiführung eines bestimmten Veränderungszieles betrachtet. Ambühl und Grawe (1989) haben eine therapeutische Heuristik vorgeschlagen, bei der auf der Grundlage einer vertrauensvollen Beziehungsgestaltung zwischen Therapeut und Patient drei Veränderungsziele für eine erfolgreiche Therapie angestrebt werden sollten:

> 1. Reflektierende Abstraktion mit der Generierung neuen Bewusstseins
> 2. Emotionsverarbeitung, durch die insbesondere der Einfluss vermiedener aversiver Emotionen auf das Verhalten und Erleben abgeschwächt werden soll und
> 3. Kompetenzerweiterung mit der Erweiterung des Zutrauens und der Fähigkeiten, bestehende Ziele zu verwirklichen.

In ihren Untersuchungen zeigte sich, dass die Aufnahmebereitschaft des Patienten zusätzlich als eigenständige Variable im Wirkungsgefüge des Therapieprozesses zu konzipieren ist.

All diese Modelle und Erklärungen für die Wirksamkeit von Psychotherapie stehen im Zusammenhang mit allgemeinpsychologischen Modellen für Persönlichkeitsveränderungen überhaupt. Einschränkend soll deshalb festgehalten werden, dass all diese immer wieder als hilfreich beschriebenen Wirkfaktoren von Psychotherapie ein umfassenderes Verständnis erst werden erfahren können, wenn durch grundlagenwissenschaftliche Untersuchungen mehr Einsicht in die Natur psychischer Veränderungsprozesse überhaupt gewonnen sein wird.

7.3 Wirkfaktoren der Katathym Imaginativen Psychotherapie

Die Wirksamkeit der KIP ist klinisch evident, durch einige Prä-Post-Studien (Jung und Kulessa 1980, Wächter und Pudel 1980, Esplen et al. 1998) belegt und konnte durch eine Kontrollgruppenstudie (von Wietersheim et al. 2001) nachgewiesen werden: Bei den insgesamt 67 Patienten mit vorwiegend depressiver Symptomatik ergaben sich deutliche Effekte mit Effektstärken, die anderen für wirksam befundenen Psychotherapiemethoden gleichen und zwischen Therapieende und der Katamnese nach 18 Monaten noch zunahmen. Dadurch wurde im Grunde Raum geschaffen, auch innerhalb der KIP die Vorphasen der empirischen Psychotherapie-Forschung abzuschließen und sich der differenzierteren Betrachtung von Wirkprozessen innerhalb der KIP zuzuwenden. Denn so wichtig es ist, eine Symptomreduktion und Verbesserung des Befindens nachzuweisen, für Forschung und Praxis ist von hohem Interesse zu untersuchen, was zu dieser Verbesserung geführt hat. Insofern ist zu fordern, dass Ergebnisforschung durch Begleitforschung ergänzt und die allgemein gestellte Frage: Was ist therapeutisch an der Psychotherapie? konkretisiert wird: Was ist therapeutisch an der Katathym Imaginativen Psychotherapie?

Grundsätzlich zeigt sich auch bei der KIP die Schwierigkeit, klinische Erfahrung in ein Konzept der Wirkkomponenten zu übertragen. Betrachten wir beispielsweise den Vorgang der imaginativen Selbstzuwendung, bei dem sich der Erwachsene um ein Kind oder ein Tier, z. B. einen Teddy, kümmert, also an seiner Selbstfürsorge arbeitet - wie ist das in der abstrakten Sprache der Wirkfaktoren benennbar?
Um diesbezüglich Forschungsansätze beschreiben zu können, seien zunächst bislang gemachte Aussagen zu den Wirkfaktoren der KIP erinnert. Leuner (1990) skizzierte als wirksame Faktoren des Katathymen Bilderlebens:

- Angstschutz des Therapeuten
- selbstdosiertes Aufdecken unbewusster Problematik durch den Patienten
- Mikrokatharsis
- Probehandeln auf der Phantasieebene
- Anstoß kreativer Fähigkeiten
- Nachholen von Grundbedürfnissen
- Wiedererweckung infantiler traumatischer Szenen, Durcharbeiten und Konfliktbearbeitung.

Diese Auflistung ist nicht das Ergebnis einer Prozessforschung, sondern klinischer Beobachtungen, wobei Leuner als Besonderheit der KIP insbesondere die Kreativität des Imaginierenden betonte: Der Patient finde die eigene, individuelle Lösung. (Man denke an sein Beispiel, bei dem sich der Brückenphobiker nicht vom Therapeuten über die Brücke begleiten lässt, sondern sich eine eigene Brücke baut.)
Wie sich hier zeigt, ist Forschung in der Psychotherapie in einem ersten Schritt immer Reflexion klinischer Erfahrungen. In der KIP führten diese zur Beschreibung von drei Wirkdimensionen. Sie stehen in einem Bezug zum störungsspezifischen Herangehen und einer differentiellen Indikationsstellung mit den Techniken der KIP (siehe Übersicht in Bahrke 2005).
Diese Sichtweise entspricht den Erkenntnissen der allgemeinen Psychotherapieforschung, nach denen der früher von ihr verfolgte Gedanke, für einzelne Methoden gäbe es differentielle Indikationen für spezielle Krankheitsbilder, im Wesentlichen zurückgewiesen werden muss (Enke und Czogalik, 1993). Dagegen zeigt sich, dass innerhalb der jeweiligen therapeutischen Konzepte krankheits- und störungsgradbezogene Variationen des Therapieverhaltens differentiellen Indikationen gerecht werden. Dies gilt auch für die KIP. Dabei ist davon auszugehen, dass die Vielfalt therapeutischer Probleme und therapeutischen Vorgehens bei der KIP auch unterschiedliche Wirkfaktoren akzentuieren muss.

Bei der in diesem Beitrag vorgenommenen sondierenden Suche nach Wirkfaktoren sollen daher zunächst therapeutische Konzeptionen betrachtet werden im Hinblick auf implizit beschriebene Wirkfaktoren. Dies soll unter Berücksichtigung der drei traditionell formulierten Wirkdimensionen erfolgen (Leuner, 1987).

In der ersten Wirkdimension kommt die besondere Fähigkeit der Imagination zum Ausdruck, eine Brücke zwischen Symptom und Konflikt sowie Körper und Psyche herzustellen, so dass über symbolische Darstellungen Konfliktkerne zu einer bewusstseinsnahen Durcharbeitung kommen können.

Sachsse und Wilke (1987) beschrieben ein zweischrittiges Vorgehen bei der Behandlung psychosomatisch Erkrankter: Die KIP ermögliche zunächst eine Kompensation, dann eine Korrektur spezifischer Entwicklungsdefizite. Sie nahmen damit Bezug auf die zweite Wirkdimension des Verfahrens: „Befriedigung archaischer Bedürfnisse" durch spontane und induzierte Regression in konfliktarme Phasen mit imaginierten Szenen von Geborgenheit - wir würden mittlerweile mit Grawe den Ausdruck Ressourcenaktivierung verwenden. Sie sprachen aufgrund ihrer therapeutischen Erfolge die Vermutung aus, „dass ein längeres Imaginieren konfliktfreier, „nur guter" und bedürfnisbefriedigender katathymer Bilder innerhalb einer anaklitischen Übertragung zum Therapeuten ein Entwicklungsdefizit zumindest kompensieren, teilweise korrigieren kann." Dabei betonten sie, dass der psychovegetative Entspannungszustand, in dem der Patient sich während der Imagination befindet, selbst therapeutisch wirksam sei. Durch die Imagination bergender Szenen vertiefe sich diese Entspannung, die wiederum Voraussetzung für ein erlebnisintensiveres Imaginieren ist. Ein sich so entwickelnder selbstverstärkender Kreisprozess sei Grundlage für den Therapieeffekt. Es werde ein tröstlicher Raum geschaffen, von dem aus dann in einem zweiten Schritt, der ersten Wirkdimension folgend, zentrale Konfliktbereiche berührt und bearbeitet werden können, z. B. aggressive Impulse oder depressive Affekte. Diese Vorgehensweise wurde später von Wilke insbesondere für die Behandlung von Colitis-Patienten ausführlich dargestellt (Wilke und Leuner, 1990). In diesem Zusammenhang machten sie deutlich, dass das KIP-Setting den probeweisen Umgang mit aggressiven Impulsen auf der Bildebene erlaube und so das aggressive Potential berührbar werde, ohne dass es den Therapeuten mit der vollen Wucht der Übertragung treffen müsse. Sie sahen so in der Möglichkeit der imaginierten aggressiven Auseinandersetzung mit einem bösen Objekt in Gegenwart des Therapeuten einen wichtigen Zwischenschritt in der Behandlung von Patienten mit ausgeprägten destruktiven Potentialen.

Ein ähnliches Vorgehen wurde in jüngster Zeit wiederholt im Zusammenhang mit der Behandlung posttraumatischer Belastungsstörungen beschrieben. Innerhalb der KIP haben zunächst Reddemann und Sachsse (1996) Behandlungsstrategien für in der Kindheit traumatisierte Patienten, insbesondere Patienten mit Selbstverletzungen, weiterentwickelt. Bei diesem Vorgehen erfolgt nach der Stabilisierungsphase mittels der Imagination eine triangulierende Konfrontation, zu der im analytischen Setting die Fähigkeit zur therapeutischen Ich-Spaltung notwendig ist. Traumaspezifische Vorgehensweisen mit zahlreichen Fallbeschreibungen finden sich in Bahrke und Rosendahl (2001). Eine ausführliche Darstellung des traumaspezifischen Vorgehens mit der KIP haben kürzlich Steiner und Krippner (2006) vorgelegt.

Als dritte Wirkdimension der KIP hat Leuner die Entfaltung von Kreativität und die kreative Problemlösung beschrieben. Dabei geht es neben der kreativen Suche nach Problemlösungen, z.B. in Form des imaginierten Probehandelns, um das Ziel der Ausweitung von Ich-Strukturen und die Bearbeitung einengender Über-Ich-Impulse.

In Bezugnahme auf den von Grawe beschriebenen Wirkfaktor der Ressourcenaktivierung greift Kottje-Birnbacher (1997) diesen Faden auf und plädiert mit Bezugnahme auf Antonovski und Fürstenau neben dem fokussierten tiefenpsychologischen Vorgehen für eine Ergänzung durch eine systemische, progressionsorientierte Perspektive. Dies soll eine bipolare Fokusformulierung mit der Analyse des Konflikts und der Erschließung von Ressourcen ermöglichen. Auf diese Weise werden die erste und dritte Wirkdimension der KIP miteinander verbunden.

Die Beschreibung dieser drei Wirkdimensionen erfolgt noch in starker Anlehnung an unmittelbare klinische Erfahrungen. Ihnen gemeinsam ist ein davon abstrahierbarer Wirkfaktor Emotionsverarbeitung, der allem Anschein nach durch das Imaginieren besonders gefördert wird, was Stigler und Pokorny (2000) in ersten Ansätzen zu beweisen versucht haben. Bereits früher konnte Tress (1981) in einer Vergleichsuntersuchung die qualitative Breite des emotionalen Erlebens beim Katathymen Bilderleben und die Schwankungsbreite der Atemfrequenz als Indikator der emotionalen Erregung und ihrer Bewältigung als Wirkfaktoren nachweisen. Als förderlichen Therapiefaktor hielt er die erfolgreiche Bewältigung von bislang dem Patienten bedrohlich erscheinenden Erregungszuständen fest. Als weiteren Therapiefaktor nannte er die Vielfalt der Affektqualitäten und der mit ihnen verbundenen Konfliktthemen, für die der Patient eine zunehmende Autonomie der Affektregulation erwirbt.

Unter kommunikationstheoretischem Aspekt weist Kindt (1997) auf den Zusammenhang zwischen Imagination und Emotionen hin. Es seien drei Eigenschaften von imaginalen Sachverhaltsrepräsentationen genannt, die den Erfolg imaginativer Verfahren in der Therapie erklären würden:

- Imaginale Sachverhaltsrepräsentationen sind ganzheitlich organisiert und würden deshalb mit ihrem Gestaltschließungsprinzip einen Zugang zu sonst nur schwer thematisierbaren Sachverhalten erlauben.

7. Überlegungen zu den therapeutischen Wirkfaktoren in der KIP

- Über imaginationsbezogene Kommunikation erhält man einen Zugang zu den mit Sachverhalten verbundenen Emotionen, weil imaginale Repräsentationen denselben Gefühlswert wie diese besitzen.
- Sofern es nötig erscheint, mit negativen Emotionen verbundene Sachverhalte aus dem Patientenerleben nicht direkt anzusprechen, können analoge Sachverhaltskonstellationen thematisiert werden. Ausgangspunkt für solche indirekten Kommunikationen durch Analogiebildung sind wiederum imaginale Sachverhalte. Wenn über Analogien der Zugang zur Problemkonstellation gefunden ist, werden aufgrund des Zusammenhangs zwischen Imagination und Emotion auch die zur Konstellation gehörigen Gefühle wieder präsent.

Auf dieser Grundlage versuchte Kindt, Aussagen über die Effizienz von Einzelsitzungen zu machen und typische Verhaltensweisen von Patienten und Therapeuten aus linguistischer Sicht zu beschreiben. Im Ergebnis führt er günstige und ungünstige Kommunikationsstrategien während der KIP-Sitzungen an, insbesondere im Hinblick auf die Verstärkung affektiver Aspekte. Dabei lässt er allerdings unberücksichtigt, dass Affektivität nicht ein Wert an sich ist, sondern diese nur innerhalb der Grenzen der jeweiligen Verarbeitungskapazität des Patienten therapeutisch wirksam werden kann.

In einer katamnestischen Einzelfallstudie haben wir selbst (Bahrke und Gutt, 1996) das therapeutisch Wirksame aus der Sicht des Behandlers, des Patienten und des Katamnestikers dargestellt. Dabei wurden das Ineinander-Wirken von Beziehungsaspekten und spezifischen der KIP deutlich, diese aber auch ansatzweise formulierbar:

- empathisch-respektvolle Beziehungsgestaltung
- klarer Behandlungsrahmen zur Schaffung einer Sicherheit gebenden Arbeitsatmosphäre
- psychovegetative Entspannung
- Angstbindung durch Symbolisierung
- Angstbewältigung mittels Symbolkonfrontation
- Aktivierung der vertrauensgebenden Selbstrepräsentanz
- „Verstärkereffekt" durch Archetypen.

Konkretisiert auf die Behandlung von psychosomatisch Kranken hat Wilke (Wilke und Leuner, 1990) ebenfalls in dieser Verbindung von Beziehung und Imagination bei der KIP als therapeutisch wirksam beschrieben:

- den Zustand psychovegetativer Entspannung, der in sich selbst wirksam ist und einen Raum affektiver Wahrnehmung entstehen lässt,
- die Förderung der Phantasietätigkeit, die einen intermediären Spielraum zur Verfügung stellt und damit die Möglichkeit zum Probehandeln, zur narzisstischen Restitution, zur Selbstkonfrontation und szenischen Evidenzerlebnissen bietet,
- eine therapeutische Haltung, die die Atmosphäre einer gemeinsamen Suche fördert,
- die Fähigkeit und Bereitschaft zur Selbstfürsorge,
- die Möglichkeit der Angstbindung, da Imaginationen nonverbale Spannungen traumatischer Zustände binden können, sowie
- Angstbewältigung und Minderung psychophysischer Spannung durch differenzierende Wahrnehmung.

Die Katathym Imaginative Psychotherapie versteht sich als Form tiefenpsychologisch fundierter Psychotherapie. Sie nutzt entsprechend die Wirkfaktoren dieser Methode und erweitert deren therapeutische Wirksamkeit durch die Einbeziehung von Imaginationssequenzen in den Therapieprozess. Auf dieser Voraussetzung aufbauend haben Bahrke und Nohr (2005), dabei o.g. Überlegungen und Ergebnisse berücksichtigend, kürzlich folgende Aspekte zusammenfassend formuliert, die auch hier ihre Darstellung finden sollen:

- Eine Halt gebende, vertrauensvolle Beziehung vorausgesetzt wird mit dem Imaginieren das Affekterleben gefördert: Der Übergang in primärprozesshaftes Geschehen unterstützt den psychovegetativen Entspannungszustand, und dieser ist i. S. eines selbstverstärkenden Kreisprozesses wiederum Voraussetzung für ein erlebnisintensiveres Imaginieren.
- Durch die Motivvorgabe angeregt und durch die therapeutische Situation ausgelöst, vollzieht sich auf Grund einer autonomen psychischen Dynamik eine Fokussierung konflikthafter Prozesse in Form plastisch erlebter Symbolisierungen mit hoher affektiver Intensität und immer wieder bestätigter Evidenz. Symbolisch verhüllt und/oder symbolhaft selbstenthüllend treten die in der therapeutischen Dyade wiederbelebten Beziehungswünsche, die Abwehrmechanismen, aber auch Ich-Stärken und Regulationsfähigkeiten „vor Augen." Durch diesen Vorgang der Transformation bislang unbewussten oder vorbewussten Materials in das innere Bild wird ein Zwischenschritt zur sprachlichen Aneignung ermöglicht und zentrales Zusatzmaterial für weitergehende Klärungen und Reflexionen bereitgestellt.
- Die Imaginationen stellen zudem auf Grund ihres kreativen Potentials die Konflikte häufig in überraschender, entfremdeter und plastischer Weise

dar, was dem Imaginierenden, der oft wie erstaunt vor den eigenen Imaginationen steht, durch die so gewonnene Distanz spontane Einsicht und neue Sichtweisen erleichtert.
- Indem die inneren Konflikte auf der imaginativen Ebene zum symbolischen Ausdruck drängen, vollzieht sich zugleich häufig im Sinne einer Angstbindung eine Verschiebung auf Symbolgestalten, so dass im imaginativen Raum unter dem Schutz dieser Symbolisierung ein angstfreieres Verhandeln der Konflikte möglich wird und eine Abwehrlockerung zugelassen werden kann.
- Darüber hinaus kann z.B. bei durch Extrembelastungen traumatisierten Patienten mit ausgeprägten (auto) aggressiven Impulsen eine therapeutisch beabsichtigte vorläufige Abspaltung derselben auf die Bildebene erfolgen. Eine solche Introjekt-Externalisierung kann dazu dienen, das Arbeitsbündnis vor möglicher Zerstörung aufgrund einer nicht zu haltenden übermächtigen negativen Übertragung zu schützen und stellt einen wichtigen Zwischenschritt in der Behandlung von Patienten mit ausgeprägten destruktiven Potentialen dar.
- Durch den Vorgang der Verschiebung auf die imaginative Ebene werden auch weitere psychische Prozesse unterstützt. So kann z.B. durch Zuwendung zu einem bedürftigen Selbstanteil in Form einer Symbolgestalt Selbstfürsorge initiiert werden. Projektiv können Vertrauen und Halt gebende Selbst- und Objektrepräsentanzen aktiviert werden, was das Selbstsystem stärken hilft (Ressourcenaktivierung), oder es können mittels bestimmter Interventionstechniken Prozesse der Konflikt- und Angstbewältigung vorbereitet werden.
- Imaginative Gestaltungen können auch von in somatoformen Symptomen gebundenen Affekten ausgehen und bei somatoformen Störungen für Patient und Therapeut zur „Übersetzungshilfe" eines körperlichen Erlebens in einen sprachlichen Ausdruck werden. Dabei erhellen die Symbole den Zusammenhang zwischen Symptom und Erleben. Imaginationen schlagen insofern in besonderer Weise eine Brücke zwischen Symptom, Affekt, Konflikt und Übertragung.
- Imaginationen stellen eine zusätzliche Möglichkeit kreativer Suche nach Problemlösungen z.B. in Form imaginierten Probehandelns bereit und erlauben das Ausprobieren bisher nicht gelebter Ich-Möglichkeiten und damit die Bearbeitung einengender Über-Ich-Impulse. Auf diese Weise können auf der Symbolebene neue Erlebnismöglichkeiten entwickelt und Ich-Funktionen ausdifferenziert werden.
- Der von den Patienten sehr unterschiedlich erlebte und genutzte Wechsel von der Gesprächs- zur imaginativen Dimension des therapeutischen Prozesses stellt eine besonders ergiebige Materialquelle für die Widerstandsbearbeitung dar. Dies gilt ebenso für die Bildbesprechungen der

> gemalten Imaginationen. Auch für die Selbstexploration, den Transfer des Erlebten und Erkannten in die reale Lebenssituation sowie den dosierten Umgang mit der individuellen aktuellen Verarbeitungskapazität ist der sich wiederholende Übergang von affektintensiver primärprozesshafter Imagination zum sekundärprozesshaften, reflektierenden psychischen Geschehen im Gespräch und umgekehrt förderlich.

Imaginationen ermöglichen also einerseits eine affektive Anreicherung im Rahmen des Symbolisierungsprozesses und andererseits eine auf die Bildebene verschobene Veranschaulichung von Konflikten bis hin zur Externalisierung psychischen Materials, das noch nicht sprachfähig verhandelt werden kann, und schaffen so einen besonderen Raum innerhalb des therapeutischen Prozesses, einen Raum im Raum und einen Prozess im Prozess.

Dieser „besondere Raum" (vgl. Schnell 2003) kann sowohl zum „Schauplatz" als auch zum Gegenstand des szenischen Handelns werden. Als Schauplatz wird die nur vordergründig vom Patienten allein gestaltete Imagination zu einem „Tummelplatz der Übertragung" (Freud 1914), auf dem es zu Passagen prozessfördernden szenischen Mitagierens durch den Therapeuten kommt (Heisterkamp 2003). Die Imaginationen mit ihrem szenischen Charakter können, wie oben gezeigt, zu einem Katalysator des therapeutischen Prozesses werden, haben aber ihre Eigengesetzlichkeit, die einen besonderen therapeutischen Umgang erforderlich macht. Zum Gegenstand szenischen Handelns wird die Imaginationssequenz, insofern Zeitpunkt, Häufigkeit und Dauer sowie auch Motivvorgabe und Art der Beendigung vom Therapeuten angeregt bzw. zwischen Patienten und Therapeuten abgesprochen werden (zum weiteren Kontext vergl. Bahrke und Nohr 2005).

Die Frage nach spezifischen Wirkfaktoren ist auch verbunden mit der nach einer spezifischen Indikation eines Verfahrens: Welcher therapeutische Prozess wäre beispielsweise durch die Einbeziehung von Imaginationen als erfolgreicher zu erwarten?

Dabei ist zu berücksichtigen, dass der Imagination gerade aus psychoanalytischer Perspektive lange Zeit etwas Anrüchiges anhaftete. Sie galt als Ausdruck des primärprozesshaften Denkens, und dieses wurde in der Nachfolge Freuds als infantil, unreif und per definitionem regressiv angesehen. In den 70er Jahren unterzog Noy (1969) die Freudsche Konzeption des Primär- und Sekundärprozesses einer Revision. Danach werden die Repräsentanzen der Dinge in beiden Systemen gespeichert, im Primärsystem jedoch als Träger subjektiver, emotionaler Erfahrungen. Der entscheidende Gedanke dabei ist, dass beide Systeme sich im Laufe des Lebens entwickeln und auch der Primärprozess einen hochdifferenzierten Vorgang der Erkenntnisgewinnung und Persönlichkeitsentwicklung darstellt. Primärprozesshaftes Denken ist damit nicht mehr regressives Denken im Gegensatz zum progressiven Denken des Sekundärprozesses. Primärprozesshaftes Denken ist emotionales Denken, das zunehmend differenzierte emotionale Informationen verarbeitet.

In Auseinandersetzung mit und in Abgrenzung von Freud hatte bereits Lorenzer den Symbolbegriff vom Odium der Abwertung befreit (vgl. Bahrke, 1997, 2005). Mittlerweile ist durch die Säuglingsforschung empirisch belegt worden, dass Säuglinge nicht nur schon sehr früh amodal wahrnehmen, sondern die schon bald nachzuweisende Affektwahrnehmung das symbolische Denken anstößt. Unter günstigen Voraussetzungen entwickelt sich das so verstandene Primärsystem von globalen Anmutungen über die Symbolisierungsfähigkeit mit etwa 18 Monaten zum differenzierten Symbolbildungsprozess. Störungen der Symbolisierungsfähigkeit, die üblicherweise mit strukturellen Störungen einhergehen, stellen eine besondere therapeutische Herausforderung dar und benötigen auch in der KIP modifizierte therapeutische Vorgehensweisen, wie sie in den letzten Jahren häufig thematisiert worden sind (Bahrke 2005, Dieter 2000, Dieter 2005).

7.4 Schlussfolgerungen für die KIP-Forschung

Psychotherapie-Forschung im engeren Sinne gibt es erst seit einem halben Jahrhundert. Sie ist jetzt auf dem Weg, differentielle Wirkmechanismen zu entdecken, nachdem 1969 Kiesler die Indikationsfrage so zusammengefasst hatte: Bei welchem Patienten mit welcher psychischen Störung ist welche Behandlung durch welchen Psychotherapeuten mit welcher Zielsetzung wie wirksam?

Insofern die KIP hierbei den Anschluss nicht verlieren will, sollte sie sich an der Suche nach Antworten auf diese Frage beteiligen. Die Sichtung der Literatur zu den Wirkfaktoren der KIP lässt bislang folgende Aussagen zu:

1. Das Ineinanderwirken von Beziehungsaspekten und spezifischen Wirkfaktoren der Methode zeigt sich auch in der Reflexion über die Wirksamkeit der KIP. Damit bildet sich das einleitend dargestellte Problem der allgemeinen und spezifischen Wirkfaktoren erwartungsgemäß auch in dieser Methode ab.
2. Übereinstimmend wird bei der Reflexion klinischer Erfahrungen immer wieder die besondere Förderung des Erlebens und Vertiefens von Emotionen durch das imaginative Verfahren beschrieben (Wächter und Rüger, 1993) und kommunikationstheoretisch begründet. Diesen klinisch häufig eindrucksvoll empfundenen Wirkfaktor Emotionsverarbeitung nachzuweisen, bieten sich sprachanalytische und affektanalytische Methoden an, wie sie in ersten Ansätzen von Stigler und Pokorny (2000) angewandt wurden. In Anlehnung an psychoanalytische Studien könnten weiterführend beispiels-

weise Sequenzen erfolgreicher und erfolgloser Therapien einer differentiellen Wortschatzanalyse unterzogen und so Ergebnis- und Prozessforschung miteinander verbunden werden. Eine Untersuchungsmöglichkeit bestände auch darin, „gute" und „schlechte" Stunden von erfahrenen KIP-Therapeuten zu transkribieren und inhaltsanalytisch qualitativ auszuwerten. Die Frage wäre, was eine intuitiv als „gut" empfundene katathyme Sequenz von einer als „schlecht" empfundenen unterscheidet. Natürlich bliebe dabei noch vieles offen: Welche Stellung hätten gute und schlechte Stunden im Prozess? Bedingen sie teilweise einander? Wie verhält es sich mit dem, was nicht transkribiert werden kann: Das beginnt bei Pausen, also der Art des Schweigens, betrifft dann aber vor allem die emotionale Tönung, Stimmlage usw. des Gesprochenen. Und es setzt sich fort in dem Bereich des Nonverbalen, Sensomotorischen, was insbesondere durch neuere Erkenntnisse des Einflusses impliziter Gedächtnisinhalte auf emotionale Vorgänge Bedeutung erlangt.

Die Fokussierung der Forschung auf solche mikroprozessuale Vorgänge könnte möglicherweise angesichts dieser Komplexität nicht zu klaren Aussagen der einzelnen Wirkfaktoren kommen, aber zu weiterführenden Fragen anregen.

Bis zur Beantwortung der Frage, welches therapeutische Vorgehen mit der KIP bei welcher Störung warum wirksam ist, ist noch ein weiter Weg. Aufgrund des gegenwärtigen Standes der Erkenntnisse wird vorgeschlagen, zunächst weitere katamnestische Studien mit qualitativem Design und Patientenbefragungen durchzuführen. Seit der ersten katamnestischen Untersuchung von Strupp im Jahre 1964, die Patienten gleichberechtigt einbezog, hat sich gezeigt (z. B. Bräutigam et al., 1990), dass Patienten sehr wohl in der Lage sind, relevante katamnestische Aussagen über das therapeutisch Wirksame ihrer Therapieerfahrungen zu beschreiben. Aus Ergebnissen derartiger Studien ließen sich möglicherweise erst die geeigneten Forschungsmethoden zur Untersuchung spezifischer Wirkfaktoren der KIP entwickeln, wobei sich dann qualitative und quantitative Strategien ergänzen könnten.

Solche Untersuchungen sollten insbesondere nach Störungsgrad, Strukturniveau und Therapieziel abgegrenzte Gruppen betreffen. Einerseits ist es eine belastbare Aussage der psychotherapeutischen Ergebnisforschung, dass der Störungsgrad ein signifikanter Prädiktor für den Therapieerfolg ist, andererseits gestattet die KIP eine flexible Handhabung ihrer Technik. Sollen durch die Prozess-Ergebnis-Forschung Aussagen zu therapeutischen Wirkfaktoren gewonnen werden, so sind Untergruppenbildungen nach der Charakteristik der therapeutischen Prozesse notwendig – beispielsweise, ob vorwiegend haltgebend-strukturbildend, vorwiegend regressionsfördernd-konfliktorientiert oder z. B. ressourcenorientiert gearbeitet wird und wie groß das Ausmaß der supportiven Beziehung ist.

8. Einige Ergebnisse empirischer Studien zur Arbeit mit der KIP

Heinz Hennig

Bereits zu Lebzeiten von K. H. Leuner wurden erste Ergebnisse von Behandlungen mit der KIP (seinerzeit KB) publiziert, die mittels kontrollierter klinischer Studien erarbeitet wurden. Zumeist handelt es sich um Kurzzeitbehandlungen mit der KIP, die sorgfältig konzipiert und statistisch ausreichend abgesichert waren. Einige der relativ verstreut publizierten Ergebnisse dieser Effizienzkontrollen finden sich hier zur einfachen Orientierung für interessierte Leser in Kurzfassung referiert.

Wächter und Pudel (1980, 1990) stellen in einer kontrollierten Studie 14 unausgelesene Patienten mit Angstsyndromen, neurotischen Depressionen, Alkohol- und Drogenmissbrauch, Borderlinesyndrom sowie psychosomatischen Erkrankungen vor, die ca. 8 Wochen mit insgesamt 15 KIP-Sitzungen (Einzeltherapie) behandelt wurden. Dieser Patientengruppe stand eine Kontrollgruppe von 15 Personen gegenüber, die sich in eine Warteliste für eine spätere Behandlung eingetragen hatten. Die Prä-Post-Messung mit psychodiagnostischen Tests [(u.a. die Gießener Beschwerdeliste nach Zens (1971); der Persönlichkeitsfragebogen nach Brengelmann, 1960; die Manifest-Anxiety-Scale (MAS nach Taylor, 1953)] ergaben bei den mit der KIP behandelten Patienten signifikante positive Veränderungen gegenüber der Kontrollgruppe, insbesondere bei den psychosomatischen und psychopathologischen Symptomen, aber auch der Werte für Angst, Neurotizismus und Rigidität. Dieser positive Trend bestätigte sich zusätzlich durch Katamneseerhebungen 2 Jahre nach Abschluss der Behandlung.

Mit einer methodisch auch heute noch als anspruchsvoll gestalteten Untersuchung belegen Kulessa und Jung (1979, 1980, 1990) bei einer Gruppe von 20 depressiven Patienten nach 20 Sitzungen mit der KIP eine hochsignifikante Verbesserung der psychischen Befindlichkeit sowie der Symptomatik. Die testpsychologischen Werte diese Prä-Post-Vergleichsstudie ergaben u.a. hochsignifikante positive Veränderungen der Werte für manifeste Angst, Neurotizismus und Rigidität sowie bei bestimmten psychosomatischen Reaktionsbildungen. Auch hier zeigten sich diese nach den Ergebnissen einer 18 Monate erfolgten Katamnese stabil. Die Autoren erarbeiteten diese Evaluierungsstudie mit den Ergebnissen standardisierter Tests, u.a. dem Freiburger Persönlichkeitsinventar (Fahrenberg/Selg, 1970) dem Gibsen-Test (Liepmann, 1967), dem MAS und dem E-N-NR Fragebogen von Brengelmann (1960) sowie der Gießener Beschwerdeliste (Zens, 1971). Nicht unerwähnt darf bleiben, dass es sich bei den Teilnehmern der Studie um Patienten handelte, deren Symptomatik als chronifiziert (5-10 Jahre!) diagnostiziert wurde.

Nicht weniger aufwendig erscheint eine kontrollierte Studie von Wilke (1979, 1980, 1990). Evaluiert wurde die Anwendbarkeit der KIP im Rahmen einer kombinierten Therapie der Colitis ulcerosa. Neben Behandlungsprotokollen von 503 Sitzungen mit der KIP berücksichtigte das Untersuchungsdesign sowohl testpsychologische Ergebnisse als auch somatische Daten. Ein wesentliches Ergebnis dieser mit klinischen Verläufen korrelierten Studie war die offensichtlich selbstbewusster und realistischer mit ihrer Umwelt umgehende Haltung der Patienten nach der Behandlung mit der KIP: „Es ermöglicht dem Patienten, im Probehandeln auf der Symbolebene in kreativer Weise seine Ich-Funktionen zu erweitern, pathogene Beziehungsmuster zu rekonstruieren, Konfliktlösungen zu proben und realistische Fixierungen abzubauen." (Wilke, 1990, 207). Das Gesamtergebnis der Untersuchung zeigte, dass die KIP selbst bei schweren rezidivierenden Verläufen im Rahmen einer kombinierten Therapie effektiv einsetzbar ist. Auch diese Untersuchung bestätigte die „tief greifende, strukturbeeinflussende Wirkung der Methode mit einer Katamnese von bis zu 3 Jahren (Wilke, 1990).

Eine weitere kontrollierte Studie zu Evaluierung der Behandlung mit dem musikalischen Katathymen Bilderleben (mKB) veröffentlichte Kreische 1980. Untersucht wurden die psychotherapeutischen Gruppeninterventionen von drei unausgelesenen Gruppen neurotischer Patienten (insgesamt 24 Personen). Die statistische Auswertung ergab signifikante Verringerungen der neurotischen Tendenzen, der Rigidität und der manifesten Angst sowie nach Selbsteinschätzung durch die Patienten ebenfalls eine signifikante Abnahme der psychosomatischen bzw. psychischen Symptome. Eine Katamnese nach neun Monaten belegte die Stabilität des Therapieerfolgs.

Roth (1990) belegt mit einer Studie von 60 Patientinnen mit psychosomatischen Frauenerkrankungen und einigen Patienten und Patientinnen mit sexuellen Funktionsstörungen die Wirksamkeit einer Behandlung mit der KIP. Wiederum belegen Katamneseerhebungen von mindestens zwei Jahren die Stabilität des Behandlungserfolges.

Im Zusammenhang mit den Ergebnissen der neueren Hirnforschung sind die von Klinger (1977, 1988, 1990) beschriebenen Ergebnisse der experimentellen Imagery-Forschung, vorrangig aus den USA kommend. Dieser Ansatz ist zumindest in Deutschland seinerzeit nicht weiter verfolgt worden, er verdient jedoch im Lichte heutiger neuropsychologischer Erkenntnisse erneute Aufmerksamkeit. Klinger weist anhand einer Fülle von experimentellen Daten nach, dass Vorstellungen (Imaginationen) als „Systemteile des psychischen

Apparates" (Klinger, 1990, 43) betrachtet werden können. Änderungen an Vorstellungsbildern im Verlauf eines Imaginationsprozesses können demzufolge zu Veränderungen „grundlegender Mechanismen" führen, also auch psychosomatische Vorgänge beeinflussen. „In den Bereichen Wahrnehmung, Motorik und Emotion haben Vorstellungen weitgehend dieselbe Wirkung wie die Ereignisse, die sie repräsentieren" (Klinger, 1990, 46)
Es ist durchaus plausibel anzunehmen, dass im emotionalen Bereich ähnliche Wirkungen auf Beziehungsverknüpfungen, emotionale Besetzungen und Bindungen zustande kommen. Dieses Forschungsfeld erscheint für den gesamten Komplex menschlicher Phantasie vielversprechend zu sein.
Mit einer sehr aufwendigen Studie konnte Pratzka (1997) nachweisen, dass die KIP im Rahmen der stationären Rehabilitation von Alkoholkranken effektiv genutzt werden kann. Sie untersuchte eine Gruppe von 91 Patienten in einer Fachklinik für Alkoholentwöhnungsbehandlung. 44 Patienten wurden mit der KIP behandelt, die anderen 47 Patienten bildeten eine Kontrollgruppe, die mit Verhaltenstherapie behandelt worden ist. Der Verlauf der Kurztherapie wurde mit drei Messpunkten erfasst. Als Ergebnis der statistischen Diskriminierungsanalyse und einer Einzel-Affekt-Analyse nach Lander (1990) zeigte sich zumindest bei ca. 50% der Patienten „eine differenziertere Erlebnisfähigkeit im Sinne einer Nachreifung" (Rosendahl/Pratzka, 1999, 1061). Mit einer computergestützten Textanalyse der Imaginationsepisoden belegen ebenso Stigler und Pokorny (Stigler/Pokorny 2000; Stigler, 2005), dass im Imaginationsprozess im Gegensatz zu reinen Verbalsitzungen vermehrt Emotionen mobilisiert werden. Weniger transparent bleibt jedoch die Beziehungsdynamik zwischen Therapeut und Patient, die sicherlich nicht ohne Einfluss auf Narrationen und die entsprechenden Interpretationen sind. Letztere sind ohnehin vorerst von hypothetischen Zuordnungen abhängig, die zu diskutieren sind, zumal die strikte Unterscheidung von Imagination und Nachgesprächsdynamik zu weiteren Untersuchungen anregt. Das betrifft auch die sehr prägnidizierende Aussage: „KIP erweist sich hier als ein tatsächlich von klassischer verbaler Psychotherapie eindeutig verschiedener Therapieansatz" (Stigler/Pokorny, 2000, 95).
Wie in allen psychodynamischen Therapieprognosen spielt u.a. das Phänomen der Verschiebung am Imaginationsprozess eine wesentliche Rolle. Pokorny/Stigler (2005) bearbeiten dieses Phänomen in einer methodisch anspruchsvollen empirischen Studie, die auf dem Konzept des zentralen Beziehungskonfliktthemas (ZBKT) nach Luborsky basiert. Mittels Clusteranalyse werden Beziehungsepisoden aus dem Imaginationsverlauf identifiziert und die ihnen zugrunde liegenden Affekte bestimmt. Dieses methodische Vorgehen verspricht für die Prozessforschung in der KIP besonders nützliche Ergebnisse, vorwiegend weil über die Arbeit zum ZBKT der zentrale Fokus, der allen Imaginationsepisoden zugrunde liegt und der in Permanenz die Bezie-

hungsdynamik des Therapieprozesses (in vielfältiger Weise symbolverkleidet) bestimmt, im Blickpunkt der Evolution steht.

Die von Wietersheim (2001) publizierten ersten Ergebnisse einer sehr differenzierten Evaluierungsstudie von insgesamt 67 Patienten, vorwiegend mit Depressionen und Angststörungen (überwiegend weiblich) ergab hinsichtlich der genutzten Effektstärke der KIP-Interventionen erfreulich positive Werte. In allen Fragebögen der Testbatterie sind bis auf wenige Ausnahmen eine Reduzierung der pathologischen Werte und eine Angleichung an den Normbereich erkennbar. Auch hier zeigten sich nach Katamneseerhebungen über 18 Monate stabile Messwerte. Diese insbesondere methodisch anspruchsvolle Untersuchung wird derzeit fortgesetzt.

Diese kurze Zusammenstellung der wesentlichen empirischen Forschungsansätze soll den Leser überblicksartig über die bereits vorliegenden Untersuchungsergebnisse informieren und einen schnellen Zugang zu den einschlägigen Publikationen ermöglichen. Zudem sollen Therapeuten, die mit der KIP arbeiten, angeregt werden, sich an Forschungsvorhaben zu beteiligen.

9. Symbolisierungsfähigkeit und Mentalisierung – Anmerkungen zu einer Konzeptualisierung*

Ulrich Bahrke

Die Katathym Imaginative Psychotherapie ist eine Behandlungsmethode mit einem reichhaltigen und differenzierten Spektrum hinsichtlich ihrer Indikationen, Behandlungsziele und Interventionstechniken. Ausgehend von den Wirkdimensionen, wie sie Hanscarl Leuner beschrieben hat, ist dies in Tabelle 1 dargestellt.
Dabei finden sich sowohl Übereinstimmungen mit den Wirkfaktoren von Grawe (1995) als auch Analogien zu anderen von der Psychoanalyse abgeleiteten Behandlungsmethoden.
Im Zusammenhang mit der Behandlung struktureller Störungen, der sich entwickelnden Säuglingsforschung und der verstärkten wissenschaftlichen Beschäftigung mit Traumatisierungen und ihren Folgen ist in den letzten Jahren das Interesse an der Symbolisierung und der Symbolisierungsstörung gewachsen. Während jedoch in der Psychoanalyse verschiedene Konzepte der Symbolisierung und Mentalisierung nebeneinander existieren und ein integriertes Konzept der Symbolisierung und ihrer Störungen bislang nicht existiert, wird von Vertretern der KIP dieses Interesse an der Symbolisierung nicht nur begrüßt, sondern die selbstbewusste These vertreten, eine Besonderheit der KIP sei es, dass mit ihr „in spezifischer Weise an der Entwicklung der Symbolisierungsfähigkeit, von der symbolischen Gleichsetzung zur symbolischen Repräsentation (Segal 1957), direkt gearbeitet werden kann. Die KIP nutzt mit der Arbeit am und im Imaginationsraum die potentiell angelegte triadische Struktur für die Entwicklung der Triangulierung. Sie schafft einen Imaginationsraum, in dem die Symbolisierungsfähigkeit und damit die Fähigkeit, über sich nachzudenken, gefördert werden kann" (Schnell, 2003, 61).
Dieses Selbstverständnis liegt bei einer Methode nah, in deren Zentrum von jeher das Symbol und die Symbolisierung standen und die die entwicklungs-

---

*überarbeitete und erweiterte Fassung des Vortrages "Zur Förderung der Symbolisierungsfähigkeit im Behandlungsspektrum der KIP" auf dem 10. Internationalen Kongress für Katathym Imaginative Psychotherapie" vom 11. - 13.6.2004 in Göttingen

Tab. 1: Spektrum der Katathym-imaginativen Psychotherapie

Wirkdimensionen (nach Leuner) und *Wirkfaktoren* (nach Grawe)	Behandlungsziel	Interventionstechniken	Indikationen
0 Basisdimension	Synchronisierung von körperlichem und psychischem Geschehen (Entspannung) Förderung des Affekterlebens Förderung der Regressionsfähigkeit	Strukturierendes und regressionsförderndes empathisches Begleiten	Vertrautwerden mit dem Imaginieren
I Konfliktfokussierung und Konfliktbearbeitung *Problemaktualisierung und Motivationale Klärung*	Bewusstwerdung und Akzeptanz unbewusster Motive, Selbstanteile, Ängste, Phantasien, Bedeutungen, Wertvorstellungen	Regression auf und Bearbeitung des zentralen Konfliktes mittels - Affektdifferenzierung, - Assoziation, - Fokussierung (einschließlich Symbolkonfrontation)	Neurotische Störungen Somatoforme Störungen
II a) Ressourcenaktivierung **"Befriedigung archaischer Bedürfnisse"** b) Reifung der Symbolfunktion bzw. Förderung der Symbolisierungsfähigkeit	Psychophysische Entspannung Aktivierung verinnerlichter guter Objekte (Erfahrung von Holding, Nähe, Sicherheit) Stärkung des Selbstsystems Schaffung von Bedeutungen durch Verinnerlichungsprozesse, Erweiterung des potentiellen Raumes	Regression neben den Konflikt/das Trauma Nutzung von Spaltung als "Überlebensstrategie" Containing, Alpha-Funktion, Mentalisierung Arbeit an der Triangulierung i.S. einer hermeneutischen Spiralbewegung	Reaktive Störungen - somatopsychische Störungen - Belastungsreaktionen/Krisen - Posttraumatische Belastungsstörung (Stabilisierungsphase) Psychosomatosen Strukturelle Störungen
III **Entfaltung von Kreativität und Kreative Problemlösungen** *Hilfe zur Problembewältigung*	Entfaltung von Kreativität und Phantasie Aktivierung der "Problemlösungsfunktion" des Traumes Progression	Probehandeln "Regression im Dienste des Ich"	Allgemeine Lebenskonflikte

fördernden Seiten der Symbolisierung zu einer Zeit betonte, da sie in Kreisen der Psychoanalyse noch - mit dem Diktum von Jones versehen - als Abwehrphänomen abgetan wurde. Die damalige Kontroverse setzte das Symbol jedoch voraus und hat wenig mit der gegenwärtig diskutierten Problematik einer gestörten oder unzureichend entwickelten Symbolisierungsfähigkeit gemeinsam.

Aufgrund dieses verwickelten Sachverhaltes ist es Anliegen dieses Beitrags, den gegenwärtigen psychoanalytischen Diskussionsstand aufzuzeigen, um von daher die mit der Problematik verbundenen und für die KIP relevanten offenen Fragen deutlicher formulieren zu können.

Die Psychoanalyse in der ersten Hälfte des 20. Jahrhunderts benutzte den Symbolbegriff im Sinne eines neurotischen Symptoms, als verdrängtes bedeutsames Ereignis. Ausgehend vom Traumsymbol galt es als eine vom Bewusstsein nicht zugelassene Vorstellung. Ernst Jones hatte postuliert: „Nur was verdrängt ist, wird symbolisch dargestellt." Seelische Gesundheit war danach an die Abwesenheit von Symbolen gebunden.

Gleichzeitig war in der Psychoanalyse aber auch ein Bewusstsein dafür vorhanden, was wir heute mit Psychisierung, psychischem Raum oder aber Symbolisierungsfähigkeit bezeichnen. Bereits Freud (1915) hatte Patienten beschrieben, die nur „für Suppenlogik mit Knödelargumenten" zugänglich seien, die also offensichtlich Metaphorik und den psychoanalytischen Als-Ob-Raum nicht nutzen können. Nachfolgend sind hier die Konzepte der Konversion, die der De- und Resomatisierung, sowie Alexithymie anzuführen.

Seit den 50er Jahren wurde das Postulat von Jones durch die Beiträge von Cassirer, Lorenzer und Langer zur Symboltheorie und zu Untersuchungen reifer kreativer Leistungen und schöpferischer Prozesse revidiert, das Problem der Entstehung von Symbolisierung aber auch durch psychoanalytische Entwicklungstheorien zu den frühen Phasen der kindlichen Entwicklung weiter vorangetrieben.

Aus heutiger Sicht handelt es sich demnach bei dem einen Problemkreis um eine historische Debatte der Bewertung von Symbolen, die die Psychoanalyse hinter sich gelassen hat, während die Frage der Entwicklung von Symbolisierungsfähigkeit weiterhin und hochaktuell diskutiert wird.

Hanna Segal hatte 1957 den Begriff der symbolischen Gleichsetzung eingeführt, der die Nichtdifferenzierung von Symbol und Symbolisiertem meint und wissenschaftlich ausdrückt, was Freud mit der Umschreibung von den Knödelargumenten angesprochen hatte.

Mit dem Konzept der Szene wurde eine Brücke gebaut zwischen symbolischer Gleichsetzung und symbolischer Repräsentation und Symbolisierung damit zu einem Prozess: vom Handeln zum Denken und Fühlen zu gelangen. Zwar gibt es in der psychoanalytischen Literatur immer wieder auch Entweder-oder-Formulierungen (das Symbol entsteht, wenn Abwesenheit ertragen

wird), es überwiegen aber Prozessformulierungen: Symbolisierung entsteht, wenn eine erträgliche Trennung zeitweise möglich ist.
Die Ergebnisse der Säuglingsforschung legen nahe, dass die Verdichtung ganzheitlich erlebter Ereignisfolgen im Symbol ab etwa dem 18. Lebensmonat möglich ist. Auch hiermit wird ein Prozess beschrieben zu einer immer weitgehenderen Fähigkeit zur Symbolbildung und der damit einhergehenden Distanzierungsfähigkeit vom jeweiligen unmittelbaren Situationsdruck.
Um bis zu einem solchen Entwicklungsstand zu gelangen, gibt es von den anthropologischen Grundannahmen her zwei divergierende Theorieströmungen (Ogden 1997), die beide bis heute fruchtbare Fortsetzungen gefunden haben, deren Divergenz bei der Behandlungskonzeption jedoch zumeist unhinterfragt bleibt:
– Die kleinianische Konzeption von Hanna Segal und Bion,
– die Konzepte des Übergangsobjekts und des potentiellen Raumes von Winnicott.

Nach Bion (1963) ist die Mutter im günstigen Fall empfänglich für die unverdauten emotionalen Erfahrungen des Kindes und hält einen Verstehensprozess dafür bereit. Das Kind kann dann das vorher Unverstandene als Verstandenes in sich aufnehmen. Ereignet sich dieser Prozess von Beta zu Alpha genügend häufig und ausreichend, kann es diese mütterliche Funktion introjizieren, erwirbt also selber eine Funktion, seine Beta-Elemente in Alpha-Elemente zu überführen. Ein interaktioneller Prozess wird so durch Introjektion zu einem Intrapsychischen. Die dadurch erfolgte Veränderung ist entscheidend: Es kann die Abwesenheit des befriedigenden Objektes gedacht werden und statt der unerträglichen Erfahrung der Anwesenheit eines bösen Objekts herrscht nun die erträgliche Erfahrung der Hoffnung innerhalb eines umgrenzten psychischen Raumes vor (Plänkers, 2003). Dieser psychische Raum ist der Ort der Alpha-Funktion, die Denken und Träumen bedingt. Ist diese Alpha-Funktion ungenügend ausgebildet, werden Beta-Elemente nicht hinreichend umgewandelt, so dass Träume nach dieser Theorie eine konkretistische Ausscheidungsfunktion, einen psychotischen Charakter gewinnen (Segal, 1981). Denn solch misslingendes Containment lasse die unverdauten emotionalen Erfahrungen zu einer Gefahr werden, auf die der Betreffende mit namenloser Angst reagiert. Anstelle eines verstehenden Objektes befindet sich ein bedeutungsleerer Zustand, der bedrohlich erlebt wird, weil er psychisch nicht gebunden werden kann. Er kann insofern nicht gedacht, sondern nur mittels projektiver Identifizierung evakuiert werden. Meltzer (1967) hat dieses Phänomen in der klinischen Situation Toilettenbrustübertragung genannt.
Die Bedeutung der Alpha-Funktion kann für das heranwachsende Baby nicht hoch genug eingeschätzt werden: Durch sie werden Erfahrungen bereitgestellt, mit denen es sich identifizieren kann – es baut sich ein integrierter See-

lenteil Stück für Stück aus verdauten Erfahrungen auf. In das chaotische Erleben des Babys kommt Ordnung, indem durch ein solches gelingendes Containment die emotionalen Urerfahrungen in einem Bedeutungsraum gebunden werden. Nach Segal ist damit eine Trennung vom Primärobjekt verbunden und dies die Voraussetzung dafür, dass Symbole entstehen können. „Ein Symbol ist wie ein Niederschlag der Trauer um das Objekt" (Segal, 1996).
Eine andere Linie zum Verständnis der Entstehung von Symbolisierung geht auf Winnicotts Konzepte des Übergangsobjektes und des potentiellen Raumes zurück. Übergangsobjekte werden vom Kind mit der Bedeutung der Mutter oder der mütterlichen Brust ausgestattet, wenn das Kind vermehrt mit der Anforderung konfrontiert ist, die Abwesenheit der Mutter zu ertragen, ohne schon hinreichend stabile gute Objektrepräsentanzen errichtet zu haben. Mit dem erweiterten Begriff des Übergangsphänomens können darüber hinaus beginnende Symbolisierungsleistungen in verschiedenen Bereichen erfasst werden.
Solche Entwicklungen verlaufen in einem „potentiellen Raum" des Probierens, Spielens, eines Als-Ob-Charakters zwischen der Wahrnehmung innerer Zustände und äußerer Realität.
Was auffällt ist, dass auch in diesem Konzept Trennung Voraussetzung für Symbolentstehung ist, das Übergangsobjekt jedoch der Altersstufe jenseits des 18. Monats angehört, in der Symbolisierungsfähigkeit in gewissem Maße schon vorausgesetzt wird.
In jüngster Zeit ist durch bindungstheoretische Ansätze zur Entwicklung der reflexiven Funktion oder Mentalisierung versucht worden, die davorliegenden Zeiträume zu konzeptualisieren.
Bereits Winnicott (1958) hatte postuliert, dass die ihr Kind liebende Mutter in ihrem Baby immer mehr sieht, als da ist. Diese idealisierende Komponente bringt das Selbst ihres Säuglings „in die Existenz." Unspezifischen Äußerungen werde ein Mitteilungswille und eine Intentionalität unterstellt, so dass man sagen könne, dass Selbst des Kindes existiert zunächst im Raum zwischen mütterlichem Vorentwurf und kindlicher Potentialität.
Fonagy und Target (1996) haben ebenfalls gezeigt, dass die mütterliche Fähigkeit, das Kind zu „halten", von der Fähigkeit, es sich als ein Zentrum eigener Initiative vorstellen zu können, unterschieden werden muss. Internalisiert wird die Erfahrung: „Mutter denkt mich als denkend und deshalb existiere ich als denkendes Wesen."
Das Kernselbst des Kindes bildet sich hiernach durch die Internalisierung der Vorstellung, dass das Kind ein denkendes, fühlendes, intentionales Wesen ist (im Unterschied zu Bion, in dessen Theorie das Objekt internalisiert wird).
Lecours und Bouchard (1997) haben diesen Mentalisierungsbegriff kritisiert als Beschreibung eines Resultates, dessen Entstehungsprozess erst der Untersuchung bedürfe. Sie stellen ein multidimensionales Modell von Mentalisie-

rung vor, das die Inkonsistenz heutigen Wissens widerspiegelt und die in psychoanalytischen Erörterungen häufige Unschärfe zwischen Mentalisierung, Symbolisierung, Repräsentation, Reflexivität und Denken zu klären versucht. Nach ihnen ist das, was Fonagy „Mentalisierung" nennt, ein spezieller Mentalisierungsgrad, bei dem symbolisch-reflexive Prozesse bereits in Funktion sind.
Lecours und Bouchard (1997) schlagen vor, das seelische Material in einer Weise zu ordnen, inwieweit und wie hoch verdichtet es symbolisch encodiert ist:

- unmentalisiert und nicht verdrängt
- repräsentiert, aber noch nicht symbolisiert
- symbolisiert und verdrängt
- hochsymbolisiert, verdrängt (sprachlich gebundenes Material)

Tatsächlich könnte es klinisch sinnvoll sein, verschiedene Levels der mentalen Elaborierung und des Symbolisierungsgrades voneinander abzugrenzen.
Auch Deserno (2002) unterscheidet vier Symbolebenen und vertritt darüber hinaus die Auffassung, dass Realität grundsätzlich symbolisch ist: „Aus dem Netz der Symbolisierung kommen wir nicht heraus."
Viele Aufbaustufen von Mentalisierung (wenn wir diesen als den umfassenderen Begriff wählen) hängen nach all diesen Theorien von der feinfühligen *Anwesenheit* des guten Objekts und seiner Symbolisierungsfähigkeit ab. Dessen *Abwesenheit* scheint aber notwendig mit dem Symbolischen zu korrespondieren (Hirsch, 2003).
In ihren weiterführenden Überlegungen knüpfen Fonagy und Target (2002) die Entstehung von Reflexivität an die Entwicklung des Affektausdrucks und der Affektrepräsentation. Zunächst werden die vom Neugeborenen mitgebrachten Basisemotionen von der Mutter gespiegelt. Mit dieser Affektabstimmung (affect attunement) erlernt das Kind, dass das, was in ihm vorgeht, tatsächlich existent, wichtig und mitteilbar ist.
Nach dem 9. Monat kommt es zusätzlich zum affektive mirroring: Ein negativer Affekt wird zwar gespiegelt, dabei aber übertrieben nachgeahmt und zwischenzeitlich durch eine kurze Pause unterbrochen, bevor die Spiegeltätigkeit fortgesetzt wird. Das Kind kann diese Spiegelung offenbar registrieren und realisieren, dass der emotionale Ausdruck der Eltern die eigene Emotionalität darstellen soll, zugleich aber auch, dass dieser negative Affekt für sie nicht so überwältigend ist, wie für es selbst.
Fonagy und Target (2001) beschreiben mit dieser Spiegelung durch ein primäres Objekt auf zwei Ebenen eine Distanzierung oder Relativierung des kindlichen Affektes: Der Säugling kann im Gesicht der Mutter z. B. die Angst wie-

der erkennen, zugleich aber die mütterliche Distanzierung von der Angst reintrojizieren.

Die damit geschaffene Repräsentation zweiten Grades sei der Beginn der Symbolisierungsfähigkeit: Ein Vorgang der Befreiung aus einem konkreten Ablauf oder Gegenstand durch ein Denken über ihn. Bis zum zweiten Lebensjahr sei im Resultat ein kommunikativer Code entstanden, wonach der Inhalt des Affektausdrucks von der Person, die den Ausdruck zeigt, entkoppelt werden kann. Daraus resultiert die Fähigkeit zur „Als-Ob-Kommunikation", die das Kind dann beim Spielen einsetzt.

Fonagy und Target nehmen dabei an, dass das Kind ein eigenes sekundäres Repräsentationssystem für die verinnerlichte Spiegelfunktion der Eltern entwickelt, in dem die gespiegelten Affektausdrücke als „protosymbolische Repräsentanzen" niedergelegt werden. Das Kind werde somit in die Lage versetzt, sich die entsprechenden Emotionen selbst zuzuschreiben bzw. anhand der so angelegten „Affektbibliothek" für sich selbst zu entschlüsseln (Tabelle 2).

Sind wir damit wieder bei Bions Alpha-Funktion? Und beschreibt dieser Vorgang die Entstehung des potentiellen Raumes hinreichend?

Bion hat zwar nicht von Melanie Klein die Auffassung übernommen, dass das Baby in einem psychotischen Zustand lebe, vertritt aber neben dem Gedanken der Alphabetisierung wie diese die Ansicht eines lebenslangen Kräftespiels zwischen der depressiven und paranoid-schizoiden Position. Zwar bestehe die Möglichkeit, dass der Einfluss der depressiven Position im Laufe des Lebens zunehme, diese könne aber zeitweise auch immer wieder zusammenbrechen.

Diese angeführten entwicklungspsychologischen Theorien führen zu entsprechenden behandlungstechnischen Konsequenzen, wonach Symbolisierungsfähigkeit gefördert wird:

- durch eine Haltung, die dem Patienten mehr zutraut als er sich selbst
- indem sie den Vorgang der Affektabstimmung und des affektive mirroring aufgreift sowie
- negative Affekte „verdauen" hilft (projektive Identifizierung, Alpha-Funktion, Containment) und
- mit dem analytischen Setting den Zustand des Allein-Seins mit sich in Gegenwart eines anderen fördert.

Um den selbstbeobachtenden Teil entwickeln zu helfen, werden dem Patienten in der analytischen Situation zwar die Abwehrbewegungen gezeigt, die er macht, wenn ihm der Kontakt zu dicht ist. Auf Deutungen wird aber weitgehend verzichtet, da sie zu intrusiv und als Angriffe erlebt werden.

Tab. 2: Entwicklungspsychologische Konzeptionen

Monat	BION / SEGAL	WINNICOTT		FONAGY
0				psychic equivalence mode
3 / 6	symbolische Gleichsetzung $\beta \leftrightarrow \alpha$		affect attunenent	
		potentieller Raum		pretend mode
9			affective mirroring	
12	$\beta \leftrightarrow \alpha$			
				reflective mode
18	symbolische Repräsentation	Übergangsobjekt		protosymbolische sekundäre emotionale Repräsentation
24				
36	Zunehmende Symbolisierung: Märchen, Mythen, Sprache mit Bedeutungshof, "Romantik"			

Was bedeutet das für die KIP?

Dort, wo eine ausreichende Symbolisierungsfähigkeit besteht, es um Abgewehrtes und Verdrängtes geht, werden wir immer wieder auf die Kraft und Wahrheit der Imaginationen und Symbole treffen. Aber fördert der Imaginationsraum die Symbolisierungsfähigkeit?

Wir kennen jedenfalls Phantasien, Träume und Imaginationen, die nicht das Symbolisierungsniveau heben, sondern den Rückzug vor der unerträglichen Realität beschreiben oder sich als Versteck mit magischen und wunscherfüllenden Bildern herausstellen (Bahrke, 2001). Schnell (2002, 8) zitiert eine Patientin: „Ich habe früher immer gedacht, diese Phantasien sind gut... Jetzt weiß ich, sie sind die Mafia."

In einem weiteren Abschnitt (Schnell, 2002, 15) beschreibt sie einen Behandlungsausschnitt: „Er zieht sich in die Imagination zurück wie in ein Versteck und gibt mir Bilder wie dem Hund einen Gummiknochen ... Trotzdem biete ich ihm weiterhin Tagträume an, weil ich glaube, dass es genau darum geht, den Dialog mit seinen Phantasien, Träumen wiederzufinden. Meine Aufgabe ist es, einen Sinn, eine Bedeutung in dem Geschehen zu suchen. Ich versuche, die Farbe in den grauen Bildern zu finden. Ich frage nach, will etwas genau wissen und spreche Gefühle aus, die ich meine zu spüren. Ich nehme dabei hauptsächlich die dritte Position ein, die des verstehen wollenden Beobachters. Damit signalisiere ich eine Neugierde, die er nicht hat, die ihn auch stört und die er versucht durch Öde und Langeweile zu zerstören ... Ich bemühe mich also, was nicht leicht ist, mich für seine Bilder zu interessieren, für die er sich nicht interessiert, wobei ich gleichzeitig akzeptieren muss, dass er seinen Schutzraum braucht ... Die Bilder selbst haben nicht die Kraft zu einer Weiterentwicklung ... bekommen sie erst, wenn sie Bestandteil einer Beziehung werden."

Man kann diesen Abschnitt lesen als angestrengten Versuch der Therapeutin, dem Patienten mehr zuzutrauen als er sich selbst. Erlebt wird sie aber als eine Bedrohung, und die Imagination wird zum Kokon, die helfen soll, die Gefahren und Ängste einer lebendigen Beziehung abzuwehren. Die Imagination wird hier zum Mittel des Übertragungswiderstandes.

Es kann nicht anders sein, als dass die Imaginationen die therapeutische Beziehung und die Reife der Symbolisierungsfähigkeit widerspiegeln, aber eben auch deren unreife Verzerrungen und falsche sekundäre Symbolbildungen. Nicht jede Imagination ist insofern eine Symbolbildung, an die zur Entwicklung des psychischen Raumes angeknüpft werden kann.

In solchen Zusammenhängen beschreibt die Psychoanalyse Symbolbildungen, die dekonstruiert werden müssen. Money-Kyrle (1968) spricht von Missrepräsentationen, wenn sich misslungenes Containment in das Körperbild, das Wahrnehmen und Denken einschreibt. Solche Verzerrungen würden zunächst die Symbolisierungs*störung* symbolisieren, was sich in der Übertragung manifestiere.

Gutwinski-Jeggle (2003) hat in jüngster Zeit die - wie mir scheint - hilfreiche Unterscheidung in ein Alpha- und in ein Beta-Unbewusstes eingeführt. Im Bereich des Alpha-Unbewussten sind wir in der KIP auf vertrautem Gelände: Das Symbol ist als Stellvertreter Repräsentant für etwas, was schon einmal im Wahrnehmungsbewusstsein präsent war. Existieren jedoch noch viele abgespaltene, unintegrierte traumatische Erfahrungen im Beta-Unbewussten, so sind die inneren Objekte aufgeladen mit Verzweiflung und Hass, was Rückwirkungen nicht nur auf die Wahrnehmung der äußeren Objekte und also auch uns Therapeuten, sondern auch auf das Alpha-Unbewusste hat. Mit den aus einem solchen Alpha-Beta-Verhältnis erwachsenden Imaginationen zu arbeiten, kann dann zu den im Beispiel dargestellten Schwierigkeiten führen.

Wenn es so ist, dass der erreichte Mentalisierungsgrad den Charakter der Imaginationen determiniert, stellen sich mir folgende Fragen:

1. Wie können wir die Verzerrungen des Alpha- durch das Beta-Unbewusste im Tagtraumgeschehen beschreiben, also den Mentalisierungsgrad diagnostizieren?
2. Von welchem Grad an ist ein Arbeiten mit Imaginationen sinnvoll? Sind Imaginationen z.B. dann noch therapeutisch hilfreich, wenn wir davon ausgehen müssen, dass sie in ganz entscheidender Weise angstbindende Abwehrfunktion haben oder „Ausscheidungsträume" sind? Überspitzt formuliert: Sollten wir immer imaginativ mit dem arbeiten, „was da ist"? Oder ist es mitunter angemessener, über eine vorangestellte Arbeit an der Beziehung in Form der dargestellten psychoanalytischen Behandlungsansätze zunächst zu versuchen, „falsche" Imaginationen (analog dem „falschen Selbst") zu entmachten? Also neben symbolvermittelnden, das Symbolisierungsniveau hebenden Prozessen auch desymbolisierende Prozesse zwecks Auflösung falscher sekundärer Symbolbildungen anzuregen? Und schließlich:
3. Kann die KIP erfolgreiche Behandlungsstrategien entwickeln, die über die psychoanalytischen Behandlungskonzeptionen hinausweisen?

Schnell (2002) beschreibt ein Beispiel, in welchem eine Patientin in der Imagination einen neuen Ausdruck findet, indem sie imaginierend über sich nachdenkt und das Bild von sich in der versteckten Kammer schafft, in der sie psychisch bis dahin gelebt und überlebt hat. Der Versteck-Raum wird zum Imaginationsraum, der Symbolisierungsprozesse ermöglicht. Was glückte hier warum?

Meine Vermutung geht in die Richtung, dass der therapeutischen Beziehung und den Übertragungsvorgängen gegenüber der Imagination eine vorrangige Bedeutung zukommt.

Das theoretische Grundkonzept des Symbolbildungsprozesses liegt bereit: In einem behutsamen Prozess den selbstbeobachtenden Teil zu fördern und in einer spiralförmigen triangulierenden Bewegung auszubauen. Dies bedeutet zunächst, dass ein Ansatz im Patienten gegeben ist, so wie Betty Joseph (1995) sinngemäß formuliert: Ich vermute, dass ein Patient nicht zu uns kommt, wenn er in seiner frühen Kindheit nie ein Objekt kennen gelernt hat, dem er Liebe und Vertrauen, in wie geringem Maß auch immer, entgegenbringen konnte. Er würde seinen psychotischen Weg allein gehen.

Wie ist daran anknüpfend in diesem Prozess das Zusammenspiel von Imagination und Beziehung zu verstehen? Was bewirkt das Setting, die Interaktion, z. B. auch die Bereitstellung von Gegenübertragungsphantasien, was die Imagination? Und wann und wie wird die Imagination zu einem Symbolbildungsprozess? Konzeptionelle Überlegungen und Fallvignetten dazu wurden in letzter Zeit insbesondere von Dieter (2000, 2003, 2006) und früher auch bereits anderen – z. B. „Wärme, Rhythmus, Konstanz" (Bartl, 1989) – dargestellt. Es wird eine zukünftige Aufgabe der KIP-Therapeuten sein, zu diesem Problemkreis weiteres klinisches Material zu sichten und zu diskutieren, es mit den Befunden und Konzepten der Psychoanalyse (z.B. Ermann 2005) zusammenzuführen und so dem Fokuswechsel vom Symbol zur Entwicklung der Symbolisierungsfähigkeit weiter zu folgen. Dabei könnte sich herausstellen, dass die KIP ähnlich wie andere Formen der tiefenpsychologisch fundierten Psychotherapie dort an Grenzen kommt, wo eine Psychoanalyse indiziert ist. Es könnte sich aber auch herausstellen, dass sie etwas bereitstellt oder entwickeln kann, was eine Bereicherung oder Alternative darstellt. Erfolgreich ist die KIP bereits in der Trauma-Therapie, also in der Behandlung von Skotomen der Desymbolisierung - auch von dort könnten Impulse kommen.

Symbolisieren ist nachdenken über sich selbst in einem unbewusst-bewussten Raum: Zu sich selbst in Distanz treten können, eine beobachtende Position einnehmen, über sich nachdenken, sich selbst deuten können. Symbolbildung schafft die Fähigkeit zur Bedeutungsverleihung und ermöglicht Kommunikation im weitesten Sinne, intrapsychisch und interpersonell. Wir bewegen uns hier an einem Schnittpunkt unserer klinischen Arbeit, dessen weitere Erforschung für unser Verständnis psychischer Prozesse viel erwarten lässt.

10. Zur imaginativen Dimension der analytischen Psychotherapie
Heinz Hennig

10.1 Bemerkungen zur Rolle von Imaginationen in der Psychotherapie

Obwohl Imaginationen in ihren vielfältigen Gestalten, die von katathymen Tagträumen bis hin zu kognitiven Vorstellungen reichen können, ein ubiquitäres, also stets gegenwärtiges Phänomen in psychodynamischen Prozessen und damit eigentlich ein wesentlicher Ausdruck zumindest menschlicher psychischer Abläufe überhaupt sind, wird in der psychotherapeutischen und psychoanalytischen Literatur seltener auf sie eingegangen (Hennig, 1990).
Imaginationen sollen hier als generalisierter Begriff für alle bewussten und unbewussten Formen der bildhaften Phantasie, also als ein Kontinuum verstanden werden, dessen einen Pol katathyme Bilder oder Tagträume bilden und dessen anderer Pol von kognitiven Vorstellungen besetzt wird (Hennig, 1995). Diese Imaginationen bestimmen das gesamte psychische Geschehen eines Menschen in besonderer Weise, sie nehmen intensiven Einfluss auf Strukturen und Inhalte der Psychodynamik, und sie steuern über solche komplexen Eigenschaftssysteme wie Kreativität und Phantasie in erheblichem Ausmaß die Wahrnehmungs-Gedächtnis- und Denkprozesse eines Menschen und damit sein Erleben und Verhalten. Belege hierfür lassen sich den Ergebnissen der Imaginations- und Vorstellungsforschung unschwer entnehmen (Klinger, 1990; Singer, 1978), sie sind jedoch ebenso in den Kommunikationsmustern der täglichen psychotherapeutischen Praxis zu finden.
Insofern lassen sich Imaginationen als grundsätzliche Bestandteile nahezu jeder ernstzunehmenden psychotherapeutischen Methode identifizieren, wenngleich jeweils verschiedenartige therapeutische Zielvorstellungen und damit andersartige Funktionen im therapeutischen Prozess mit ihnen verbunden werden (Hennig, 1986; Lazarus, 1993).

10.2 Analytische Psychotherapie und Imaginationen

Freud (1985, 411) selbst verweist ausdrücklich auf die Bedeutung von Tagträumen als therapeutisches Medium, wenn er eine Vernachlässigung der Beschäftigung mit diesen Phänomenen in der Psychoanalyse bedauert und ausführt: „... ihre Untersuchung hätte uns eigentlich den nächsten und letzten Zugang zum Verständnis der Nachtträume eröffnen können." Er vermerkt ferner, dass Tagträume überwiegend auf Eindrücken frühkindlicher Erlebnisse basieren und dass sie auf Grund ihrer Eigenarten Zensurwirkungen mindern können. Dies wird besonders prägnant verdeutlicht, wenn er weiter ausführt: „Tagträume stehen zu den Kindheitserinnerungen, auf die sie zurückgehen, etwa in demselben Verhältnis wie manche Barockpaläste Roms zu den antiken Ruinen, deren Quader und Säulen das Material für den Bau in modernen Formen ergeben haben" (1985, 401).
Immer wieder gibt es in den verschiedenen psychoanalytischen Lagern Versuche, mit dem Problemkreis unbewusste Phantasie umzugehen, der seit Freud in engster Beziehung zu Tagträumen steht, wenn denn „unbewusste Phantasie als verdrängter Tagtraum" aufgefasst wird. Dem verdrängten Tagtraum kommt damit „eine Schlüsselstellung in der Erklärung der Symptombildung, in der Psychologie des Traumes und der Kunst" (Beland, 1989) zu. Insofern verdient mindestens der Tagtraum (im Grunde aber der Gesamtkomplex Imaginationen, der untrennbar damit verbunden ist) wesentlich mehr Aufmerksamkeit in der psychoanalytischen Forschung und Praxis, weil mit ihm Kernprobleme analytischen Denkens und Vorgehens unmittelbar berücksichtigt werden.
Von beträchtlichem Wert für die Imaginationsforschung in der Psychoanalyse sind Überlegungen von Rapaport (1959) und Schäfer (1968), die Freuds Gedanken zur Traum- bzw. Tagtraumforschung unter Aspekten früher Ich-psychologischer Konzepte wieder aufgreifen. Insbesondere Schäfer (1968) beschreibt Tagträume als Ich-Funktion, deren Aufgabe einerseits anteilig die Realitätsprüfung (als vorbewusstes regulatives Motiv) ist, und die andererseits zugleich ein „Ich-Motiv" ist, „sich vom Festhalten an der Realität, vom Realistisch-Sein zu erholen" (Beland, 1989, 81).
Mit der Problematik der Rolle der unbewussten Phantasie, z. B. als verdrängter Tagtraum und als Ausdruck von Trieb, Abwehr, Selbst- und Objektbild sowie als Strukturbildung, setzte sich vorrangig die britische Schule (Bion, 1962; Isaak, 1973) auseinander, wenngleich alle diese kreativen Denkansätze in dogmatisch anmutende Schulstreitereien verwickelt waren, wodurch einer systematischen Weiterentwicklung der Imaginationsforschung in der Psychoanalyse gewisse Grenzen gesetzt wurden und im Übrigen auch noch sind. Imaginationen, von Ricoer (1993) unter Berufung auf Freud nicht unbedingt mit der reinen unbewussten Phantasie gleichgesetzt, sind „imstande, die Ge-

genwart des aktuellen Eindrucks, die Vergangenheit der Kindheit sowie die Zukunft der Realisierung des Projektes miteinander zu verschränken"; offensichtlich jedoch eröffnen sie für die Zukunft durch schon allein ihre Brückenfunktion, zwischen den psychischen Instanzen, ein weites Feld für psychoanalytische Forschung und Praxis (Hennig, 1995).

10.3 Imaginationen im multimodalen Ansatz einer analytischen Psychotherapie

Bereits unter den relativen Isolationsbedingungen in der ehemaligen DDR entwickelte sich ein modifizierter analytisch orientierter Therapieansatz, der aus vielerlei Gründen durch Beziehungsorientierung, Pragmatismus und Handlungsorientierung gekennzeichnet ist. Dabei stand nicht „das Bekenntnis zu einer bestimmten Form der Psychoanalyse" (Geyer, 1992) im Vordergrund, sondern die Grundelemente: die Konflikte zwischen unbewussten und bewussten Persönlichkeitsanteilen, die Reinszenierung entwicklungspsychologisch früh entstandener Konflikte mit wichtigen Bezugspersonen und die aktuelle Beziehung zwischen Therapeut und Patient (vgl. auch Kächele, 1985). Auf diese Weise entwickelte sich ein multimodaler Ansatz in der analytischen Psychotherapie (und damit auch in der Psychoanalyse!), der zwar solche prinzipiellen psychoanalytischen Grundregeln wie die zentrale Stellung der Widerstands- und Übertragungsarbeit, den Umgang mit Regressionsphänomenen und die Deutungsarbeit nicht aufgibt oder vernachlässigt, der aber als analytisches Arbeitsmittel methodische Vielfalt zulässt. Dieses multimodale Vorgehen hat seine Quellen u.a. in der von Höck (1975) entwickelten intendiert-dynamischen Gruppentherapie, der von Wendt und Maaz erarbeiteten dynamischen Einzeltherapie (Wendt, 1985; Kulawik, 1984; Maaz, 1997) und der als Modifikation des Katathymen Bilderlebens, heute Katathym Imaginative Therapie genannt (Leuner, 1994), entwickelten Analytischen Imaginationstherapie (Leuner, Hennig, Fikentscher, 1993). Ein ähnliches Verständnis von analytischer Psychotherapie findet sich übrigens in Überlegungen von Luborsky (1995) wieder, der in seinem Lehrbuch der analytischen Psychotherapie für sehr flexible und beziehungsorientierte Kriterien in einem modernen und umsetzbaren analytischen Vorgehen plädiert. Diese unsere Auffassungen widersprechen auch nicht den Erörterungen von Greenson (1992) zum Arbeitsbündnis zwischen Therapeut und Patient, das durch wesentliche Übertragungs- bzw. Gegenübertragungsmomente und ihre Auswirkungen auf das Hier und Jetzt der therapeutischen Situation gekennzeichnet ist. Ähnliche notwendige Modifikationen oder Ergänzungen finden sich auch bei Fürstenau (1992) und bei Moser (1989), die den hier skizzierten multimodalen analytischen Ansatz durchaus stützen.

Übrigens berichtet auch der New Yorker Psychoanalytiker Epstein (1985) über seine erfolgreiche therapeutische Arbeit mit Imaginationen, die er als Wachtraumtherapie bezeichnet.

10.4 Analytische Imaginationstherapie als angewandte Psychoanalyse - die imaginative Dimension der Psychoanalyse

Unbeirrt von den erwähnten Kontroversen um die Rolle von Imaginationen in der Psychoanalyse, entwickelte Leuner (1984) das Katathyme Bilderleben (KB) als ein differenziertes, auf psychoanalytischer Grundlage basierendes, anderen theoretischen Modellvorstellungen gegenüber jedoch offenes Psychotherapieverfahren, das den Tagtraum zum zentralen Geschehen des therapeutischen Prozesses machte. Seine Erkenntnis, dass „eine untergründige dynamische Steuerung der Imaginationen ... den Bedeutungsgehalt ihrer Inhalte als einen seelischen Abbildungsvorgang" bestimmt und dass diese katathymen Bilder mit hoher Prägnanz „ bis in die feinen Verästelungen hinein einen Konflikt ..." (Leuner, 1994) abbilden, hat er zur Entwicklung eines heute verbreiteten tiefenpsychologischen Verfahrens, der Katathym Imaginativen Psychotherapie, genutzt. Diese Methode ist aus klinischen Erfahrungen heraus zunächst pragmatisch geschaffen worden, die sich eher fokussierend wirksam versteht und im Kontext tiefenpsychologisch fundierter Therapie mit unterschiedlichen Ansätzen verbunden werden kann.

Mit dem multimodalen Ansatz in der analytischen Therapie ist es nun möglich, wesentliche Erfahrungen der KIP für ein spezifisch analytisches Therapiegeschehen zu nutzen und andererseits die Palette des Werkzeugs für den Psychoanalytiker zu erweitern.

Dies führt zu einigen theoretischen und praktischen Besonderheiten in der analytischen Psychotherapie:

1. Analytische Imaginationstherapie ist moderne psychoanalytische Psychotherapie, die Imaginationen (Tagträume, Vorstellungen, Phantasien) in den Dienst des Bearbeitungsprozesses stellt.
2. Sie folgt den Prinzipien Erinnern, Wiederholen und Durcharbeiten insbesondere auch unter Aspekten des Paradigmenwechsels von Fürstenau (1990), nämlich die klassischen Neurosen lediglich als Spezialfall psychoanalytischer Arbeit anzusehen.
3. Die Einbeziehung der imaginativen Dimension in den psychoanalytischen Prozess folgt konsequent den Gedanken von Freud (1985) über die Funktion von Tagtraum und unbewusster Phantasie.

4. Imaginationen vermögen insbesondere bei strukturellen Ich-Störungen den analytischen Prozess aktiver und intensiver zu beeinflussen; sie gestalten eine elastischere Handhabung des therapeutischen Settings, indem sie im Kontext des analytischen Prozesses raschere und plastischere Konfrontationen des Patienten sowohl mit seinen gesunden als auch mit den gestörten Ich-Anteilen bzw. mit seiner gestörten Beziehungsdynamik ermöglichen. Dennoch sind sie eingebettet in das Assoziationsgeschehen, das stets Zentrum und Ziel therapeutischen Handelns sein muss. Therapeutisch genutzte Imaginationen schaffen damit nicht selten erst die Voraussetzung für eine kunstgerechte Widerstands- und Übertragungsarbeit, weil bei sehr frühen Störungen weder die Symbolisierungsfähigkeit noch das assoziierende Bewusstwerden unbewussten Materials hinreichend ausgebildet ist (Schmitt/Hochauf, 1992; Green, 1975).
5. Zur Behandlung struktureller Ich-Störungen bedarf es häufiger Regressionen in frühe Phasen, die weder die Symbolisierung noch die Bildung von Selbst- und Objektrepräsentanzen zulassen. Das Fehlen eines „verdichteten, entfaltungsfähigen Symbolsystems, also fester Strukturen und Repräsentanzen" (Schmitt/Hochauf, a.a.O.) charakterisiert das unreife Ich dieser Patienten, im Grunde sind sie zu reifen Objektbeziehungen nicht fähig, was Kernberg (1981, 260 ff) als „ primitive internalisierte Objektbeziehung" umschreibt, die in „fragmentierter, desorganisierter Weise ... ins Spiel gebracht werden." Insbesondere auf dieser von Kernberg als erste elementare Ebene von internalisierten Objektbeziehungen bezeichneten Stufe, „... die durch multiple Selbst- und Objektvorstellungen gekennzeichnet wird" (Kernberg, 1981, 261), sind die hiermit verbundenen primitiven Phantasiebildungen und primitiven Triebderivate therapeutisch am ehesten mit stabilen Rahmenbedingungen in einer tragfähigen Therapeut-Patient-Beziehung zu bearbeiten, in der die Therapeutenrolle der eines Übergangsobjektes (Winnicott, 1953) nicht unähnlich ist, das einen Übergangsraum für notwendige Ich-Reifung schafft und damit oftmals einziges Objekt und gleichzeitig Symbol für alle Objektbeziehungen einschließlich der Selbstrepräsentanz des Patienten sein kann.
6. Imaginationen und ihre Vorstufen stellen somit einen hinreichend flexiblen und tragfähigen Raum (für Patient und Therapeut) dar, der zwischen den Ebenen des Primärprozesses und des Sekundarprozesses angesiedelt ist, sie sind daher eine wesentliche Ergänzung des klassischen analytischen Vorgehens. Multimodalität in der analytischen Therapie bedeutet zusammengefasst die Berücksichtigung solcher Faktoren wie Handlungsorientierung, Beziehungsorientierung, Pragmatismus und Em-

pirismus. Therapeutische Imaginationen können dabei eine wesentliche Hilfe leisten.
7. Wird mit Stern (2005, 156) von der „Konzeptualisierung der Intersubjektivität als vorrangiges Motivationssystem" ausgegangen, d.h. die Zweier-Personenbeziehung als Zentrum der therapeutischen Dynamik betrachtet, dann gilt auch hier: „Die Therapie ist eine gemeinsam gestaltete Reise." (Stern, a.a.O.)

11. Die Katathym Imaginative Psychotherapie (KIP) in der Gruppe und im stationären Bereich

Erdmuthe Fikentscher

11.1 Theoretische Grundlagen und Vorgehensweise

Das Katathyme Bilderleben nimmt auch im Gruppensetting als modifizierte tiefenpsychologisch fundierte Gruppentherapie einen wichtigen Platz im psychotherapeutischen Methodenspektrum ein (Hennig 1985, 1990; Kreische 1980; Sachsse 1975 und 1989; Leuner, Kottje-Birnbacher, Sachsse und Wächter 1986).

Die systematisierte Vorgehensweise und die Regieprinzipien im Umgang mit dem Tagtraum, die für die Einzeltherapie herausgearbeitet wurden, spielen in vergleichbarer Weise im Gruppensetting eine Rolle. Hinzu kommen aber noch weitere Möglichkeiten und Überlegungen zur Indikationsstellung. So ist vor allem zu klären, ob der Patient/die Patientin initial ein ausreichendes Belastungsvermögen hat, um sich in einer Gruppensituation auf andere Menschen einlassen und interpersonelle Probleme wahrnehmen und bearbeiten zu können.

Ein sehr wichtiger Faktor ist in jeder Form von Gruppentherapie das interpersonelle Lernen durch ehrliche Rückmeldungen der anderen Teilnehmer zum eigenen Verhalten. Das wird auch darin deutlich, dass die Patienten allmählich untereinander offen auch unangenehme Gefühle ausdrücken können (Katharsis) und sich in der Gruppe angenommen und verstanden fühlen (Kohäsion). Zunehmend eröffnet sich die Möglichkeit, auch schwierige und bisher nicht annehmbare Anteile der eigenen Person kennen zu lernen und als Ursache für eigene Probleme zu akzeptieren. Der günstige Aspekt im KIP-Prozess liegt nun vor allem darin, dass über die Symbolentwicklung ein leichterer Zugang zu Konfliktkernen und deren indirekte emotionale Wahrnehmung ermöglicht wird, wie es schon im dyadischen Vorgehen beschrieben wurde. In der Gruppenimagination werden über die gemeinsame Fantasietätigkeit im Rahmen kontrollierter Ich-Regression Wunschvorstellungen, abgewehrte Impulse und Gefühle, Konflikte, aber auch neue Erfahrungen in symbolisch verdichteter Form dargestellt, in der Regel unter starker emotionaler Beteiligung der Patienten. Dabei kommt es oft zu einer Affektaufspaltung und Projektion zwischen den Patienten und der eine kann im Bild des anderen die von ihm selbst abgewehrten Gefühle wahrnehmen. Durch die Induktion der inneren Bilder wird die Phantasietätigkeit bei den Patienten umfassend angeregt, sie kann ihre heilende Kraft über die Symbolarbeit und die damit verbundenen regressiven Prozesse entfalten. Auf dem Projektionsschirm ist im katathymen Bildverlauf außerdem vielfältiges Probehandeln möglich. Dies stellt gegenüber rein verbalen Psychotherapieverfahren eine wesentliche Erweiterung dar.

Ein besonderer Vorteil des Gruppen-KB ist die Strukturierung des Stundenverlaufes durch Einführung von Phasen. Dies geschieht in der Anwärmphase durch einstimmenden und vorbereitenden Austausch mit manifester Interaktion im Hier und Jetzt der Gruppe, wobei es zunächst um die realen Beziehungen zwischen den Teilnehmern, um Rollenübernahme und allmähliche Entwicklung von Normen im Umgang miteinander geht. Dann folgt die Phase der Themenfindung in der Gruppe (s. u.).

In der Gruppenimaginationsphase werden auf der Ebene der Projektionen die Übertragungsbeziehungen in den Symbolen und der Art des Umgangs mit den Symbolen deutlich, dabei spiegeln sich auch frühe konflikthafte Beziehungserfahrungen und es findet sehr häufig eine Projektion von abgewehrten Ich-Anteilen auf den Anderen statt. Insgesamt bildet sich ein zunehmend stabilisierendes „Gruppen-Ich" heraus, in dem sich durch das gegenseitige Kennenlernen der Symbole und die anschließende Durcharbeitung im Gespräch eine tragfähige emotionale Beziehung zwischen den Gruppenmitgliedern entwickelt, die Grundlage der sinnstiftenden Zusammenarbeit ist. Sie fördert das anregende Erleben und den Zusammenhalt der Gruppe, was sich dann in gemeinsamen Gruppenfantasien manifestiert. Gleichzeitig findet aber auch eine individuelle Bearbeitung von ambivalenten Gefühlen und Konflikten statt.

Das auf der Symbolebene Wahrgenommene wird dann im Nachgespräch vertiefend mit aktuellem und lebensgeschichtlichem Bezug aufgearbeitet, dabei kann das Material auch assoziativ angereichert werden. Durch die emotional in der Gruppenimagination entstandene Gruppenkohäsion nehmen die einzelnen Gruppenmitglieder in der Regel die verbalen Äußerungen wechselseitig jetzt viel besser auf.

Die Strukturierung des Gruppenprozesses in einzelne Phasen des Stundenablaufes hat sich sehr bewährt:

1. Vorbereitungsgespräch, Anwärmphase
2. Phase der Themenfindung
3. Phase der Gruppenimagination
4. Phase der Nachbesprechung (mit zwei Bearbeitungsschritten).

Im Folgenden werden diese Phasen näher in Ablauf und Spezifik dargestellt. Während die ersten beiden Phasen in der Regel im Sitzen in einer Kreisrunde stattfinden, legt sich die Gruppe zum Imaginieren sternförmig (mit den Köpfen zum Sternzentrum) im Kreis auf den mit Matten oder Decken ausgelegten Boden. Der Therapeut befindet sich außerhalb des Sterns in einer sitzenden Position, die ihm eine genaue Übersicht über alle imaginierenden Gruppenteilnehmer gestattet. Dieses Setting fördert einerseits deren Regression, andererseits die wechselseitige Wahrnehmung und Kohäsion. Natürlich ist die Gruppenarbeit auch durchgängig im Sitzen möglich.

In der Nachbesprechung sitzen die Patienten im ersten Bearbeitungsschritt auf dem Boden einander zugewandt, um spontane Mitteilungen anzuregen. Anschließend fordert der Therapeut zum Sitzen im Stuhlkreis auf, wo reflektierende Besprechung und Abschluss der Stunde stattfindet.

Die Spezifik der einzelnen Phasen unterscheidet sich deutlich.

Im Vorbereitungsgespräch wird zunächst ein Austausch unter den Gruppenmitgliedern über ihr aktuelles Befinden, Stimmungen, Wünsche, Impulse, aber auch Belastungen der letzten Zeit und ihre wechselseitige Wahrnehmung angeregt sowie zunehmend die klärende Auseinandersetzung mit den Interessen der anderen und die Stellung in der Gruppe. Dabei kommt es durch die vielfältigen Mitteilungen zur Anwärmung der Gruppenmitglieder. In dieser Zeit stellt sich der Therapeut diagnostische Fragen wie etwa:

Wie geht es jedem Gruppenmitglied? Wo steht es in der Gruppe? Wie ist die Gruppe überhaupt strukturiert? Wo steht jedes Gruppenmitglied in seinem Therapieprozess? Dabei gilt es sowohl Defizite als auch Ressourcen des Einzelnen zu erkennen.

In der zweiten Phase der Themenfindung für die Imagination geht es um das Ansprechen und Akzentuieren von Themen, die einerseits gruppenverlaufsspezifisch sind, andererseits den individuellen Fokus berücksichtigen. Der Gruppeneinigungsprozess soll ohne Zwang erfolgen, aber auch nicht zu schnell. Deshalb ermuntert der Therapeut die Gruppe, Einfälle mitzuteilen, wenn nötig strukturiert er, dämmt Übergriffe ein, spricht Außenseiter an und verhindert das Ausufern von dominierenden Patienten.

Nach der Themenfindung gilt es, sich Symbole vorzustellen, in denen sich besonders der emotionale Gehalt widerspiegeln könnte. Auch dabei ist darauf zu achten, dass jedes einzelne Gruppenmitglied sich mit seinen Einfällen einbringt, eine zum Beispiel durch starke neurotische Abwehr oder durch Kollusion bedingte schnelle Gruppeneinigung verhindert wird und schon in diesem Gespräch eine affektive Anreicherung der möglichen Konfliktkerne stattfindet.

Während dieser Phase der Themenfindung laufen die diagnostischen Wahrnehmungen und Überlegungen des Therapeuten auf mehreren Ebenen. Es ist für ihn wichtig zu erfassen, welche Wünsche, Konflikte sich in den Themenvorschlägen ankündigen oder abgewehrt werden, aus welchen Antriebsbereichen diese stammen und wie sich die soziodynamische Funktionsverteilung in dieser Phase der Gruppe herausbildet (z. B. wer hat Alpha-, wer hat Omega-Funktion).

Die dritte Phase der Gruppenimagination wird vom Therapeuten durch eine leichte Entspannungssuggestion und nochmaliges Anbieten des gefundenen Themas oder der Themen und Symbole aus der Vorbesprechung eingeleitet, seine Haltung bleibt offen und gewährend. Er fördert die Mitteilung der Wahrnehmungen der Gruppenteilnehmer, wobei gerade in der Anfangsphase darauf zu achten ist, dass keine Konkurrenz über „interessante Bilder" zwischen den Patienten sich entfaltet, sondern eher ein öffnendes Mitteilen und allmähliches wechselseitiges Anregen. Dabei begleitet der Gruppenleiter durch sog. „therapeutisches Murmeln" die einzelnen Teilnehmer bei den verbalen Schilderungen ihrer Imaginationen, eventuell werden durch Nachfragen Symbole klarifiziert, auch um die Liebe zum Detail – i. S. der Strukturierung - zu fördern, besonders bei Störungen der Partialobjektbeziehungen.

Die Imaginationen regen das Aufsteigen von unbewusstem und vorbewusstem Material in symbolischer Darstellung an. Wird die facettenreiche Wahrnehmung der Symbole in der Gruppe befördert, spiegeln sich die verschiedenen Antriebsbereiche der Patienten nicht nur in den Bildelementen, sondern auch in anderen begleitenden Sinnesfunktionen (riechen, hören, schmecken, tasten) wider. Dies geschieht allmählich und zunehmend differenzierter sowie dem Gruppenprozess angepasst. Das Imaginieren in der Gruppe ermöglicht nicht nur Gemeinsamkeiten und Unterschiede zwischen den Bildern wahrzunehmen, sondern auch Bildanteile von anderen als Anregung in das eigene katathyme Bild zu integrieren, was dadurch an Dimensionalität gewinnen kann. Auch ein möglicher Symbolwandel (z. B. als Versöhnung nach Auseinandersetzung mit aggressiven Impulsen) ist allmählich zu befördern. Im Gruppenverlauf, der in der Regel über mehrere Wochen geplant ist, kann sich der Therapeut während des Tagtraumes immer mehr mit Interventionen zurückhalten. Allerdings ist es wichtig darauf zu achten, ob Gruppenmitglieder durch eigene aufsteigende Bilder oder die mitgeteilten Bilder anderer emotional in eine subjektiv unerträgliche Situation geraten oder die Gesamtgruppe durch imaginative Inhalte stärker destabilisiert wird. Dann sind hilfreiche Interventionen erforderlich.

Während des Imaginationsprozesses stellt der Therapeut zahlreiche diagnostische Überlegungen an, die er den Gruppenmitgliedern aber – wie schon in den ersten beiden Phasen - nicht direkt mitteilt, sondern im Nachbesprechungsprozess – oft erst in späteren Stunden – den Gruppenmitgliedern allmählich zugänglich und erlebbar macht.

Die diagnostischen Wahrnehmungen und Überlegungen des Therapeuten während der dritten Phase der Gruppenimagination sind vielfältig: Welche Wünsche aus welchen Antriebsbereichen stellen sich in den Gruppenimaginationen dar? Welche dieser Wünsche werden von den Gruppenmitgliedern erlebt bzw. ausgelebt? Welche werden aus der Gruppe hinausprojiziert? Was wird auf den Therapeuten übertragen? Auf welche Stufe der Trieborganisation und Ich-Entwicklung regrediert die Gruppe in der jeweiligen Stunde? Welcher Art sind die in der Gruppenimagination dargestellten inneren Objekte? Welche soziodynamische Funktionsverteilung bildet sich unter den Gruppenmitgliedern heraus? Welche Rollen werden Nichtgruppenmitgliedern (z. B. Partnern, Arbeitskollegen, neutralen Personen) zugeschrieben, welche dem Therapeuten?

Während der Gruppenimagination entwickelt jeder Patient/jede Patientin sein/ihr Imaginationsbild, wird dabei aber auch mehr oder weniger von den anderen mitgeteilten Bildanteilen angeregt bzw. beeinflusst. Das Gruppenbild kann sich um ein Motiv herum entwickeln, es kann aber auch mehrere parallele Motive geben und die Bilder der Gruppenmitglieder können sich erheblich unterscheiden. Zunehmend ist nach mehreren Stunden aber erkennbar, dass zumindest partielle Motivanteile von den einzelnen Gruppenmitgliedern übernommen bzw. in ihr Bild integriert werden.

Die Gruppenimagination wird durch den Therapeuten nach ca. 20 – 40 Minuten mit der Aufforderung zum Zurücknehmen des Imaginierens und zu körperlichen Anspannungsübungen beendet. Die Patienten setzen sich einander zugewandt im Kreis auf.

In der vierten Phase der Nachbesprechung unterscheiden wir im Gruppenprozess zwei Bearbeitungsschritte.

In dem ersten fordert der Therapeut die Patienten auf, spontan bisher nicht mitgeteilte Bildelemente und Stimmungen auszutauschen. Diese Anregung gilt besonders für Patienten, die während des Imaginierens wenig oder sogar nichts gesagt haben. Durch die ergänzenden Mitteilungen von bisher nicht Ausgesprochenem kommt es zum Klarifizieren der wechselseitigen Wahrnehmungen (z. B. der verschiedenen Gefühlstönung von den die Konfliktkerne symbolisierenden Imaginationen) bzw. es wird deutlich, was von den Gruppenmitgliedern nicht wahrgenommen wurde. Zugleich kann eine Anregung zu weiteren Assoziationen erfolgen.

Der Therapeut konfrontiert die Patienten im Laufe des sich entwickelnden Prozesses allmählich mit nicht angesprochenen Szenen der Gruppenimagination, regt die Verbalisierung emotionaler Inhalte (ggf. Auswahlformulierungen anbieten) an. Dabei werden Affektisolation und Reaktionsbildungen bearbeitet und es findet eine „Verflüssigung" des affektiven Gehaltes statt.

Die Reflexionen des Therapeuten in dieser Phase gehen den Fragen nach:

- Welche Bildinhalte wurden von der Gruppe aufgegriffen, welche nicht?
- Welche Gefühle (Emotionen) waren spürbar, wo sind Lücken im Erleben?
- Welche Patienten hatten gemeinsame Empfindungen bzw. konnten sich durch den emotionalen Symbolgehalt anderer Gruppenmitglieder anregen lassen?
- Welche Patienten blieben isoliert?

Ziel des therapeutischen Vorgehens ist es jeweils, die wechselseitigen Wahrnehmungen der Gruppenmitglieder zu klarifizieren und eine tiefere Verankerung im Bewusstsein zu eröffnen, auch durch Anregung von Assoziationen. Dabei können Gestaltqualitäten der Symbole vertieft und ein über den einzelnen Patienten hinausgehender archaischer Symbolgehalt erarbeitet werden.

In dem zweiten Bearbeitungsschritt der Nachbesprechung geht es um das Herausarbeiten der manifesten und latenten Konfliktinhalte, z. B.: Spiegelt sich ein Konflikt aus der aktuellen Gruppensituation in den Symbolen wider und wie? Oder ist der Konflikt aus den Lebensgeschichten und/oder aus der Persönlichkeitsstruktur der Patienten ableitbar?

Durch das wechselseitige Interesse der Patienten wird allmählich eine Verbindung zur jeweiligen Lebens- und zur Gruppengeschichte hergestellt. Es findet eine Verbindung der Konfliktdynamik mit dem Hier und Jetzt der Gruppe sowie zu lebensgeschichtlichen Erfahrungen statt. Bis zur nächsten Stunde kann dann oft ein Transfer in die Realbeziehungen der Teilnehmer im Privat- und Berufsleben beobachtet werden.

Der Therapeut beachtet dabei die wechselseitigen Übertragungen der Patienten, die sich im Konfliktsymbol dargestellt haben, und versucht, dies den Patienten für eine Bearbeitung zugänglich zu machen. Es findet auch eine Bearbeitung der Rollenverteilung und eine Herausarbeitung habitueller Rollen statt (z. B. zwanghafter oder depressiver Modus).

Die Gruppenimaginationen spiegeln durchaus die jeweilige Gruppenstruktur und deren Dynamik wider (Hennig 1990). Der Therapeut kann aus den Symbolkonstellationen des Gruppentagtraumes und dem gebildeten Wandel die Interaktionen der einzelnen Gruppenmitglieder untereinander, ihre wechselseitigen Beziehungen und die sich entwickelnden Veränderungen entnehmen. In den beiden Nachbesprechungsschritten erschließen sich die Gruppenmitglieder zunehmend auch diese Dimensionen durch genaueren Symbolaustausch und nachträgliche Reflexionen. So wird in der Nachbesprechung z. B. das Dominanzstreben einzelner Gruppenmitglieder im Führungsanspruch der Symbolgestaltung oder durch ausufernde Mitteilungen während des Imaginierens, aber auch eine ängstliche Verweigerung deutlich.

225

Der Therapeut versucht gerade in diesem zweiten Bearbeitungsschritt, Art und Weise der Interaktionen im Gruppenverlauf genauer zu erfassen durch Fragen wie:
Wer kann sich für den affektiven Prozess öffnen und wer versucht, sich herauszuhalten? Wie ist die wechselseitige Beziehungsgestaltung? Dominieren einzelne Patienten? Zieht sich ein Patient zurück? Wie weit hängt sie von der Konfliktdynamik ab? Findet eine Fokussierung auf Beziehungsstörungen in der Gruppe statt? Ist eine starke Übertragung auf den Therapeuten zu beobachten? Sofern diese zum Widerstand zu werden droht, muss sie in der Stunde aufgegriffen und bearbeitet werden.
Die weitere Therapieplanung orientiert sich am Verlauf und wird mit der Gruppe erarbeitet.

Der gesamte KIP-Gruppenverlauf lässt sich in drei Therapiephasen einteilen:

1. Anfangsphase
2. Mittelphase
3. Endphase.

In der Anfangsphase findet vor allen Dingen eine Orientierung, Kontaktaufnahme, Eingewöhnung und allmähliche Integration der Patienten in die Gruppe statt, überwiegend über die Themen- und Symbolbildung. Zunächst ist eine starke Therapeutenabhängigkeit zu beobachten, das entspricht der frühen narzisstischen oder oralen Entwicklungsstufe.
Die Mittelphase ist als Hauptarbeitsphase in der Regel von einer zunehmenden Gruppenkohäsion gekennzeichnet. Während des Imaginierens und vor allem in der Nachbesprechung findet ein Erinnern, Wiederholen und Durcharbeiten der Konfliktdynamik statt. Das Ganze wird getragen durch die gemeinsame Regression und Phantasietätigkeit. Ein Prozess von zunehmender Katharsis und Einsicht sowie Stärkung des Realitätsprinzips vertieft die erlebte Wandlung der Patienten.
In der Endphase findet eine verstärkte Auseinandersetzung in der Gruppe statt, auch zu dem Thema „Was hat die Gruppenarbeit gebracht? Was steht noch aus?" Wichtig ist, dass belastende Gefühle wie Trauer, Enttäuschung und Angst vor Trennung zugelassen werden können und kreativ in Symbolform sowie in der Nachbesprechung bearbeitet werden.
Bei „gut" arbeitsfähigen Gruppen findet immer auch eine Vertiefung eines oder mehrerer Einzelbilder von Patienten statt. In der Nachbesprechung ist es jeweils wichtig, keine Wertung vorzunehmen, sondern die anderen Gruppenmitglieder anzuregen, ihre Assoziationen zu dem hauptsächlichen Symbolverlauf auszusprechen.

Schwierig ist für den Therapeuten dabei oft seine Aufgabe, Informationen auf mehreren Ebenen zu erkunden und miteinander zu verknüpfen. Er soll alle sich in den Symbolen darstellenden Bedürfnisbereiche der Patienten mit ihren Ambivalenzen und ihrer Konfliktdynamik erkennen und ihre Bearbeitung befördern, Regressionsphänomene in der Gruppe registrieren und die gesamte Gruppendynamik verfolgen. Dabei ist der Therapeut zu wesentlich mehr Zurückhaltung als in anderen tiefenpsychologisch fundierten Vorgehensweisen angehalten, denn das zentrale therapeutische Medium bilden auch in der Gruppe durchgehend die katathymen Bilder, wenngleich Übertragungen hier auf zwei Ebenen ablaufen, nämlich auf dem Projektionsschirm der individuellen Imaginationen und innerhalb der aktuellen Gruppendynamik. Das Tagtraumgeschehen, also der Prozess der Symbolisierung – nicht die Nachgespräche (in welcher Form auch immer) –, sind als das eigentliche therapeutische Agens anzusehen (Hennig 1990).

Für strukturierte Tagträume in der Gruppe werden von Leuner und anderen (1996, 59) folgende spezielle Themen zur Auswahl vorgeschlagen:

1. Ausflug mit dem „Leiterwagen" oder „gemeinsame Wanderung mit Picknick." Diese zunächst unverbindlich und konfliktärmer wirkende Themenstellung erleichtert die allmähliche Strukturierung der Gruppe und ihre Umsetzung in die Besonderheiten der Symbolik des Mediums Tagtraum. Sie bietet gleichzeitig orale Befriedigungsmöglichkeiten und ermöglicht auch dem Therapeuten („Leiter") rasch einen Überblick über die Übertragungsdynamik.
2. Eine „Floßfahrt" kann mit dem gemeinsamen Floßbau, dem Handlungsablauf während der eigentlichen Fahrt, dem Ringen um die Position des Steuermanns sowie durch das dem Element Wasser (Fluss, See und dgl.) Ausgesetztsein eine erhebliche Gruppendynamik in Gang setzen und fördern.
3. Eine ähnliche therapeutische Funktion kommt Themen wie „Ballonfahrt" (hier kombiniert mit dem narzisstischen Erlebnis des Fliegens bzw. Schwebens) zu.
4. Das gruppendynamische Ausleben von subjektiven Ansprüchen, Leistungsbereitschaften und dgl. lässt sich in der Gruppe mit dem Thema „Gemeinsame Bergbesteigung" imaginieren.
5. Vielerlei Bedürfnisse und Beziehungskonstellationen lassen sich in Themen wie „Zoobesuch", „Jahrmarkt", „Fasching", „Diskothek" u. a. aus- bzw. durchleben.
6. Mehr tiefenpsychologisch-archaisches Material wird bei Themenstellungen wie „Gemeinsame Unterwasserexpedition", „Höhlenwanderung", „Urwaldexpedition", „Erforschung von Ruinen alter Kulturen" freige-

> setzt. Sexuelle oder aggressive Bereiche sind mit Themen wie „Ritterturnier", „Zeltlager", Skihütte", „Sauna" und „FKK-Strand" angesprochen.

Im Grunde sind jedoch der Fantasievielfalt auch bei Gruppenimaginationen keine Grenzen gesetzt und der freien Themenwahl kann breiter Raum gegeben werden.

Vergleicht man nun die Imagination in der Gruppe mit dem Einzeltherapieprozess, ist bei letzterem eher die Gefahr einer zu großen Regression und starken Identifikation sowohl des Patienten mit dem Therapeuten und umgekehrt gegeben. In der Gruppe muss der Therapeut geteilt werden, es finden sozusagen fortwährend kleine narzisstische Kränkungen zwischen den Patienten statt, wiederum kann der Therapeut sich nicht nur auf einen Patienten konzentrieren, sondern muss versuchen, mit seiner Wahrnehmungs- und Reflexionsfähigkeit alle Gruppenmitglieder zu erfassen. Insgesamt kann durch den Gruppenprozess die Triangulierung der Patienten gut vorangebracht werden.

11.2 Gruppenarbeit mit der KIP im stationären und tagesklinischen Bereich

Beim Rückblick auf die Entwicklung der Katathym Imaginativen Psychotherapie nimmt die Gruppenarbeit mit katathymen Bildern im stationären und tagesklinischen Setting neben dem überwiegenden ambulanten Einsatz der KIP im Einzelsetting einen wichtigen Raum ein und es ist eine deutliche Weiterentwicklung besonders durch die Kombination mit gruppendynamischen Elementen zu beobachten, dadurch hat sich das sog. Gruppen-KB zu einer eigenständigen Methode entwickelt (Leuner et al. 1986; Hennig 1990; Biehl et al 2005). Im stationären Rahmen ist durch die multiprofessionelle und mehrdimensionale Zusammenarbeit das Einfügen der Katathym Imaginativen Psychotherapie (KIP) in den Behandlungsplan bei vorliegender therapeutischer Kompetenz in der Regel komplikationslos, da die Patienten durch Mal- und Gestaltungstherapie, aber auch Bewegungstherapie in der Regel schon an den Umgang mit Symbolen herangeführt werden. Insbesondere durch die Kombination von Imaginieren und anschließendem Malen kann eine Vertiefung und Ausweitung der Symbolwahrnehmung hinsichtlich Ressourcen und Konfliktfokussierung sowie deren Bearbeitung in der Gruppe erfolgen. Die Beschränkung der Gruppensitzung auf 90 Minuten wird durch das anschließende Malen erweitert, gleichzeitig teilen sich in den Bildern neue Aspekte mit, die im nächsten Gruppengespräch vertiefend aufgegriffen werden können.

Die Gruppentherapie mit katathymen Bildern wird im teil- bzw. vollstationären Bereich unter anderen, zeitlich begrenzten Rahmenbedingungen als im ambulanten Bereich mit dort üblicher Weise längerer Behandlungszeit durchgeführt. Die stationär behandelten Patienten sind meistens schwerer krank, z. B. mit chronischen Somatisierungsstörungen, aber auch mit Frühstörungsanteilen und schwerwiegenden Persönlichkeitsstörungen, die sich einem verbalen Zugang oft aus Unvermögen, Misstrauen und bei Zeit- und Gruppendruck verschließen. Da trotzdem eine kürzere Behandlungsdauer vorgegeben ist, muss jeweils eine eingegrenzte Zielstellung erarbeitet und verfolgt werden, zumal nicht wenigen die Fähigkeit zur Symbolisierung fehlt, die erst allmählich zu entwickeln ist (Bartl, 1990).

Bei der Zusammenstellung der Patienten für die KIP-Gruppe kann in der Regel kein diagnosespezifisches Vorgehen erfolgen, sondern es sind die unterschiedlichsten Krankheitsbilder vertreten. Es können meistens auch keine geschlossenen Gruppen zusammengestellt werden. Durch die Fluktuation der Patienten in den halboffenen Gruppen und die begrenzte Behandlungszeit gibt es nicht die Möglichkeit für eine längere Beziehungserfahrung wie in ambulanten Gruppen. Die neuen Patienten erfahren aber sehr schnell eine Einbindung in die Gruppendynamik auf Station. Im Gruppenverlauf kommt es in den katathymen Bildern besonders bei gemeinsamer Motiventwicklung durchaus zur Konfliktbearbeitung, wobei die Gefahr destruktiver Tendenzen immer im therapeutischen Blick sein muss. Es ist deshalb darauf zu achten, dass immer wieder eine positive Grundtönung, insbesondere in der Übertragung zum Therapeuten/Therapeutin, und ein Grundvertrauen in die Behandlung hergestellt werden. Alle neuen Mitglieder gilt es, genügend anwärmend in das spezielle Setting einzuführen und deren Imaginationsprozess besonders anzuregen. Trotz kurzer Phase des Kennenlernens kann durch das Imaginieren gemeinsam gefundener Symbole eine zunehmend tiefere und differenzierte Erfahrung gemacht werden und die Kohäsion in der Gruppe wächst. Dem Verabschieden von Patienten als wichtigem emotionalem Vorgang ist jeweils genügend Bedeutung und Raum zu geben.

Bei Patienten mit starker Chronifizierung, z. B. Schmerzsyndromen und Persönlichkeitsstörungen mit partieller Ich-Schwäche, aber auch bei dem Versuch, traumatisierte Patienten in die Gruppe zu integrieren, ist der Gruppentherapeut besonders gefordert. Es bewährt sich ein stringentes Einhalten des Stundensettings mit den oben beschriebenen Phasen. Vor allem die differenzierte Arbeit am Symbol und der Austausch unter den Gruppenmitgliedern sind anzuregen, dabei gilt es zunächst, Halt und Vertrauen fördernde Erfahrungen und Strukturen sowie individuelle Ressourcen zu entwickeln. Für diese Patienten ist es besonders wichtig, das geduldige Interesse des Therapeuten für die anfänglich häufiger erlebte schwarze, graue oder nebelhafte Bildfläche zu spüren. Durch behutsames Nachfragen und Anbieten von Formulierungsmöglichkeiten kann er ihnen helfen, sich Licht-, Farb- und entstehende Formenunterschiede zu erschließen. Das Prinzip „Wärme, Rhythmus und Konstanz" ist dabei umzusetzen (Bartl, 1984, 1993). Wenn die anderen Patienten ebenso in den Wahrnehmungsvorgang einbezogen werden, wächst auch über solche Imaginationen allmählich ein Halt gebendes Gruppengefühl. Erst dann sollte der Therapeut die Bearbeitung von Ambivalenzen und Konflikten am Symbol und in der Nachbesprechung im Blick haben. Einige Autoren (Biehl, Friedrich-Dachale, Pahl-Hoffmann, 2005) gehen davon aus, dass bei der Themenwahl im stationären Bereich konfliktfreiere Motive gewählt werden sollten. Wenn genügend Zeit zur Gruppenfindung, auch bei der Motivwahl, gelassen wird, sollte diese Einschränkung nicht generell gemacht werden, um kreative Potenzen nicht zu behindern.

Zu beachten ist aber bei der Gruppendynamik, dass im stationären Behandlungsrahmen vielfältige therapeutische Kontakte zwischen den Patienten außerhalb der KIP stattfinden, auch im sog. Gruppenalltag. Diese Beeinflussungsmöglichkeiten schränken sich im teilstationären Rahmen ein, dadurch spielt der Gruppenleiter als zentrale Orientierungsfigur hier eine größere Rolle.

Generell ist die Regel zu beachten, dass der Störungsgrad der Patienten wesentlich unser therapeutisches Vorgehen bestimmen sollte. Eine Erleichterung im Verlauf der Gruppensitzung ist es, dass gegenüber der ambulanten Situation nicht erst aktuelle Geschehnisse ausgetauscht werden müssen, da die Patienten in ihrer Freizeit und anderen Therapieformen dafür Raum finden. Es kann dadurch gut an die letzte Sitzung angeknüpft werden, z. B. welche Bildinhalte und Reflektionen sind in Erinnerung und sollten aufgegriffen werden bei der Findung des neuen Themas. Das jeweilige Gruppenmotiv wird aber gemeinsam erarbeitet. Therapeut oder Therapeutin halten sich zunehmend zurück – wie schon dargestellt. Die Fortsetzung von Motiven der letzten Stunde kann eine Vertiefung der Thematik ermöglichen.

Das Nachklingen des emotionalen Erlebens im Gruppenbild strahlt auch auf den sonstigen Gruppenalltag aus, besonders wenn durch gemeinsames Malen das Erleben und Reflektieren vertieft wird. Bei offenen Gruppen ist es wichtig, dass länger in der KIP-Gruppe befindliche Patienten ihre Erfahrungen offen mitteilen, das wirkt Angst mindernd und kann modellartig auf die Gruppenkommunikation günstig wirken. Gleichzeitig ist es aber wichtig, dass der Therapeut darauf achtet, dass einzelne Gruppenmitglieder keine dominante Rolle einnehmen.

Auch wenn im halb- und vollstationären Setting in der Regel offene Gruppen geführt werden, ist die Zusammenstellung mit großer Sorgfalt vorzunehmen, damit nicht zu viel Strukturschwache oder in bestimmten Abwehrstrukturen fixierte Patienten sich in einer Gruppe häufen. Ebenso ist darauf zu achten, dass die Bereitschaft zur Introspektion zu spüren ist und das Einlassen auf innere Bilder grundsätzlich bejaht wird. Um die progressive Gruppenentwicklungstendenz zu fördern, sind Halt gebende Strukturen ebenso zu fördern wie die Möglichkeit zum oralen regressiven und narzisstischen Auftanken. Viele Patienten lernen erstmals, im Schutz der imaginierten Symbole einen genaueren Blick auf sich selbst und den anderen zu werfen, sich dafür zu interessieren und zunehmend fasziniert zu werden, wie sich Baum, Wasser, Berg und viele andere Symbole bei sich selbst und den anderen Gruppenmitgliedern entwickeln, auch dadurch, dass man sich wechselseitig anregen lassen kann. Kohärenz in der Gruppe als auch die Weiterentwicklung jedes einzelnen Patienten werden befördert.

11.3 KIP im Gruppensetting bei Ich-strukturell gestörten Patienten

In den ersten Jahren der klinischen Anwendung der KIP im Gruppensetting galten Formen ausgeprägter Ich-Schwäche als Kontraindikationen. Inzwischen hat sich gezeigt, dass gerade im stationären Behandlungssetting durch ein modifiziertes Vorgehen der erweiterte Einsatz der KIP bei Patienten mit deutlichen Frühstörungsanteilen als möglich und therapeutisch sinnvoll anzusehen ist. Dabei gehen wir davon aus, dass durch ein stark systematisiertes und gestaffeltes methodisches Vorgehen durch spezielle Regieprinzipien der Tagtraum sowohl zur Fokussierung des unbewussten Anteils psychischer Probleme genutzt werden kann, als auch für die Gestaltung interaktioneller Prozesse während des Bilderns sowie im Nachgespräch. Allgemein ist zu sagen, dass sich diese Patienten in der Einzeltherapie oft nicht in die sie überflutenden Bilder einlassen können. Im Gruppenschutz – die Gruppe übernimmt wie eine Mutter eine Containingfunktion – ist dies leichter möglich. Auf der anderen Seite können aber auch positive Ressourcen i. S. der freien Entfaltung individueller und kreativer Imaginationen genutzt werden.

Im therapeutischen Vorgehen an der Universitätsklinik für Psychotherapie und Psychosomatik Halle bauten wir auf den Untersuchungen zahlreicher Autoren (Bartl 1980 und 1993; Fürstenau 1990; Klessmann 1989 und 1990; Leuner 1986, 1989, 1990 und 1994; Pahl 1989 und 1990; Sachsse 1989; Wächter 1989 und Wilke 1990) auf, die davon ausgehen, dass das Katathyme Bilderleben bei Ich-strukturell gestörten Patienten als therapeutische Methode einsetzbar ist. (s. auch Kap. 11.2.). Der Therapeut muss hierbei sein Ich-Potential als „steuerndes Objekt" den Patienten zur Verfügung stellen und ermöglicht damit die Korrektur der gestörten Ich-Bildung. Gerade im Gruppensetting kann bei begrenzter Gruppengröße (fünf bis acht Patienten) durchaus die Strukturbildung über das Bildern gefördert werden. Sind anfangs nur unsichere und unscharfe Selbst- und Objektrepräsentanzen erkennbar, kann durch geduldiges Klarifizieren bei Halt gebender Zuwendung des Therapeuten zunächst die Objektrepräsentanz gestärkt werden, dann gilt es, zwischen beiden flexible Grenzen zu schaffen; dadurch können in den Symbolen zunehmend mehr Funktionen von Selbstrepräsentanz übernommen werden. Strukturbildung erfolgt, indem einzelne Interaktionserfahrungen sich zu einem Ganzen konsolidieren. Der fortlaufende Entwicklungsprozess besteht bekanntlich aus Verinnerlichung, Differenzierung und Strukturierung (Bartl 1993).

Von welchen grundsätzlichen Annahmen bzw. Erfahrungen bei der psychotherapeutischen Behandlung Ich-strukturell gestörter Patienten ist auszugehen? Die Patienten können – infolge der Erfahrung eines inadäquaten Angebotes an Wärme, Rhythmus und Konstanz von Seiten der primären Bezugsperson gegenüber dem Säugling – ihr angeborenes Potential, mit der Umwelt in Kontakt zu treten und in der Begegnung sukzessiv die Beziehungsfähigkeit zu differenzieren, schon in der frühen Kindheit nicht nutzen. Je nach Entwicklungsniveau findet eine unterschiedlich verzerrte Bildung von Selbstobjekten und in weiterer Folge eine mangelnde Differenzierung von Selbst- und Objektteilrepräsentanzen statt.

Durch das inadäquate Aufeinandertreffen von Säuglingssignalen und Antworten bzw. Eigensignalen der primären Bezugsperson kommt es zur Verformung bzw. mangelnden Reifung sinnlicher Objektwahrnehmung und in weiterer Folge auch zur Verfälschung der diakritischen Wahrnehmung (Dornes, 1993). Das Selbsterleben und dadurch auch das Wahrnehmen von Außenobjekten wird verfremdet. Damit ist die Ausbildung einer Objektkonstanz als wesentlicher Grundlage späterer Beziehungsfähigkeit massiv erschwert. Diese defizitär erfahrene Erlebniswelt zeigt sich ebenso in der mangelhaft entwickelten Fähigkeit zur Symbolisation, was in der KIP anhand verfremdeter und denaturierter Darstellungen i. S. einer gestörten Symbolbildung deutlich wird.

Je nach Schwere des Defizits sind in den Bildern erkennbar:

- Strukturlosigkeit (z. B. schwarze, grau oder nebelhafte Bildfläche)
- Fragmentierung bis zum Verlust von Naturhaftigkeit
- Auftreten von „Kunstprodukten" (Metall, Plastikgegenstände usw.)
- Im Stimmungsbereich zeigen sich Farbüberflutung, auch reine Schwarz-Weiß-Darstellung von Symbolen. Die natürliche Mischung von Form und Farbe geht mehr oder weniger verloren.
- Oftmals wirkt die gesamte Szene „tot", als Ausdruck der formalistischen Erstarrung der szenischen, vorsprachlichen Interaktionsformen (Lorenzer, 1990).

In der Gegenübertragung treten als Ausdruck dieser schweren Beziehungsstörung Langeweile, Müdigkeit und vor allem große Mühe bei empathisch-resonantem Begleiten auf Beispiele für Verlust der Naturhaftigkeit der katathymen Bilder sind:
Auftreten von Glühlampen als Auge, aufgesetzter Brotleib als Kopf, Erscheinen einer verkehrsreichen Autobahn anstelle einer Wiese, mit riesiger Maschine daneben, die alle Autos auffrisst; Auftreten von mechanischen Menschen, die als Maschine funktionieren oder als Roboter agieren.
Auch im Rahmen des Strukturbildungsprozesses bei Frühstörungen geht es wie bei der frühkindlichen Entwicklung des Säuglings – um adäquate Zufuhr von Wärme, Rhythmus und Konstanz (Bartl, 1984).
Es gilt folgende Gleichung: Wärme findet ihre Äquivalente im Klang, in der Farbe, im Geruch oder im Geschmack. Rhythmus hat sein Äquivalent in Form und Konstanz bei der Gestaltung bzw. Dynamik szenischer Interaktionen. An die Patienten sind keine besonderen Anforderungen hinsichtlich intellektueller oder Verbalisierungsfähigkeiten zu stellen. Auch können von der Symptom- und Altersstruktur her unterschiedliche Patienten zusammengeführt werden, allerdings muss der Therapeut die strukturierenden Fäden über einen längeren Zeitraum in der Hand behalten können.
In der KIP geschieht Strukturbildung besonders über die Differenzierung der Sinnesmodalitäten, das bedeutet für den KIP-Therapeuten, dass die Strukturierung im Bild eine grundsätzliche und ernstzunehmende Strategie sein muss. Beim Gesunden laufen die katathymen Bilder wie von selbst. Interventionen von Seiten des Therapeuten werden nicht als eingreifend erlebt, sondern es wird in der Imagination ein Auftanken und Erfüllen seelischer Bedürfnisse ermöglicht. Bei intakter Abwehr findet auf dem Bildschirm ein geschicktes Umgehen mit nicht zumutbaren Belastungen statt. Dagegen muss bei Frühgestörten besonders auf die Gefahr von pathologischen Entwicklungsabläufen – wie etwa der Überflutung mit ängstigenden Gefühlen, prototypisch dafür ist die „maligne Regression" (Balint 1966, 1970) - geachtet werden. Der Therapeut muss mit seinem Beziehungsangebot in dem für den/die Patienten gerade noch erträglichen Grenzbereich Halt gebender Übertragung operieren und mittels gezielter Strukturierung das Absinken in pathologische Regressionsbereiche vermeiden.
Als Arbeitshypothese gilt für die Behandlung von Frühstörungen, dass in der KIP zunächst das Auffüllen von basalen Defiziten über die drei Grundpfeiler der narzisstischen Entwicklung – nämlich Wärme, Rhythmus und Konstanz – zu ermöglichen ist. Ohne dieses Auffüllen der basalen narzisstischen Defizite ist eine sinnvolle Struktur bildende Therapie nach Bartl (1993) unmöglich. Unterbleibt dieser wesentliche erste Schritt, so äußert sich dies in der therapeutischen Beziehung oft dahingehend, dass die Patienten in ihrer Unfähigkeit, eine tragende Beziehung zum Therapeuten herzustellen, rasch in vehemente

Abwehrreaktion geraten. Dabei kann es zur Entwertung oder primitiven Idealisierung der therapeutischen Bemühungen kommen, auch Unzufriedenheit und destruktiv-aggressive Auseinandersetzung können abrupt auftreten. Es ist deshalb nötig, dass die Gegenübertragung des Therapeuten gezielt und kontrolliert in den therapeutischen Prozess integriert wird (aktive Therapie i. S. von Ferenczi, 1972). Dabei erscheint es sinnvoll und wichtig, nicht den Therapeuten selbst zum Objekt „primärer Liebe" werden zu lassen, sondern die therapeutische Situation in der Gruppe. Deshalb halten wir eine kleine Gruppe durchaus für geeignet, diese Containingfunktion im Bionschen Sinn zu übernehmen. Eine Grundregel ist dabei, dass sich die Ich-strukturell gestörten Patienten durch den Therapeuten angeregt fühlen, sich Angst induzierenden Situationen vertrauensvoll und duldsam auszusetzen. Dabei wird intendiert, dass im Schutz der Übertragung bislang scheinbar unmögliche Handlungen vollführt oder bedrohliche und Angst erregende Objekte differenziert wahrnehmbar werden. Spontane, lediglich der Abwehr dienende Patentlösungen sollten vermieden werden. Es ist vielmehr anzustreben, dass Begegnungen in der Gruppe mittels Differenzierung der Symbole und Strukturierung in die Länge gezogen und damit „entschärft" bzw. libidinös besetzt werden können. Allmählich entwickeln sich auch neue kreative Lösungsmöglichkeiten. Das gilt auch für destruktive Handlungen, vor allem bei Trennung von archaischen, gefährlichen Objekten. Grundsätzlich soll die konfrontative Technik erst dann angewendet werden, wenn alle anderen Möglichkeiten zur nichtkonfrontativen Auseinandersetzung hinreichend geübt worden sind. Entsprechend dem Winnicott'schen Konzept des Übergangsobjektes (1969) wird auch das Symbol in der KIP als das erste, nicht dem Selbst gehörende kreative Produkt beübt, das allmählich begreifbar und erörtert werden kann und muss. Erst wenn es möglich ist, durch das Symbol des Übergangsobjektes die omnipotente Phantasie, „Macht über die Mutterbrust" auszuüben, auf dieses erste von ihr getrennte Objekt fließen kann, setzt eine realitätsbezogene Entwicklung ein.

Analog dazu hat sich in der Arbeit mit dem Symboldrama die Differenzierung der Gefühlswahrnehmung am Symbol bei fehlender oder defizitärer Selbstobjektdifferenzierung als grundlegender Entwicklungsschritt bewährt (Bartl, 1984). Erst durch die Fähigkeit zum Symbolisieren erlangen Objekte ihre Bedeutung, denn durch die symbolische Ordnung der Sprache wird durch die Kopplung mit vorsprachlichen szenischen Interaktionserfahrungen die Befähigung entwickelt, sich auch von Vorstellungsinhalten zu trennen, und damit wird die Fähigkeit zur adäquaten Objektwahrnehmung und -auseinandersetzung entwickelt. Das „Übergangsobjekt" ist also Schrittmacher für eine erfolgreiche Konfliktlösung. Ebenso gilt dies für die Sensibilisierung zur Differenzierung der Gefühlswahrnehmung am Symbol. Bei frühgestörten Patienten gelingt es damit, die archaische Destruktion und Bedrohung von „allmächtigen Objekten" zu bearbeiten. In der Weise wie die Differenzierung schrittweise zur emotionalen Verdichtung der Bildinhalte beiträgt und die deskriptive Ebene in ganzheitliche Wahrnehmung integriert wird, kommt es auch zu einer umfassenden Integration des Selbst- und Körperbildes.

Der Einsatz der KIP im Gruppensetting bei Patienten mit hohen Frühstörungsanteilen weist Besonderheiten auf, die teilweise schon dargestellt wurden. Bei starker emotionaler Erschütterung kommt es zum Spalten und Externalisieren, weil reifere Abwehrmöglichkeiten der Verdrängung usw. nicht zur Verfügung stehen. Während des Bilderns ist dann eine Überschwemmung mit Gefühlen beobachtbar, die als solche nicht wahrgenommen, sondern wie ein Ertrinken im Diffusen mit Versinken im schwarzen Loch im Bild erlebt werden. Dies kann auch das Aufsteigen von Bildern verhindern oder ihren Abbruch bewirken, wenn der Therapeut nicht Halt gebend und strukturierend mit der Gruppe arbeitet.

Da die Ich-Störung im Bereich der Symbolisierungsfähigkeit und der Ausbildung der Repräsentanzen liegt (Green 1977; Trimborn 1990), das unreife Ich nicht fähig ist, neue Erfahrungen zu symbolisieren, gilt es im Gruppensetting Bedingungen zu schaffen, die ein allmähliches Heranführen an ein sich verdichtendes und entfaltungsfähiges Symbolsystem ermöglichen. Es geht also um die Bildung von festen Strukturen oder Repräsentanzen, da diesen Patienten in der frühen Kindheit stabile und verlässliche Besetzungsvorgänge fehlten. Das Kernproblem bei der Behandlung dieser Patienten besteht deshalb nicht in der Bewusstmachung und Analyse bisher unbewusst gebliebener pathologischer Muster unter Bearbeitung des „lästigen" Widerstandes und der Abwehr, sondern es müssen die „Teil-Ichs" einer bislang gespaltenen Struktur in einem allmählichen Prozess, in dem es auch um Nähe-Distanz-Regulierung zwischen Therapeut und Patienten sowie zwischen den Patienten geht, zusammengefügt werden. So wird im Patienten in einem langwierigen Prozess die oft einzige Alternative seines bisherigen Lebens, die Leere oder sogar wahnhafte Verwirrung, abgebaut. Für diesen Prozess ist in der Gruppe eine längere supportive Anfangsphase erforderlich, innerhalb dieses Raumes geht es um Unterscheidung von Innen und Außen, um Erfahrung von Grenzen, um Sichern eines notwendigen Übergangsraumes, der als „Container" einen Zustand der „kreativen Illusion und Omnipotenz" ermöglicht (Trimbom, 1990). Greene (1977) sagt über einen solchen Raum, dass das Füllen der Leere in einem „durchlüfteten Raum" erfolgen solle, der weder leer noch vollgepfropft ist. Der Therapeut gilt dann als Garant der notwendigen verlässlichen und stabilen Grenze und repräsentiert damit zugleich Vater und Realitätsprinzip. Er ist das gute Objekt, das den Patienten weder verlässt noch ihn narzisstisch besetzt. Das rahmenbezogene Arbeiten des Therapeuten mindert die Gefahr der Ich-Fragmentierung. Erst im Schutze „der tragenden Gruppe" (Heigl-Evers 1998) und der Stärkung der frühen Abwehrleistungen können diese Patienten ihre quasi Leere ertragen, das sprungbereite Misstrauen lockern und allmählich einen Pfad zum Ausstieg aus der Affektblockade finden. Im Spiegelbild des Halt gebenden und intervenierenden Therapeuten und der Gruppenmitglieder (in den sich allmählich strukturierenden katathymen Bildern und in der Nachbesprechung) werden die eigenen Affekte bzw. Reaktionen als Abbildung erlebt, die elementare Abwehrorganisation wird allmählich flexibler eingesetzt, und die Patienten erwerben schrittweise die Fähigkeit zur Unterscheidung zwischen innen und außen. So kommt es nicht zur Wiederholung der traumatischen Erfahrung des Schreis ins Leere und Ungewisse.

Im stationären oder halbstationären Setting ist es wichtig, dass ein klar strukturiertes Tages- und Wochenprogramm dem Patienten eine Halt gebende Orientierung gibt. Im Gruppensetting verhält sich der Therapeut am Anfang Halt gebend, regulierend und strukturierend, aber nicht sehr aktiv, da er sonst als eindringend erlebt und damit Zerstörungsphantasien anregen würde.

In der Anfangsphase sollen Gruppenphantasien gefördert werden, in denen sich jeder als Teil in der gesamten Gruppe wahrnimmt, schwache Patienten werden „hochgebildert", indem ihre Phantasien gezielt wahrgenommen, strukturiert und verdichtet werden. Gruppenmitglieder mit stabilen Imaginationen „füttern" quasi diejenigen mit instabilen Imaginationen, damit kommt es auch zu einer narzisstischen Balanceverschiebung, Bewegendes kann aufsteigen und phantasiert werden. Im Gruppenprozess muss verfügbar sein, was die Patienten mit Frühstörungen in ihrem bisherigen Leben entbehrt haben, z. B. adäquate Reizgebung, symbiotische Erfahrung und Stärkung von Abgrenzungspotenzen. Für den Ich-strukturell gestörten Patienten erfüllt sich hier die vorenthaltene Komplementarität. In späteren Entwicklungsabschnitten folgen dann erst die differenzierte Wahrnehmung eigener Bedürfnisse und deren Einbringung in den Gruppenprozess.

Die Gruppenmitglieder lernen sich über das Medium der imaginierten Bilder auf dem Projektionsschirm näher kennen. Gerade dieser indirekte Kontakt ist für viele Patienten annehmbarer. Durch die prä- oder dann symbolische Mitteilung intrapsychischer Vorgänge können sie allmählich besser verstehen, was hinter Symptomen wie Schwindel, Zwängen, unspezifischer Angst oder Phobien steht und sich damit gegenseitig besser annehmen.

Bei Einsatz des Gruppen-KIP zur Behandlung Ich-strukturell gestörter Patienten ist die Vor- und Nachbesprechungsphase besonders wichtig. Im Vorgespräch wird das Mitteilen des Befindens angeregt, ohne dies in ausführliche Beschwerdeschilderungen ausufern zu lassen. Es sollen die aktuelle Stimmung und das den Einzelnen Bewegende ausgetauscht werden. Danach erfolgt die Einstellung auf die Phantasien der Gruppenteilnehmer, was möchte jeder für sich selbst, was mit der Gruppe bilden. Fragen des Therapeuten können dabei strukturieren, aber auch intendieren i. S. einer Schrittmacherfunktion des Therapeuten zur individuellen und Gruppenfokussierung. Der Gruppeneinigungsprozess zur Themenfindung vor dem Bildern wird genügend lange gestaltet, um auch Außenseiter und Schweiger einzubeziehen (Ermutigung durch den Therapeuten). Dabei muss dieser mehr strukturieren als in der Therapie neurotisch Kranker und auch vage Motivangebote aufgreifen, ebenso aber Übergriffigkeit von Patienten zur Verdeckung der eigenen Strukturschwäche eindämmen. Ich-strukturell schwache Patienten delegieren gern eigene Affekte, vor denen sie selbst Angst haben sie zu spüren, an andere, im Unterschied zum neurotischen Patienten, der sie aus Schuld und Scham oder anderer Konfliktdynamik nicht zeigen möchte. Zu schnelle Einigung soll durch den Therapeuten hinterfragt werden. Es ist wichtig, dass sich die Gruppenmitglieder schon während der Einigungsphase in Wahrnehmung, Nachfragen und Planen aufeinander bezogen haben.

Die Nachbesprechungsphase dient der weiteren Klarifizierung und Verankerung der Wahrnehmungen in bewusstseinsnahen Schichten. Die Patienten werden zum verbalen Austausch angeregt, jede Äußerung ist wichtig. In der Anfangsphase sind es vor allem die Form- und Farbwahrnehmungen und andere Sinneseindrücke sowie der Stimmungsgehalt des Wahrgenommenen, was die Patienten mitteilen können. Mit zunehmender Symbolisierungsfähigkeit geht es auch um während des Bilderns nicht erzählte Bildelemente. Die stützende und strukturierende Rolle des Therapeuten vermeidet einen negativen Regressionssog durch die Patienten. Symbiotische Erlebnisse werden aufzulösen versucht. Der Therapeut muss dabei den Gesamtprozess im Blick haben und wahrnehmen, wo der einzelne Patient sich strukturell und inhaltlich befindet und wie sich die Gruppenstruktur entwickelt. Dabei kommt es darauf an, dass die Partialobjekte im Bild nicht nur durch den einzelnen Patienten, sondern durch den Therapeuten oder Mitpatienten libidinös besetzt werden. Dies ermöglicht eine strukturelle Stärkung der Patienten. Im Fortschreiten des Prozesses ist auch das assoziative Element zu entwickeln, also die Verbindung zur Lebenssituation (Hier und Jetzt) oder Lebensgeschichte (Dort und Damals) zu fördern. Durch die beginnende Regression werden auch nach dem Bildern Bedürfnisse deutlicher wahrgenommen, die sonst abgewehrt worden sind.

Durch das Austauschen in der Nachbesprechung wird im Prozessverlauf zusätzlich eine Ermutigung zur Beziehungsknüpfung gesetzt. Es soll des Weiteren vermieden werden, dass nach emotional aufwühlenden Situationen Aktionismus diese Wahrnehmungen schnell zudeckt. Im emotional aufgewühlten Zustand nach der KIP fühlt sich der Träumer oft schutzlos, wie enthäutet, so dass gerade bei dichten Kommunikationsangeboten der anderen ohne integrierende Arbeit in der Gruppe die Spaltungsabwehr beim Einzelnen wieder steigen würde. Es ist also wichtig, dass im Prozess der Nachbesprechung nicht nur die Auseinandersetzung mit dem Inhalt der Bildsymbole stattfindet, sondern der Patient auch durch die Interaktion Halt und Struktur erfährt und allmählich ein kreatives Gestaltungspotential in der Gruppe zugelassen werden kann. Dies wird besonders durch anschließendes gemeinsames Malen gefördert.

Mit dem dargestellten modifizierten Vorgehen erweist sich die Katathym Imaginative Gruppenpsychotherapie als eine wesentliche Bereicherung im Behandlungsspektrum Ich-strukturell gestörter Patienten.

11.4 Gruppenverläufe und praktische Beispiele

Zur Veranschaulichung von Gruppenverläufen werden im Folgenden einige Gruppenbilder ausschnitthaft wiedergegeben. Aus den Symbolkonstellationen des Gruppentraumes lassen sich die Bedürfnisse der einzelnen Gruppenmitglieder, ihr Sich-darauf-einlassen-Können oder Abwehren sowie die Interaktionen zwischen den verschiedenen Personen über die Symbole bzw. die Übernahme von Symbolanteilen anderer erkennen. Beeindruckend ist immer wieder der Detailreichtum und das sich gegenseitig Anregen in der Symbol- und Realentwicklung bei kohärenten, gut arbeitenden Gruppen.

Beispiel „Bergtour" und „Treffen in der Hütte"
Die Gruppe besteht aus fünf Personen (drei Frauen, zwei Männer) und hat schon in zehn Stunden Gruppen-KIP eine gute Entwicklung erlebt. Bei den Männern liegen psychosomatische Herzstörungen und Hypertonie bei narzisstischen Persönlichkeitsanteilen vor, die Frauen leiden unter depressiven und psychosomatischen Magen-Darmproblemen bei Abhängigkeits-Autonomie-Konflikt. Im Vorgespräch fand nach Austausch über aktuelle Belastungen und Bedürfnisse sowie Stimmung in der nassen Jahreszeit (November) eine Einigung auf das Thema Bergtour statt, um den Umgang mit Leistungsanforderungen und der Ambivalenz zwischen „Ich bin aktiv" und „Ich gönne mir Ruhe, Entspannung und neue Erlebnisse" zu bearbeiten.

> W. (männlich): Ich sehe eine Schneelandschaft, laufe in festen Schuhen, habe so kurze Bretter angeschnallt. Die Luft ist klar und kalt.
> Wo. (männlich): Ich spüre den knarrenden Schnee und wie ich einsinke. Es ist mühsam, die Füße wieder herauszuziehen. Ich habe keine Schier an den Füßen, sondern versinke bis zu den Oberschenkeln im Schnee, das macht aber auch irgendwie Spaß. Ich gucke nach vorn und sehe, wie mehrere Menschen nebeneinander laufen, das könnte unsere Gruppe sein.
> W.: Ich sehe Nadelspitzen aus dem Schnee herausragen unterhalb des Kammes. Wir sind auf dem Weg nach oben.

Wo.: Ich sehe auch diese bizarren Tannennadeln. Rechts von mir ist ein kleiner murmelnder Bach. Ich muss aufpassen, um nicht am Rand einzubrechen.
W.: Ich sehe jetzt, wie die Sonnenstrahlen sich auf dem Schnee reflektieren.
Wo.: Mir ist jetzt vom Stapfen richtig warm geworden.
Ri. (weiblich): Vor mir ist auch eine weite Schneelandschaft, habe Schier an. Ich höre das Bachmurmeln, wandere durch den Wald in der Mittagssonne.
K. (weiblich): Ich war erst im Laubwald, bin jetzt aufgebrochen und stapfe durch den lockeren Schnee. Will jetzt auch in Richtung Berg, nehme den Sonnenschein wahr und die klare Luft.
Wo.: Ich bin jetzt aus einem sehr unwegsamen Gelände allmählich herausgekommen, sehe einen Rastplatz für Wanderer vor mir. Dort steht ein wunderschöner, eben gebauter Tannenbaum. Ich sehe jetzt einen anderen Bach, der sich einen schmalen Weg durch eine Schlucht aus grauem Granit bahnt, feuchte und kühle Luft dort. Hohe Felsen mit vielen Kurven. Die Schritte hallen mit Echo.
Th.: Befinden dort?
Wo.: Irgendwie gut, fühle mich durch die Felsen auch beschützt, nicht nur eingeengt.
W.: Ich bin jetzt weiter durch den Schnee nach oben. Das geht nicht mehr auf dem Weg weiter, rechts steil. Ich muss mit Steigeisen Halt finden.
Wo.: Ich höre jetzt lautes Rauschen eines Wasserfalls.
Ri.: Ich sehe jetzt einen Rodelberg, Kinder sausen mit Schlitten abwärts, daneben ist auch eine Skiabfahrt.
Z. (weiblich): Ich bin auf einem Gletscher unterwegs, der hat eine türkise Farbe. Verschiedene Menschen bewegen sich dort und haben rote Sachen an – schöner Kontrast.
Wo.: Ich bin jetzt durch den Wasserfall hindurchgegangen und auf einem Plateau angekommen. Dort sehe ich Eiskristalle – wie Diamanten. Jetzt ist dort ein angenehmes Laufen.
W.: Ich bin jetzt am Kamm des Berges angekommen. Es hat sich eine eigenartige andere Welt aufgetan. Ich sehe eine grüne Landschaft mit einem Wasserfall, das Wasser wirkt warm. Ich habe mich jetzt ausgezogen und bin spontan in den Wasserfall und See gesprungen. Das Schwimmen ist angenehm. Schwimme bis zu einer Grotte, dort stelle ich mich unter und gucke mich um. Plötzlich wird es kalt, ich will raus. Ich sitze jetzt am See und ärgere mich, dass ich den Rucksack oben gelassen habe. Hier ist eine unberührte Gegend, sehr steinig, mit Grasbüscheln und blauen Blumen.

> K.: Ich bin am Bergkamm angekommen, der Schneeteppich ist unter mir stabil. Während ich W. zugehört habe, spüre ich, wie ich auf einem Teppich schwebe, blicke nach unten. Dort sieht es wie im Märchenwald aus. Ich fühle mich so glücklich wie lange nicht.
> W.: Es taucht jetzt ein großer Fisch wie aus einem Märchen auf dem See auf. Er lässt sich anfassen, will, dass ich mich auf ihn setze. Ich weiß noch nicht, es ist noch unklar ... jetzt mache ich es doch. Fisch ist ziemlich groß, schwimmt schnell und taucht unter Wasser sehr tief. Ich muss mich sehr an ihm festhalten, habe mich jetzt richtig auf ihn gelegt. Sehe eine felsige glitzernde Unterwasserwelt, wie eine versunkene Landschaft.
> K.: Es ist etwas Unheimliches zu spüren. Ich lehne mich an einen Baum an, bin froh, dass ich mit dem Teppich gelandet bin.
> Z.: Ich bin lange mit dem Hochklettern beschäftigt gewesen, der Gletscher auf der einen Seite, die Wiese auf der anderen. Diese zwei Möglichkeiten waren angenehm wahrzunehmen.
> Ri.: Ich bin jetzt auch oben angekommen. Ich habe mir die Eiszapfen von der Kleidung abgeschüttelt, sehe eine Blockhütte. Dort wird warmer Tee angeboten. Dahinter sehe ich eine Wiese mit weichem Gras. Es kommen jetzt viele Kindheitserinnerungen hoch.
> Wo.: Ich bin jetzt doch ganz schön erschöpft vom Aufstieg. Wundere mich, dass W. ganz woanders ist. Weiß nicht so genau, ob ich da auch sein möchte.

In der Nachbesprechung wird deutlich, dass alle Gruppenmitglieder im Bild sowohl anstrengende Erfahrungen gemacht als auch die Möglichkeit zum Ausruhen, zum Erfassen der Umgebung und Genießen gehabt haben. Dabei war der Kontakt zu den Symbolen der anderen Gruppenmitglieder unterschiedlich, Nähe- und Fernegefühl wechselten sich ab, teilweise konnten Anteile übernommen und erweitert gebildet werden.

Die Gruppenimagination spiegelte die Gruppenstruktur wider. Die Männer eröffneten das Gruppenbild, konkurrierten mit ihren Bildern, machten aber auch interessante Angebote, die von den Frauen aufgegriffen wurden, aber ganz individuell teils verführerisch, teils märchenhaft sich entfalteten. Das Motiv der Hütte als nährender Ort tauchte zwar bei einer Frau auf, konnte aber noch nicht von der Gruppe angenommen werden. Beim nächsten Gruppenbild wurde sie als Symbol für Auftanken von allen Gruppenmitgliedern gewünscht. Die Gruppe einigte sich auf das Thema „Wir treffen uns in einer Hütte, jeder bringt etwas mit, auch was so wichtig für ihn in letzter Zeit gewesen ist." Gleichzeitig wurde deutlich, dass durch das feuchte, kalte Novemberwetter auch das Bedürfnis nach Wärme und Schutz da sei.

W.: Ich bin auf einem Weg. Es ist relativ dunkel, wohl schon abends. Es ist unangenehmes, ja trauriges Wetter. Der Weg steigt allmählich auf. Ich sehe oben eine Baude. Um meinen Hals habe ich eine Kette hängen, an der eine leuchtende Drachenschuppe hängt – die schützt mich; sonst würde mich gruseln. Ich spüre, ich habe einen Rucksack auf, da wird wohl alles Nötige drin sein.

Z.: Ich sehe die Baude und höre Stimmen. Beeile mich, dort hin zu kommen. Dort vermute ich Wärme und viele Menschen. In der Hand habe ich einen Dotterblumenstrauß, der ist ganz frisch und bunt. Wundere mich, weil doch November ist.

K.: Ich gehe auf rutschigem Weg lang mit Schneeresten, rechts und links Tannen. Es ist doch schon dunkel. Jetzt kommt mir der Weg so wie ein Teppich vor – sehr elastisch. Ich sehe jetzt auch die Baude.

Ri.: Mein Weg ist voller Blätter, rutscht richtig. Kahle Bäume um mich. Ich habe einen bunten Skipullover an, höre in der Ferne Stimmen. Rauch steigt auf. Es wird nebelig, ich muss mich beeilen, zur Hütte zu kommen.

Wo.: Ich sehe, dass mehrere Wege sternförmig zur Hütte führen. Gleichzeitig ist so ein Gefühl, als ob Frühling werden sollte. Ich fühle mich jetzt leicht, irgendwie bin ich zum Kind gewandelt – habe eine Schippe in der Hand und sehe K. in einiger Entfernung, wie sie ein Buch in der Hand hat.

Z.: Ich sehe uns alle vor der Hütte, ganz unterschiedlich gekleidet – teils mit Kniestrümpfen, aber auch mit Skipullover. Ich öffne jetzt die Tür, warmer Dunst schlägt mir entgegen. Es sind Leute zu hören, angenehmer Ort. Ich sehe Blumen auf dem Tisch.

K.: Ich spüre, wie mein Weg anstrengend war. Trete in den Raum hinein und lege mehrere Bücher, die ich in der Hand hatte, ab.

W.: Ich sehe auf dem Tisch eine brennende Kerze.

Ri.: Ja, dort im Raum steht ein großer Tisch und gezimmerte Bänke. Über der Tür ein Geweih.

Wo.: Ich bin lange über ein Geröllfeld gelaufen. Bin verwundert, dass ich dort Schieferplatte mit Zeichen gefunden habe – so was wie Indianermotive. Habe dann plötzlich Indianermädchen gesehen, das so ca. fünf Jahre alt war, bin scheu, möchte ihr nicht Angst machen. Versuche, mich zu verständigen und mich zu orientieren, verstehe ihre Sprache nicht. Sie sieht aber die Platte in meiner Hand. Sie möchte mit Gebärdensprache mir was sagen, wie gehen gemeinsam weiter. Ich sehe ein größeres Lager, eine Art Siedlung. Dort ist es sehr lebendig. Viele Feuerstellen im Schutz der hohen Berge. Ich bin eingeladen, alle sehr freundlich, es ist dort sehr schön. Ich schenke dem männlichen Oberhaupt die Tafel. Danach bekomme ich ein eigenes

> Zelt. Jetzt findet ein Tanz ums Feuer statt, ich bin dabei. Merke, dass ich euch gar nicht vermisse.
> K.: Ich bin jetzt halb in der Hütte gewesen, dann aber auch um den Lagerplatz. Habe viele verbotene Dinge gemacht, das hat keinen gestört – ich hatte viel Spaß dabei. So Gedanken wie „Darf das sein?" konnte ich schnell wegschieben.
> Z.: Ich genieße jetzt die Wärme der Hütte, aber ich freue mich auch an dem Indianerrastplatz, möchte aber in der Hütte bleiben.

(Ausschnitthafte Wiedergabe der Gruppenimaginationen)

Nachbesprechung:
Die Teilnehmer äußerten alle, dass sie ihre eigenen und die anderen Bilder sehr vielfältig und interessant fanden, teilweise wurden die Symbole wechselseitig aufgenommen. Zunehmend konnten regressive Bedürfnisse zugelassen werden, die sich in Altersregression (männlicher Teilnehmer W., teilweise bei Z.) oder Eintauchen in kindliche Indianerwelt (männlicher Teilnehmer Wo.) und angenehmem Hüttenerlebnis umsetzten. Die Gruppenmitglieder probierten verschiedene neue Möglichkeiten aus, auch mit der lustvollen regressiven Tendenz, auch Verbotenes tun zu können.

Die symbolhafte Darstellung psychogenetischer Konstellationen, wie z. B. Lebenseinschränkung durch „Über-Ich-Verbote", und die erlebte Veränderung im Gruppenbild (wobei die Gruppe auch eine entlastende Rolle spielt) führt durchaus zu Haltungsänderungen und Aktivierung von Ressourcen.

Alle Teilnehmer berichteten in der nächsten Stunde über eine lebendige Verfassung, vieles wäre im Alltag nicht so anstrengend gewesen, man habe auch über Dinge lachen können, die man früher eher zu ernst und schwierig genommen hätte.

Im weiteren KIP-Verlauf verfolgten die Gruppenmitglieder noch deutlicher Einzelinteressen, hatten konträre affektive Besetzungen von Symbolen und konnten sich kritisch auseinandersetzen. Stets war dabei ein Gruppenzusammengehörigkeitsgefühl zu spüren.

Im Folgenden werden ausschnitthaft die katathymen Bilder einer tagesklinischen geschlossenen Gruppe, die aus acht Patienten (vier Frauen, vier Männer) im Alter von 25 bis 49 Jahren bestand, näher beschrieben.

Die vier Männer erhielten die Buchstaben A, B, C, D; die Frauen H, I, K, L. A kam mit depressiven Verstimmungen, Schlafstörungen und sozialer Isolation. Bei B lag ebenfalls ein depressives Bild mit Leistungseinbußen und psychosomatischen zahlreichen körperlichen Beschwerden vor. C litt unter multiplen Ängsten, z. B. vor Einsamkeit und Ablehnung, sowie Krankheitsbefürchtungen und zeigte eine hohe Grübelneigung. D hatte seit längerem Panikattacken, zunehmende Minderwertigkeitsgefühle und Interessenlosigkeit, regelmäßiges heimliches Trinken. Bei H lag eine undifferenzierte Somatisierungsstörung mit Bauch- und Kopfschmerzen sowie Krankheitsbefürchtungen in Stresssituationen vor. I litt unter rezidivierenden depressiven Stimmungsschwankungen mit Schlafstörungen und Gewichtsabnahme, auch soziale Ängste spielten eine Rolle. K kam mit Übergewicht infolge psychogener Essattacken bei abhängiger Persönlichkeitsstörung. Bei L lag eine depressive Dekompensation mit Gefühl von Sinnlosigkeit und Leere sowie Suchtmittelabusus vor.

Bei diesen Störungsbildern waren teilweise erhebliche strukturelle Defizite erkennbar. Es galt in den ersten Stunden, ein Kennenlernen und Annähern sowie Strukturieren in der Gruppe ohne Außenseiterbildung zu ermöglichen. Als erstes Stundenmotiv wurde zur Symboldarstellung der aktuellen Befindlichkeit das Thema „Form und Farbe" gewählt, angeregt durch die Therapeutin.

Ausschnitte aus dem Imaginationsteil:

> Eine Frau eröffnet, sie (L) teilt mit, dass sie oben und unten verschiedene Farben sieht, oben ist es hellblau-milchig, unten grau-blau. In der Mitte erscheint eine Wolkenschicht – dunkel-goldene Herbstwolken. Strahlen wie Blitze kommen durch die Wolken.
> Eine weitere Frau (K) knüpft an: „Mein Bild ist oben hellblau wie das Meer, unten ist Sand. Es ist nass und kalt. An den Seiten hört das Bild auf."
> Nun schildert ein Mann (D) sein katathymes Bild: „Ich sehe gelbe Farben, in der Mitte mit einem roten Dreieck. Das steht für mein Befinden. Die drei Ecken stehen für Unruhe, Angst, aber auch Hoffnung."
> B äußert, dass es ihm schwer falle, auf der Matte ruhig zu liegen, ihm würden alle möglichen Filme durch den Kopf gehen. Das Bild habe keine Farbe, es bleibe schwarz-weiß.
> I äußert, dass sie lange gebraucht habe, um ein Bild wahrzunehmen. Links sei es dunkler, rechts heller, es wirke sanfter – wie durch einen weichen Blitz. Die Formen, die sich darauf bewegen, seien sehr weich, aber immer wieder verwischt.
> H schildert ihr Bild grau wie Nebel mit dunklen, schwarzen Wolken. Sie glaubt, dass das Bild ihre Traurigkeit und Bedrückung ausdrückt.
> C sieht ein amphorenartiges großes Gefäß, das gelb bis rußschwarz gefärbt ist. Es dreht sich wie auf einer Töpferscheibe, ohne dass eine solche da ist. Es verändert auch ständig die Form – wird breiter und schmaler.
> A bewegt sich während des Bilderns unruhig. Ihm ist nicht klar, was er sieht. Teilweise taucht eine dunkelviolette Kugel vor einem schwarzen Hintergrund auf, dann wird sie glänzend, zum Teil rötlich. Sie dreht sich weg und er erkennt, dass sie zerkratzt ist.

In der Nachbesprechung wird darauf zentriert, sich auszutauschen, „Wie ist es mir ergangen? Wie war es für mich, die Schilderung der anderen zu hören?"

> L empfand es angenehm, sich einzubringen so mit einem Stimmungsbild: „Das war für mich spannend."
> C spürte anfangs starken Druck, konnte teilweise die Bilder der anderen in seine Vorstellung übernehmen.
> B stand auch unter Druck, blieb mehr beim eigenen Bild. Der Versuch, sich in andere Bilder hineinzuversetzen, war schwierig. I empfand ihre Imagination wie ein kitschiges Clark-Bild mit Sand gefüllt, das sich ständig veränderte. Es waren komische Farben und das Gefühl, das Bild würde von äußeren Einflüssen zerstört.
> K fühlte anfangs auch großen Erwartungsdruck, empfand es aber angenehm, Ähnlichkeiten mit anderen Bildern festzustellen.
> D empfand es am Anfang sehr schwierig, dann stellte er fest, dass die Bilder von A und C sehr plastisch und seinem ähnlich waren.
> H empfand ihr graues Bild als sehr bedrückend. Sie habe den Lichtstrahl wie im Bild von L gesucht, aber nicht gefunden.
> A schildert, dass er sich nicht entspannen konnte, habe ständig sich seines Körpers vergewissern müssen. Das Bild, was dann aufstieg, kenne er. Er habe bei den anderen gar nicht hingehört, konnte sich nicht darauf einlassen, um nicht beeinflusst zu werden.

Im Anschluss daran wurde in der Gruppe gemalt. Der Gruppe wurde deutlich, dass L, die auch sonst eine aktive Rolle in der Gruppe spielte, Initiative beim Imaginieren übernommen hatte. Ihre Beschreibung sei sehr ausführlich gewesen. Die Gruppe merkte aber auch, dass es allerhand Parallelitäten und Ähnlichkeiten gab. Die Bewegung in den Bildern und die Unschärfe war in der Nachbesprechung nicht mehr so beunruhigend wie während des Bilderns.

In der dritten Stunde tauschten die Patienten zunächst ihre Wünsche und Bedürfnisse aus und wollten nun ein gemeinsames Thema finden.

> L schlägt was Ruhiges vor. I, K und B stimmen sofort zu. H meint, dass es auch gut wäre, aber was könne man da Gemeinsames erleben? I fragt, ob es Natur sein solle oder ginge auch ein Marktplatz, und fügt dann Erinnerungen von Italien mit engen, leeren Gassen ein. H widerspricht sofort, sie sei noch nie in Italien gewesen, habe keine Erfahrungen mit verwinkelten Gassen. B kann sich Ruhe dort nicht vorstellen, Gassen seien immer voll! W vermittelt, Gassen könnten auch in abgelegenen Stadtteilen sein. A meint, es könne ja auch der Sonntagmorgen in einer Stadt sein. D äußert,

besser als Gassen sei für ihn ein kleiner Marktplatz, und K könnte sich vorstellen, in einer ruhigen Straße am Sonntagmorgen etwas gemeinsam zu erleben. Es wird sich auf das Thema „Erkunden einer südländischen Gasse" geeinigt.

L beginnt wieder mit dem Imaginieren. „Ich befinde mich in einer kleinen italienischen Straße. Die Häuser stehen eng zusammen, heller Putz und Wäscheleinen über der Gasse sind zu erkennen. Links eine Treppe, rechts Straßencafé. Dort könnte die Gruppe sitzen. Der Himmel ist blau."

I meint, so einen Ort zu kennen. Sie sieht aber jetzt die Gruppe in einem Innenhof, dann geht es in einen dunklen Saal, die Sonne scheint aber hinein. In der Mitte steht K, die andere Gruppe ist zerstreut an den Seiten. Es wirkt irgendwie schön.

K befindet sich auf einer Straße, es ist Morgenstimmung. Fenster werden geöffnet, sie führt zu einem Platz. In der Mitte steht eine Bank, die Gruppenmitglieder versammeln sich dort. C kommt gerade dazu.

A sieht einen relativ kleinen Platz, aber nicht beengt, niedrige Häuser darum, rotes Pflaster, früh am Morgen, in der Mitte einen Brunnen wie eine abgestufte Pyramide. Dort sitzen die anderen aus der Gruppe, er kann aber deren Gesichter nicht erkennen, wer neben wem sitzt. Der Himmel ist blau mit kleinen Wölkchen.

C sieht eine Gasse wie einen Ort in der Toskana, enge, terracottafarbene Häuser. Es ist früh am Morgen. Er sieht die Gruppe sich bewegen, irgendwie um sich selbst herum, als hätten sie Rollschuhe an. Er kann aber keine Gesichter erkennen. Er selbst steht mit erhobenem Zeigefinger da.

D sieht einen Platz mit Brunnen. Eine Fontäne schießt daraus hervor, links Straßencafé. Er fühlt sich als Beobachter der Szene.

B sieht einen Platz im Dorf, in der Mitte eine riesige Kastanie, darunter eine Bank und daneben einen Teich. Drei Straßen münden auf den Platz, die Gruppe bewege sich dorthin, aber auch nicht näher zu erkennen.

H: Befinde mich auf einem Platz mit alter verfallener Kirche. Links weiter weg ist ein Wäldchen, Sonne geht gerade auf. Viele alte Gassen, die Gruppe geht dem Sonnenaufgang entgegen, freut sich über die warmen Strahlen.

Therapeutenintervention: Mal schauen, wo die verschiedenen Gruppenmitglieder sind, was sie von den anderen wahrnehmen, ob sie miteinander in Kontakt treten können und wie es ihnen mit ihrem Bild ergeht.

K sieht einen Brunnen in der Mitte ihres Bildes wie bei D. Das ist angenehm, sie könne sich aber auch das Bild von L vorstellen. I's Bild ängstige sie.

I schildert, dass sich ihr Bild verändert habe, es ist frischer geworden. K sei mehr im Hintergrund, die anderen bewegen sich wie in einem Ritual.

L: Das Bild wirkt jetzt sehr offen. Erkenne Einzelne mit fröhlichen Gesichtern, möchte das so behalten.

In der Nachbesprechung äußert C, dass für ihn die Imagination nicht so angenehm war, weil er keine Gesichter erkennen konnte, das finde er merkwürdig.
I meint, dass die Rollschuhe von C sie an ein Ritual erinnert hätten. Dadurch habe sich ihr Bild verändert. C habe als zusätzlicher Beobachter hinter ihr gestanden. Das Bild wäre deutscher – also nicht mehr in Italien – geworden. Es sei kühler gewesen.
H: Sie habe sich wohl in den Gassen und in der Kirche – auch wenn das so alt war – gefühlt. Die Gruppe einzubringen, wäre schwierig gewesen, aber sie habe doch das Gefühl gehabt, sie mitnehmen zu wollen.
L fand es schön, dass ihr Bild so offen und vielfältig und ruhig war.
K meint, dass sie die Straßen kannte, sie habe sie erstmal allein gehen müssen, dann habe sie D's Bild angesprochen und sie habe näher hingeguckt.
L fragt, was an I's Bild Angst gemacht hat. K meint, allein im Mittelpunkt zu sein, hat beunruhigt, aber auch stolz gemacht.
A meint: „Ich hatte ein vertrautes Gefühl bei meinem Bild, die anfängliche Mühe war dann verflogen."
D beklagt, dass sein Bild verschwunden sei, wenn andere erzählt hätten. C's Bild habe ihn geängstigt, er habe sich dann auf sein Bild versucht zu konzentrieren.
B meint, Plätze seinen nicht sein Ding. Erst habe er den Petersplatz in Rom sehen wollen, dann seien viele Kindheitserinnerungen bei der Oma in einem Dorf aufgetaucht. Der Ruheplatz war angenehm, er habe ihn aber nicht beschreiben können.

In den Bildern und der Nachbesprechung war erkennbar, dass der Wunsch nach Harmonie und die Angst vor Auseinandersetzung und Ablehnung vorherrschten. Die Rollenverteilung innerhalb der Gruppe veränderte sich in den nächsten Stunden nicht wesentlich. Überhöhte Ansprüche nach Großartigkeit, aber auch nach Wärme, Geborgenheit, Glück und Wunscherfüllung durch die Umwelt wurden deutlich. In den Bildern zeigte sich aber auch zunehmend die Enttäuschung bei Frustration dieser Erwartungen. Der Versuch, alle vorhandenen Wünsche und Bedürfnisse der Gruppenmitglieder zu integrieren, gelingt nicht.
Ausschnitt aus einer folgenden Gruppenimagination mit dem Thema „Die Gruppe fährt gemeinsam Tretboot."

In der Phase der Themenfindung ergriff H nach anfänglichem Schweigen die Initiative und meint, dass sie gern etwas Warmes und Aktives machen möchte, aber noch nicht wisse was.

B schlägt vor, einen Ausflug zu machen, bei dem die Gruppe Tretboot fahren könnte. Er konkretisiert das und weist darauf hin, dass jeweils vier Personen in ein Boot passen würden, also zwei Boote erforderlich seinen. Der Vorschlag findet bei den übrigen Männern Zustimmung, wobei A eine direkte Nachfrage an D richtet.

K möchte wissen, ob alle treten müssen oder nur zwei, äußert aber sonst ihre Zustimmung.

H meint, sie könne sich darauf auch einlassen, es wäre aber schön, wenn es ein angenehmer Sommertag wäre.

L stimmt jetzt auch zu.

I meint, sie hätte so ihre Schwierigkeiten mit dem Tretboot, aber stimmt dann doch zu. Auch die drei Männer können sich auf das Thema einlassen.

Beim Gruppenimaginieren beginnt L wieder mit dem Schildern ihrer Vorstellung. Sie hätte Schwierigkeiten, sich ein Boot vorzustellen, aber den dringenden Wunsch, selbst im Boot zu sein. Jetzt sehe sie, wie sie ins Boot einsteige, auch K komme hinzu. Im zweiten Boot seien I und D zu erkennen.

K hätte gern ein großes Boot, in dem alle sitzen, sieht dann aber auch zwei Boote für je vier Personen. Bei ihr sitzen aber alle Frauen in einem Boot.

I sieht das Ganze jetzt wie ein Farbfoto, das schwarz-weiß entwickelt wurde und dadurch einen Braunstich erhält (Distanz zur Gruppe, aber Abschwächung der Kontraste). In ihrem Bild sind jeweils die Männer aktiv, wobei auch K und H miteinander lustvoll beim Treten konkurrieren würden. Sie sieht sich selbst und L wie zwei Diven mit riesigen Sonnenbrillen, die von den Männern gefahren werden.

H fühlt sich überfordert, da sie nicht die Gruppe sehen könnte. Mit Unterstützung der Therapeutin kann sie ihr graugetöntes Bild näher beschreiben und ihre Einsamkeit mitteilen.

K geht auf ihr Bild und das von I ein. L benennt ihre Schwierigkeit, sich passiv mit einer Sonnenbrille zu sehen. Sie bietet H an, ihr entgegenzukommen, damit sie nicht so alleine sei.

D greift die Idee der aktiven Männer auf, die für die Frauen treten würden. C und B und zwei der Frauen würden sich schon auf dem See befinden, während er noch an der Anlegestelle versuche, mit A und den beiden anderen Frauen ins Boot zu steigen (Widerspiegelung der Situation, dass sich D nur sehr schwer einbringen kann und es dann notgedrungen zu Begegnungen mit A kommt, ohne dass diese von ihm gesucht würden; zeigt sich auch in der KBT und Musiktherapie). Auch B befände sich jetzt schon im

> Boot auf See, er (D) als Verantwortlicher für den Ausflug, steige jetzt als letzter in das zweite Boot (aus Sicht der Therapeutin Sicherheitsbedürfnis hinter der Verantwortungsübernahme, aber auch Signal, dass er nicht zurückbleiben möchte).
> A sieht ebenfalls zwei Boote, eines in einer größeren Entfernung und ein zweites ganz nahe, in dem er sich neben K befindet und vor ihm I und B sitzen.
> L meint, dass sie sich und I jetzt zwei Mal sehen würde – einmal neben K und H und im zweiten Bild als rauchende Diva mit I und B.
> B ist es nicht gelungen, ein eigenes Bild zu entwerfen, er hat das Bild von I übernommen, das er aber allmählich beklemmend empfindet und es wieder verlassen möchte.
> H nähert sich der Gruppe an, kann aber nur K und I am Steg sitzen sehen und das auch nur von hinten.

In der Nachbesprechung bietet die Therapeutin an nachzuspüren, ob beim Bildern verschiedene Impulse auftauchten und wie weit sich diese umsetzen ließen.

> K gefiel das Bild von A besonders, das Boot sei aber zu klein gewesen, da hätten sich schon H, I und L darin befunden. Es falle ihr schwer, sich fahren zu lassen, nicht selbst aktiv zu sein.
> C hatte versucht, aktiv sein Bild zu verändern und die Beziehung zu B hervorzuheben.
> I wollte ihre Distanz überwinden und spürte ihr Bemühen, die Gruppe zu ermutigen. Sie ist versucht, die dunkle Stimmung aus dem Bild von C aufzunehmen, möchte aber lieber die Sonnenbrille behalten.
> H ist traurig, bemüht sich I und K zu nähern, was ihr aber noch nicht gelänge. Die Gruppe greift das auf und tauscht die wechselseitigen Schwierigkeiten aus.
> In der weiteren Nachbesprechung freut sich L, dass ihr Bild so konkret geworden sei und sie sich auf die Gruppen einlassen sowie Anregungen aufnehmen konnte.
> K äußert ihre Skepsis.
> I ist nachdenklich hinsichtlich des Bildes von K und H und deren Begegnung. Dass sie auf so vielen Bildern sichtbar gewesen sei, irritiere sie, das sei im Kontrast zu ihrem Eindruck, dass sie sich eigentlich von der Gruppe nicht oder nur im Negativen gesehen fühle.
> B beschreibt nochmals seine Schwierigkeit, sich anzunähern und das Festhalten am Bild von I, welches ihm aber letztlich für sein inneres Erleben doch nicht genügt habe. H äußert sich erfreut über das Entgegenkommen

> von K, ist aber traurig über ihre Schwierigkeiten, auch andere Gruppenmitglieder konkret zu sehen.
> D beschreibt seine Hemmung, sich einzulassen, besonders den Versuch, bei B Halt zu finden und zu A Distanz zu spüren. Auch sei er positiv angetan von der aktiven Begegnung zwischen K und H, ihn störe seine eigene Passivität.
> B hat weiterhin seine Schwierigkeiten, sich einzulassen und Anregungen von der Gruppe aufzunehmen, gespürt.
> A ist mit seinem Bild zufrieden, erlebt es als gut, in der Gruppe zu sein, mit seiner Position im Mittelpunkt zu stehen. Passiv zu sein, sei zwar angenehm gewesen, aber für ihn nur schwer auszuhalten, die Rolle des Helfenden falle ihm leichter.

Anschließend malt die Gruppe. Auffallend sind dabei die kräftigen Farben von A und L.

> In der Nachbesprechung stehen die zum Teil überhöhten Ansprüche von C an, ein Entgegenkommen und Gesehenwerden in der Gruppe, sein fehlendes Bemühen, sich mit seinen Schwierigkeiten auseinanderzusetzen.
> L fühlt sich plötzlich angegriffen, ist gekränkt und verärgert, dass C nicht wahrnehme, dass sie und andere ihm entgegenkommen würden. Im Verlauf wird auch Frau I ärgerlich und fühlt sich ihrerseits mit ihren Hilfsangeboten nicht gesehen.
> C ist sichtlich berührt, muss weinen, kann sich aber einlassen und seinen Wunsch nach Annäherung in der Gruppe deutlich machen.
> B bestätigt seinen näheren Kontakt zu C ähnlich wie zu seinem Sohn. Gleichzeitig hinterfragt er die Betonung ihrer Beziehung, fühlt sich irgendwie abgeschoben.
> K konfrontiert ihn mit seiner „geistigen Abwesenheit" in den ersten Wochen und findet seine aktuellen Ansprüche überzogen.
> B zieht sich daraufhin zurück, kann sich aber im Verlauf erneut einbringen und auf die Rückmeldung von K Bezug nehmen. Mit Unterstützung der Therapeutin kann er seine Schwierigkeit, aber auch seinen Wunsch nach Kontakt zum Ausdruck bringen.
> A ist zufrieden, da es ihm gelungen ist, im eigenen Bild dabei zu sein und im Bild der anderen nicht im Mittelpunkt zu stehen, was für ihn im Einklang mit seinem Therapieanliegen stehe. Aus dieser Position heraus ist es ihm möglich, auch das nächste Gruppenthema, was jeder selbst tun muss, damit die Gruppe ihm helfen kann, zu formulieren.

In den nächsten Stunden will die Gruppe sich dem Thema „Wie gehe ich mit eigenen Bedürfnissen und Wünschen nach Gesehenwerden und Begegnen um und wie läuft das in der Gruppe" zuwenden.

Die bestehende Rollenverteilung wird hinterfragt. Es finden Neupositionierungen statt und eine latente Konkurrenz wird spürbar. Viel Raum nimmt die Problematik der Nähe-Distanz-Regulierung ein. Neben selbstschädigenden Verhaltensweisen durch negative Projektionen erfolgen deutlichere Kontaktversuche, zum Teil mit Erfüllung regressiver Bedürfnisse und dem Versuch, auch andere Rollen zuzulassen. Zurückhaltende Gruppenmitglieder werden mit ihrem Verhalten konfrontiert und zugleich ermutigt, Neues auszuprobieren, zum Teil ist partnerschaftliches Arbeiten möglich. Dies drückt sich in Themen wie „Die Gruppe zieht gemeinsam in eine Zweitwohnung", „Die Gruppe geht auf den Rummel" und „Die Gruppe pflanzt einen Baum" aus.

Mit dem Abschied aus der tagesklinischen Behandlung tritt die Problematik des Abschieds, der Trennung und damit verbundenen emotionalen Bewegung in den Vordergrund. Es ist ein Wir-Gefühl entstanden, das nochmals die Befriedigung regressiver Bedürfnisse erlaubt. Wertschätzung, aber auch die Bestärkung des Erworbenen und daraus resultierende Fähigkeit zur Veränderung sowie der Neubeginn im Alltag mit einem persönlichen Weg für jeden Einzelnen werden erkennbar.

Die Gruppe wählt das Thema „Die Gruppe auf dem Bahnsteig." Damit verbinden die einzelnen Gruppenmitglieder in der Phase der Themenfindung, Abfahrt, aber auch Ankommen, Traurigkeit und Loslassen, aber auch Freude, etwas Wiederkehrendes im Alltag, aber auch etwas Unangenehmes durch vorgegebene Zeiten, die einzuhalten sind. Es scheint noch vieles offen, ob und wer in welchen Zug einsteigt und ob er abfährt oder ankommt.

> B beginnt. „Ich sehe auf meinem Bild im Vordergrund einen Bahnsteig mit einer Bank und einer Uhr dahinter. Auf der Bank sitzen H, K und I. Ein gerade eingefahrener Zug steht am Bahnsteig. Vor dem Zug sehe ich L, A, C und mich. Am heruntergelassenen Fenster steht B. Wir winken ihm zu.
> Therapeutin: Spüren Sie und die anderen, wie es Ihnen gerade dabei geht?
> B.: Ich merke, dass die Situation mich doch sehr bedrückt und traurig macht.
> A.: Ich sehe jetzt den Bahnsteig von oben. Links und rechts sind die Gleise frei, kein Zug ist da. Ich sehe auf dem Bahnsteig K mit einer Tasche, auch die anderen stehen dabei. Ich habe ein bisschen Angst, dass der Zug kommt.
> L.: Ich sehe jetzt frontal auf das Gleis. Der Zug ist merkwürdig vielköpfig. Auf dem Bahnsteig ist eine Werbefläche, darauf ist ein Sputnik zu sehen, in der Mitte durchsichtig und rechts und links spitz zulaufend.

> Mein Bild fügt sich in das von D irgendwie an. B winkt jetzt traurig, D winkt traurig zurück. Die anderen und ich laufen zur Zugspitze des anderen Zuges. Mich macht das mit B auch traurig, ich hoffe, dass er wiederkommt.
> K.: Ich stehe auf dem Bahnsteig, es ist kalt und laut. Ich habe einen Koffer dabei, sehe deutlich A und K, jetzt ist auch die ganze Gruppe zu sehen.
> Th.: Wie fühlt sich das an, gibt es Impulse?
> C äußert: Ich bin in einem Waggonabteil mit I, K und A. K hat einen Hut auf wie in den 20er Jahren, sie freut sich darüber. Überhaupt ist alles wie in den 20er Jahren, die Lok ist eine Dampflok. Draußen sehe ich H, D und L. Sie warten noch auf B. Er ist noch nicht da, ich weiß auch nicht, wo er bleibt.
> I.: Ich befinde mich auf einem Außenbahnsteig. Links ist kein Zug, rechts steht ein Zug, die Türen sind geöffnet. D, C und B sind schon drinnen, A verabschiedet sich von den anderen Frauen, wobei K überlegt, ob sie einsteigt. Wir steigen nicht geschlossen ein, das ist aber nicht schlimm. Ich steige weiter hinten ein, bin winterlich angezogen, obwohl es Herbst ist. Eine Person, die für mich mal wichtig war, steht im Hintergrund. Es ist wie eine andere Zeitebene, Winter und Herbst wechseln ab – ein komisches Bild.
> H.: Ich sehe jetzt im Vordergrund einen Bahnsteig. K und C sind am offenen Fenster im Zug, davor stehen L und A. Die anderen und ich stehen etwas entfernt.

Therapeutin regt an, was zu fühlen ist, welche Impulse wahrzunehmen sind, wo es Ähnlichkeit oder Unterschiede zu anderen Bildern gibt, und regt an mitzuteilen, wenn sich Veränderungen ergeben.

> C äußert: Ich bin froh, dass ich nicht allein im Abteil bin, freue mich, dass K und I sowie A bei mir sind. Ich finde das Bild trotzdem irgendwie bedrückend. Überhaupt sind alle Bilder bedrückend, ich möchte solch eine Situation eigentlich nicht erleben und weiß doch, dass sie notwendig ist.
> K.: Mein Bild ist jetzt irgendwie starr. Ich stelle mir vor, ich möchte mich im Bild von C bewegen, spüre jetzt seine Traurigkeit. Ich möchte, dass A herunterkommt, ich sehe ihn weiter oben. Ich möchte mich jetzt von allen verabschieden. Wir umarmen uns jetzt alle ohne Worte.

I.: Ich möchte gerne die fremde Person aus dem Bild rausschmeißen, möchte zur Gruppe gehen. ... Gelingt mir irgendwie nicht, ich bin in einer anderen Zeit.
Th.: Was hindert? Vielleicht kann die Gruppe unterstützen?
K.: Ich würde gern zu dir kommen und dich drücken.
I.: Du kennst mich doch gar nicht richtig.
Th.: Idee, was helfen könnte?
I.: Ich komme einfach nicht raus aus der Vergangenheit, deshalb kann die Gruppe nicht helfen. Die Gruppe kennt mich nicht.
Th.: Vielleicht gibt es doch eine Verbindung zur Vergangenheit?
K.: Mein Bild verändert sich gerade, ich habe das Bedürfnis, mich von jedem zu verabschieden, mache das gerade und spüre doch, wie traurig ich bin.
L.: Mein Bild hat sich verändert. B hat das Fenster heruntergezogen, streckt die Hand raus. Die Gruppe läuft nach rechts und schaut nach links. Sie hält sich an den Händen, ich komme im Sturmschritt hinzu und gucke gleichzeitig zu B.
A sieht jetzt auf dem rechten Gleis einen Zug, der ist ähnlich wie der von K. „Wir stehen auf dem Bahnsteig, B jetzt auch, allerdings ein Stück weiter hinten."
H.: Gruppe hat sich jetzt allmählich zusammengeschlossen. Jetzt winken wir C und K zu, die als erste fortfahren. Im ersten Bild habe ich mich distanziert gefühlt, jetzt habe ich ein Verbindungsgefühl, es ist angenehmer.
C äußert: Ich stehe im Zug, bin allein im Abteil und gucke aus dem Fenster. Draußen ist eine junge Frau im Wintermantel. Es ist I, dahinter steht jemand. Ich habe das Bedürfnis, was zu tun, weiß aber nicht was. Der Zug fährt gleich ab.
Th.: Was gibt es für Möglichkeiten?
C.: Weiß nicht recht. Die Person hinter I ist irgendwie bedrohlich, ich weise die anderen darauf hin, sich um I zu kümmern.

In der Nachbesprechung fragt L sofort I, wie es ihr ginge. I äußert: „Habe nicht gedacht, dass diese Person jetzt auftaucht, habe verzweifelt versucht, davon wegzukommen. Tut mir leid, dass ich eure Angebote nicht annehmen konnte, besonders das von K."
K.: Ich habe die Traurigkeit sehr stark gespürt, zum Schluss aber die ganze Gruppe gesehen. Die Traurigkeit und die Tränen, die mir gekommen sind, waren aber gut so.
A.: Ich habe gemerkt, dass ich mir Abschied vorstellen kann, aber ich habe mich noch nicht richtig darauf einlassen können.

> C.: Ich habe Gefühl von Kälte und Bedrohung empfunden, hatte dabei Eindruck, was tun zu müssen, fühlte mich zu passiv, unruhig, weil der Zug gleich losfahren sollte. Gefühl, wenn ich es jetzt nicht tue, ist es zu spät. Die Trauer war aber dann weniger.
> I.: Ich merke jetzt, dass ich – abgesehen von dem Auftauchen der Person – in meinem Bild das Abschiednehmen sehr angenehm empfand. Jeder Einzelne stieg ein, hatte sich für einen unterschiedlichen, aber doch ähnlichen Weg entschieden. Jeder hat sich überlegt, ob er in diesen Zug wollte oder nicht – das fand ich positiv. Irgendwie ließ es einem die Wahl und doch war ich verbunden mit den anderen.
> C.: Ich war im Bild geborgen, weil ich mich nicht von allen verabschieden musste. K, I und A waren noch bei mir.
> L.: Mit dem Gedanken des Verabschiedens hatte ich mich vorher noch nicht richtig befasst, aber es ist ja Blödsinn, mit der Gruppe gemeinsam in die Zukunft gehen zu wollen. Als ich das spürte, wurde ich sehr traurig.
> K.: Am Anfang fühlte ich mich starr, habe mich nicht bewegt, dann merkte ich, dass ich mich doch verabschieden will, habe A runtergeholt, um mich zu verabschieden. Dann habe ich die ganze Gruppe wahrgenommen und mir ist klar geworden, dass ich mich von jedem verabschieden will.

Zusammenfassend ist der Gruppenverlauf als günstig einzuschätzen. Die Gruppe konnte sich in den zunächst geführten regressiven Prozess in ihren Bildern einlassen und über ihre Bilder sich mitteilen. Zunehmend deutlicher und differenzierter waren die Wahrnehmungen der eigenen Bedürfnisse, der Erwartungen an die anderen und sich den anderen emotional mitzuteilen. Nach der anfänglichen Abhängigkeit von Vorgaben der Therapeutin oder einzelner Gruppenmitglieder gab es zunächst harmonisierende und integrierende Bestrebungen bei der Themenfindung, später waren auch Auseinandersetzungen in der Gruppe bei konkurrierenden individuellen und Gruppenbedürfnissen möglich, wobei unterschiedliche Lösungswege in Betracht gezogen wurden. Die Positionen wurden im Verlauf auch flexibler gestaltet. In der Gruppe kam es vermehrt zu Kontaktwünschen und Begegnungen. Die Gruppe übernahm eine stützende Funktion, die neben der teilweisen Befriedigung von regressiven Wünschen und Bedürfnissen auch eine Stabilisierung des Einzelnen sowie Bearbeitung der eigenen Problematik ermöglichte. Die partiellen strukturellen Defizite wurden wesentlich geringer. Der Zugang zu emotionalem Erleben und zu flexiblerer Rollengestaltung wuchs deutlich. Der Konflikt zwischen Abhängigkeit und Autonomie machte auch beim Scheitern an überhöhten Idealvorstellungen deutlich, wodurch die Angst vor Nähe entstand, weshalb starke Kontrollbedürfnisse und Abgrenzungstendenzen auftraten. Passive Erwartungshaltungen hinsichtlich Erfüllung symbiotischer Wünsche konnten ebenso bearbeitet werden wie narzisstische Reaktionen mit Selbstüberhöhung sowie Rationalisierungstendenzen, um das strukturelle Defizit und die hilflose Bedürftigkeit abzuwehren. Der Zugang und die Integration emotionaler Bedürfnisse und das Einlassen auf Kontakt, Zuwendung und Abgrenzung wurden zunehmend möglich.

Gerade in dieser anfangs sehr schwierigen Gruppe konnte über die imaginativen Symbolkonstellationen ein differenzierter Bearbeitungsprozess stattfinden, der allerdings hier nur kursorisch dargestellt werden konnte.

12. Zur Ausbildung, Fortbildung und Weiterbildung mit der KIP

Ulrich Bahrke, Erdmuthe Fikentscher, Heinz Hennig, Wolfram Rosendahl

12.1 Vorbemerkungen

Als psychodynamisches Verfahren versteht sich die KIP tiefenpsychologischem Vorgehen verpflichtet und in ihrem Konzept psychoanalytisch orientiert.
Im psychodynamischen Prozess der KIP kann die gesamte Bandbreite der bis heute bekannten analytischen Therapiekonzepte genutzt werden.
Die KIP arbeitet mit vom Therapeuten angeregten und begleiteten Imaginationen, in denen sich sowohl bewusste als auch unbewusste Konflikte, Abwehrstrukturen, Motive und Selbstanteile symbolisch darstellen. Der Therapeut kann diese Symbolisierungen und deren weiterführende Assoziationen durch den Patienten im Kontext der Anamnese, der aktuellen Situation und der Übertragungsbeziehung in vielfältiger Weise diagnostisch und therapeutisch nutzen.
Die Katathym Imaginative Psychotherapie hat einen breiten Indikationsbereich. Sie kann zur Krisenintervention bei reaktiven Störungen aber auch als tiefenpsychologische Kurz- und Langzeittherapie von neurotischen Störungen bei Erwachsenen, Kindern und Jugendlichen Anwendung finden, ebenso zur Ich-Stärkung und Strukturförderung bei strukturellen Störungen: Die KIP erlaubt mit Hilfe der Symbolisierung den Brückenschlag von den Körperempfindungen hin zu den Emotionen und öffnet so den Zugang zu den so genannten alexithymen Patienten.
Die Aus- und Weiterbildung zum Therapeuten für KIP richtet sich an psychotherapeutisch vorgebildete und interessierte Ärzte aller Fachrichtungen, klinisch tätige Diplompsychologen, Psychologische Psychotherapeuten, Psychoanalytiker und Kinder- und Jugendpsychotherapeuten.
Die didaktische Gliederung der KIP in Grundstufe, Mittelstufe und Oberstufe mit jeweils spezifischen Standardmotiven, therapeutischen Techniken und Interventionsformen bildet die Grundlage für ein curriculär aufgebautes System von Intensivseminaren, an dessen Abschluss nach einem erfolgreich absolvierten Kolloquium die Anerkennung als Therapeut für KIP steht.

Als Ergänzung zu den Intensivseminaren werden Theorie-Seminare angeboten, die KIP-spezifische Kenntnisse, aber auch solche in tiefenpsychologischer Neurosenlehre, Psychosomatik und der Behandlung spezifischer Störungsformen mit der KIP ect. vermitteln.

Für bereits erfahrene und weitgehend ausgebildete Psychotherapeuten werden Sonderseminare und Zusatzqualifikationen angeboten, die sich vorrangig mit Modifikation der KIP bei bestimmten Patientengruppen bzw. Fragen der Kombination von Imaginationen und anderen Therapieverfahren beschäftigen. Hiermit soll insbesondere integratives Denken und multimodales Vorgehen bei psychotherapeutischen Interventionen gefördert werden.

Die KIP ist im Rahmen tiefenpsychologisch fundierter Psychotherapie im Einzel- und Gruppensetting als Zusatzverfahren nach den Psychotherapierichtlinien in Deutschland kassenabrechnungsfähig.

Die Bundesärztekammer hat die KIP für die Bereichsbezeichnung „Psychotherapie" als eines der Wahlverfahren anerkannt. Wir gehen davon aus, dass die nunmehr gegründete Bundespsychotherapeutenkammer ähnlich verfahren wird.

Die Arbeitsgemeinschaft für Katathymes Bilderleben (Göttingen) und die Mitteldeutsche Gesellschaft für Katathymes Bilderleben (Halle) erkennen die erworbenen Weiterbildungsbestandteile wechselseitig an, sofern die Mindeststundenzahlen nachgewiesen werden können.

Die Anerkennung zum Psychotherapeuten für die KIP hat in den vergangenen Jahren in den europäischen Gesellschaften, die sich in der Internationalen Gesellschaft für Katathym Imaginative Psychotherapie zusammengeschlossen haben, unterschiedliche Dikussionen ausgelöst. Das hat zumindest in der Deutschen Gesellschaft für KIP (DGKIP), der kooperative Dachverband der AGKB und MGKB, zu Kompatibilität der jeweiligen curricularen Vorgaben geführt. Gleichwohl sind im europäischen Raum weiterhin unterschiedliche Vorstellungen in der Diskussion.

12.2 Das Curriculum der MGKB zum Erwerb der Anerkennung als KIP-Therapeut

12.2.1 Gesamtüberblick

12.2.1.1 Theoretische Ausbildung

Die theoretische Ausbildung erfolgt auf der Grundlage tiefenpsychologischer/psychoanalytischer Kenntnisse, die in der Regel mit der Weiterbildung zum Facharzt für Psychotherapeutische Medizin, im Zusammenhang mit der

Weiterbildung zu den Bereichsbezeichnungen „Psychotherapie" und „Psychoanalyse" bzw. mit der Ausbildung zum Psychologischen Psychotherapeuten erworben werden.

KIP-spezifische Theorieseminare finden in der Regel während des jährlichen zentralen Weiterbildungsseminars statt. Es wird empfohlen, neben den Intensivseminaren an diesen Theorieseminaren teilzunehmen, um so KIP-spezifische Kenntnisse bei der Indikationsstellung und Behandlungsplanung zu erwerben sowie die therapeutischen Techniken und Interventionsstrategien auf imaginativer Ebene kennenzulernen. Ferner sollen spezifische Kenntnisse zur Symbolik und Traumlehre vermittelt werden.

Dringend erwartet wird die Teilnahme am Theorieseminar zur Grundstufe, am Theorieseminar zur Mittelstufe sowie die Teilnahme am Theorieseminar zum Zentralen Beziehungskonfliktthema im Zusammenhang mit der Teilnahme am Oberstufenkurs II (C3).

Darüber hinaus wird davon ausgegangen, dass der KIP-Therapeut sich bis zum Kolloquium die erforderlichen theoretischen Kenntnisse aus der einschlägigen Literatur zum Thema KIP im weitesten Sinne angeeignet hat.

12.2.1.2 Abfolge der Intensivseminare

Grundkurs I (A1)
Dieses Seminar gibt eine Einführung in die KIP. Die vielfältigen Möglichkeiten der katathym-imaginativen Erlebnis- und Symbolwelt werden in praktischen Übungen erfahrbar. Die theoretischen Grundzüge der KIP als Form tiefenpsychologisch fundierter Psychotherapie werden dabei ergänzend vermittelt (siehe Theorieseminar zur Grundstufe).

Grundkurs II (B1)
In diesem Seminar werden die Standardmotive der Grundstufe sowie die zugehörigen Interventionstechniken erarbeitet. Dabei wird Wert darauf gelegt, dass jeder Teilnehmer in der Kleingruppe die Motive selbst erlebt und sich in der begleitenden Therapeutenrolle einübt.

Theorieseminar zur Grundstufe

> Es wird erwartet im Zusammenhang mit dem Grundkurs I oder Grundkurs II dieses Kompaktseminar zur theoretischen Einführung in die KIP als einem tiefenpsychologisch fundierten Psychotherapieverfahren zu besuchen. Hierbei werden die tiefenpsychologischen Grundbegriffe vermittelt und hinsichtlich der KIP spezifiziert dargestellt.

Kandidatengespräch

Mittelstufe I (B2)
Intensivseminar zum methodischen Vorgehen und zu den Standardmotiven der Mittelstufe der KIP. Diese beinhalten die Einführung konfliktfokussierender Motive. Das Einüben assoziativen Vorgehens und der „Symbolkonfrontation" bereichern die behandlungstechnischen Möglichkeiten des zukünftigen KIP-Therapeuten.

Mittelstufe II (C1)
In diesem Intensivseminar steht das vertiefte Einüben der Mittelstufentechniken und -motive im Mittelpunkt. Einen besonderen Schwerpunkt bildet die Bearbeitung von Übertragungs- und Gegenübertragungsphänomenen in der KIP. Dabei werden die Tagträume der Teilnehmer anhand von Gegenübertragungsphantasien analysiert und Gegenübertragungswiderstände verdeutlicht.

Theorieseminar zur Mittelstufe

> Es wird erwartet im Zusammenhang mit dem Mittelstufenkurs I oder II dieses Seminar zu den behandlungstechnischen Erweiterungen der Mittelstufe, insbesondere zum Konflikt, zur Abwehr, dem fokalen und assoziativen Vorgehen sowie zur Übertragungs- und Gegenübertragungsdynamik zu besuchen.

Oberstufe I (C2)
Dieses Intensivseminar ermöglicht fortgeschrittenen Teilnehmern den Umgang mit stärker verdrängten biographischen, aber auch überindividuellen Aspekten, was durch die Motive der Oberstufe angeregt wird. Besondere Aufmerksamkeit wird den Interaktionen und intrapsychischen Prozessen gewidmet, die der Selbstkohärenz des Patienten dienlich sind oder sie schwächen.

Theorieseminar zum Zentralen Beziehungskonfliktthema

> Um auf einen vergleichbaren Stand an theoretischem Wissen aufbauen zu können, wird der Besuch des vorbereitenden Theorieseminars zum Konzept des ZBKT dringend empfohlen.

Oberstufe II (C3)
Innerhalb dieses Intensivseminars werden in besonderem Maße freie Assoziationen und solche Bearbeitungsprozesse genutzt, die als Übergang zur analy-

tischen Psychotherapie mit Imaginationen wesentlich sind. Im Mittelpunkt des Tagtraumgeschehens steht intensive Beziehungsarbeit mit der Herausarbeitung des Zentralen Beziehungskonfliktthemas (ZBKT).

Kandidatengespräch

Die Teilnahme am Mittelstufenkurs I hat ein absolviertes Kandidatengespräch zur Voraussetzung. Ggf. kann das Kandidatengespräch auch während oder nach dem Mittelstufenkurs I erfolgen. Es wird in der Regel mit den Dozenten geführt, die den Betreffenden aus dem Grundkurs I bzw. Grundkurs II kennen.
Im Kandidatengespräch wird der Ausbildungskandidat gebeten, seine persönliche und berufliche Entwicklung in knapper Form darzustellen. Es wird über seine beruflichen Ziele gesprochen und ihm können Hinweise und Auflagen für die Gestaltung seiner psychotherapeutischen Aus- und Weiterbildung gegeben werden. Im Ergebnis des Gespräches wird die Empfehlung zur Ausbildung zum KIP-Therapeuten ausgesprochen.

(Anmerkung: Für das Basiscurriculum ist ein Kandidatengespräch nicht erforderlich. Sollte ein Kandidat nach dem Basiscurriculum die Ausbildung zum KIP-Therapeuten anstreben, ist das Kandidatengespräch jedoch dafür Voraussetzung und nachzuholen.)

12.2.1.3 Selbsterfahrung

Zur Gesamtausbildung zum KIP-Therapeuten werden mindestens 70 Stunden methodenspezifische Selbsterfahrung, davon 20 Stunden obligatorisch als KIP-Gruppenselbsterfahrung vorausgesetzt.
Die Kandidatin/der Kandidat wendet sich dazu bitte an einen Dozenten/Dozentin bzw. Lehrtherapeuten/Lehrtherapeutin.
Die Selbsterfahrung sollte nach dem Grundkurs II begonnen haben.

12.2.1.4 Supervision

Erwartet werden 100 Stunden Einzel- und/oder Gruppensupervision, davon mindestens 50 Stunden als Einzelsupervision. Die mit der KIP behandelten Fälle sollen insgesamt mindestens 200 Behandlungsstunden umfassen. Dabei sind sowohl eine Kurz- als auch eine Langzeittherapie nachzu-

weisen, zwei Fälle sollten mindestens 50 Stunden Behandlungszeit umfassen.
Die Verantwortung für den Zeitpunkt des Beginns von KIP-Behandlungen - in der Regel nach dem Grundkurs II - hat der gewählte Supervisor.

12.2.1.5 Therapeutenkolloquium

Das Therapeutenkolloquium dient im Rahmen eines Gespräches zweier Dozenten der MGKB mit dem Kandidaten der Prüfung des erworbenen Wissens, der praktischen Fertigkeiten und der therapeutischen Handlungsmöglichkeiten in der tiefenpsychologisch fundierten Psychotherapie mit der KIP.
Grundlage des Gesprächs bildet die schriftliche Darstellung eines Behandlungsberichtes mit folgender Abfolge:

1. Spontanangaben des Patienten zu seinen Beschwerden und Symptomen am Beginn der Behandlung
2. Darstellung der lebensgeschichtlichen Entwicklung und Krankheitsanamnese
   a) Familienanamnese
   b) körperliche Entwicklung
   c) psychische Entwicklung
   d) soziale Entwicklung mit besonderer Berücksichtigung der familiären und beruflichen Situation, des Bildungsganges und der Krisen in phasentypischen Schwellensituationen.
   (Bereits früher durchgeführte psychotherapeutische Behandlungen und möglichst alle wesentlichen Erkrankungen, die ärztlicher Behandlung bedurften, sollen erwähnt werden).
3. Psychischer Befund
   a) emotionaler Kontakt, Intelligenzleistungen und Differenziertheit der Persönlichkeit, Einsichtsfähigkeit, Krankheitseinsicht, Motivation des Patienten zur Psychotherapie.
   b) bevorzugte Abwehrmechanismen, ggf. Art und Umfang der infantilen Fixierungen, Persönlichkeitsstruktur,
   c) psychopathologischer Befund (z. B. Bewusstseinsstörungen; Störungen der Stimmungslage, der Affektivität und der mnestischen Funktionen; Wahnsymptomatik, suicidale Tendenzen).
4. Eventuell chronifizierende Faktoren
5. Psychodynamik der neurotischen Erkrankung

Darstellung der neurotischen Entwicklung und des intrapsychischen neurotischen Konfliktes mit der daraus folgenden Symptombildung. (Zeitpunkt des Auftretens der Symptome und auslösende Faktoren im Zusammenhang mit der Psychodynamik, auch der interpersonellen Dynamik, sind zu beschreiben.) Bei strukturellen Störungen sind die Strukturdefizite zu beschreiben und ist ein davon abgesetztes, aktuell wirksames Krankheitsgeschehen in seiner Psychodynamik darzustellen.

6. Diagnose (ICD-10)
7. Behandlungsplan und Zielsetzung der Therapie
8. Darstellung der Behandlungsschritte und Abfolge der Therapie unter Einbeziehung der Symbolinterpretation und des Übertragungs-Gegenübertragungsgeschehens
9. Therapieergebnis

12.2.2 Basiscurriculum

Das Basiscurriculum umfasst 100 Stunden:

- die ersten 4 Intensivseminare
- 20 Stunden Supervision mit der Vorstellung von zwei Behandlungsfällen

Das Basiscurriculum

- wird bei der ärztlichen Weiterbildung zur Bereichsbezeichnung „Psychotherapie" als Zweitverfahren anerkannt
- kann als Ausbildungsbestandteil der tiefenpsychologischen und psychoanalytischen Fort- und Weiterbildung genutzt werden
- bildet die Grundlage für von der MGKB angebotene Zusatzqualifikationen, z.B. in der Traumaarbeit oder unter störungsspezifischem Ansatz, z.B. in der Weiterbildung in imaginativer Körper-Psychotherapie (siehe Zusatzqualifikationen)

Das Basiscurriculum kann seine Fortführung in der Ausbildung zum KIP-Therapeuten finden.

12.2.3 Zusatzqualifikationen/Sonderseminare

Zusatzqualifikationen können nach Abschluss des Basiscurriculums erworben werden.

Sie sollen ein störungsspezifisches Vorgehen bei speziellen Erkrankungen ermöglichen.
Bislang sind folgende Zusatzqualifikationen konzipiert:

- Psychotraumatherapie mit der KIP
- Imaginative Körper-Psychotherapie als spezielle Anwendungsform Katathym-imaginativer Psychotherapie für somatisch Kranke

Weitere Zusatzqualifikationen unter störungsspezifischem Ansatz zu Schmerz-, Essstörungen u.a. werden entwickelt.
Für bereits erfahrene und weitgehend ausgebildete Psychotherapeuten werden Sonderseminare angeboten, die sich vorrangig mit Modifikationen der Katathym-imaginativen Psychotherapie bei bestimmten Patientengruppen bzw. mit Fragen der Kombinationen von Imaginationen und anderen Therapieverfahren beschäftigen.

Konkrete Angebote entnehmen Sie bitte dem jährlichen Programmheft des Zentralen Weiterbildungsseminars der MGKB.

12.2.4 KIP für ausgebildete Psychoanalytiker

Aufgrund der guten Kompatibilität wird ausgebildeten Psychoanalytikern zur Erweiterung ihres methodischen Spektrums ein Vertrautwerden mit den Möglichkeiten der Katathym-imaginativen Psychotherapie empfohlen.

Dies sollte erfolgen über:

- das Basiscurriculum
- 50 Stunden methodenspezifische Einzelselbsterfahrung sowie die
- Teilnahme an einem 20-stündigen Kurs der Gruppenselbsterfahrung mit der KIP

Einzelheiten zur Ausbildung sind über folgende Anschrift zu erfahren:
Mitteldeutsche Gesellschaft für Katathymes Bilderleben und imaginative Verfahren in der Psychotherapie und Psychologie (MGKB e.V.)
Neuwerk 10
06108 Halle
E-Mail: mgkb.ev@t-online.de
Internet: www.mgkb.org – www.mgkb.net

13. Der brave Soldat Schwejk, Don Quijote de la Mancha und der Elefant*
(Zur Geschichte der Katathym-imaginativen Psychotherapie im Osten Deutschlands)

Heinz Hennig

13.1 Vorbemerkungen

Diese Gedanken betreffen die Geschichte der Mitteldeutschen Gesellschaft für Katathymes Bilderleben und imaginative Verfahren in der Psychotherapie und Psychologie e.V. Halle (MGKB); sie ist eng verbunden mit mehr als dreißig Jahren meines Lebens und den Begegnungen mit Hanscarl Leuner.

Meine Absicht, eine nüchterne Entwicklungsgeschichte der MGKB und damit der Etablierung einer tiefenpsychologisch fundierten, psychoanalytisch orientierten Methode, nämlich des Katathymen Bilderlebens (KB) bzw. der Katathym-imaginativen Psychotherapie (KIP) im Osten Deutschlands vorzutragen, habe ich alsbald fallen gelassen. Die Erinnerungen an viele Einzelheiten, Personen und Erlebnisse, haben eine Fülle von Bildern und Assoziationen ausgelöst, die mit vielfältigen Gefühlsbesetzungen verbunden sind. Auf diese möchte ich hier nicht verzichten, zumal unsere Geschichte eng mit den Lebensumständen im zunächst geteilten und später im wiedervereinigten Deutschland verbunden ist. In so manchen schriftlichen Kontakten und Begegnungen spiegelten sich bis heute erstaunlich klar die jeweiligen deutsch-deutschen Befindlichkeiten wider.

Alle meine Erinnerungen sind in irgendeiner Weise mit Hanscarl Leuner verbunden. Seine Texte waren stets Grundlagen für unseren Umgang mit therapeutischen Tagträumen, seine oft unkonventionellen Anregungen für unsere nicht immer komplikationslose Arbeit in der DDR von unschätzbarem stabilisierenden Wert.

---

*Festvortrag auf dem Internationalen Kongress 50 Jahre KIP "Vom experimentellen Tagtraum zur tiefenpsychologischen Psychotherapie mit Imaginationen" v. 11.-13.06.2004 in Göttingen

13.2 Eine Schwejkiade oder Etablierung des Katathymen Bilderlebens in der Welt des „realen Sozialismus"

Wie in autoritären Regimen üblich, waren auch in der DDR der 60er und 70er Jahre des vorigen Jahrhunderts hinterfragende Methoden, erst recht solche psychoanalytischer Orientierung, nicht erwünscht oder zumindest wurden sie nicht besonders gefördert. Zunächst gerade noch geduldet waren gruppenpsychotherapeutische intendiert-dynamische Verfahren (z. B. Höck, 1976), die sich sowohl mit Ausbildungsangeboten und vorrangig in der klinischen Versorgung rasch ausbreiteten (vgl. Bernhardt, H. und R. Lockert, 2000). Gefragt und gefördert wurden Verfahren, die nach Meinung der Obrigkeit Anpassung und Ideologiegläubigkeit förderten, das waren seinerzeit in erster Linie die von Pawlow hergeleitete Verhaltenstherapie und Suggestivverfahren. Diese Methoden verdankten ihr staatliches Wohlwollen den für sie meist positiven Beurteilungen in der sowjetischen Fachliteratur sowie ihrer nach Meinung der Parteiideologen hinreichenden Kompatibilität mit dem marxistisch-leninistischen Menschenbild.

Als Studenten und junge Assistenten verschlangen wir demgegenüber in den Institutsbibliotheken die vorhandene psychoanalytische Literatur, vielleicht sogar in größerem Ausmaß als unsere Kommilitonen in der alten BRD, die Besuche in Berlin oder der DDR zu unserer Verwunderung oft darauf verwendeten, größere Vorräte marxistischer Literatur in den Buchhandlungen aufzukaufen. In dieser Zeit las ich erstmals einen Artikel von Leuner zur Symbolkonfrontation im „Schweizer Archiv für Neurologie und Psychiatrie" (1955), der die Anfänge des KB beschrieb – und dieses Thema ließ mich nicht mehr los.

Es galt also, in dieser sowohl gesellschaftspolitisch als auch fachpolitisch brisanten Situation eine tiefenpsychologisch fundierte Psychotherapiemethode zu etablieren, die einerseits Möglichkeiten zur Einführung psychoanalytischen Gedankengutes in die psychotherapeutische Ausbildung und Patientenversorgung als Einzeltherapie ermöglichte, andererseits aber überhaupt nicht in das staatlich verordnete Ideologiekonzept passte.

Metaphorisch sei hier eine Imaginationsszene entfaltet, die mir seinerzeit Mut gemacht hat: Der brave Soldat Schwejk, der Antiheld des tschechischen Autors Jaroslav Hasek (1969), gibt auf seine Weise das hohle Pathos und die lügenhaften Phrasen der KuK-Propaganda beim Ausbruch des 1. Weltkrieges der Lächerlichkeit preis, indem er augenzwinkernd und raffiniert zugleich die Sinnlosigkeit eines Krieges karikiert.

Schwejk erhielt die Aufforderung, sich zur Musterungsuntersuchung in Prag bei Ausbruch des 1. Weltkrieges zu melden – ich zitiere nun Lada (1961), der eine Kurzform der Geschichte in Bildern herausgegeben hat: „Er kaufte sich ein Rekrutensträußchen und eine Militärmütze mit Kokarde. Und in einem geborgten Rollstuhl schob ihn die geplagte Frau Müller durch die Prager Straßen zur Musterung. Schwejk winkte mit den Krücken und schrie: „Auf nach Belgrad ... nieder mit den Serben ... es lebe der Kaiser Franz Josef ... .'' Ein Menschenauflauf folgte ihm, die Polizisten salutierten.'' Die Einschätzung dieses Verhaltens durch die Musterungskommission, der sich Schwejk zwecks Einberufung stellen musste, lautete: „Superarbitriert wegen Blödheit", was meiner eigenen Angstbewältigung kolossal zugute kam. Auf solche Weise gerüstet begann ich gemeinsam mit neugierigen und engagierten jüngeren Assistenten und mit der Tolerierung des damaligen Direktors der Universitätsnervenklinik in Halle, Professor Rennert, die seinerzeit bekannten Publikationen zum KB aufzuarbeiten. Dabei erweiterten wir systematisch unsere theoretischen psychoanalytischen Kenntnisse und versuchten, das uns im Rahmen unserer Ausbildungen vermittelte psychodynamische Wissen mit dem KB zu verbinden. Unser Ziel war, insbesondere das Individuum in das Zentrum psychotherapeutischen Denkens zu stellen, vermehrt tiefenpsychologische Konzepte zu verinnerlichen und allmählich analytischen Umgang mit psychischem Material zu erlernen. Dabei setzten wir von Beginn an auf konsequente Beziehungsarbeit. Das von Leuner (1969) zumindest in früheren Arbeiten angeführte Prinzip der Vermeidung der Übertragungsneurose haben wir späterhin nicht mehr übernommen (Hennig, 1980).

Das Jahrzehnt zwischen 1970 und 1980 hatten wir mit intensiver Selbsterfahrung und klinisch psychotherapeutischer Arbeit durch jene kleine Gruppe von Psychologen und Ärzten an der hallischen Universitätsnervenklinik gefüllt. Übrigens war Erdmuthe Fikentscher eine der ersten, die sich bedingungslos in diese Arbeit gestürzt hat und mit mir bis heute den Weg geht. Die kleine Arbeitsgruppe entwickelte sich rasch über die Universität Halle hinaus, blieb jedoch zunächst eine recht informelle Vereinigung, die offiziell nicht zur Kenntnis genommen, aber immerhin doch aufmerksam beobachtet wurde. Die systematische Erweiterung des Arbeitskreises erfolgte über eine Vielzahl von Interessentengruppen in fast allen Bezirken der DDR und in Berlin, so dass der Kreis derjenigen Psychotherapeuten, die sich intensiver mit dem KB zu beschäftigen begannen, schließlich den weitaus größten Teil der Berufsgruppe umfasste (Hennig/Fikentscher, 1993). In diesem Zeitraum entstanden nach entsprechenden klinischen Erfahrungen erste Publikationen (übrigens auch in westdeutschen Zeitschriften), das KB wurde zunächst vorsichtigerweise als Imaginationstherapie umschrieben.

Die bisher lediglich über den Austausch von schriftlichen Informationen bzw. Publikationen laufenden Kontakte mit Hanscarl Leuner mündeten 1980 in einer ersten persönlichen Begegnung, aus der sich eine freundschaftliche Beziehung entwickelte, die bis zu seinem Tod anhielt. Die ersten Kontakte mit Leuner wurden über Österreich geknüpft, ich bin bis heute meinem Freund Prof.

Walter Pieringer in Graz sowie den Kollegen Prof. Barolin, Prof. Lang und Dr. Bartl für vielerlei Hilfen zu Dank verpflichtet. Mit den hier gewonnenen Erfahrungen konnte allmählich ein systematisches Ausbildungskonzept erarbeitet werden, das eigene Psychotherapieerfahrungen in der DDR berücksichtigte, dennoch aber auch dem Curriculum in der BRD weitgehend kompatibel war. Dabei entstand aus dem sich permanent erweiternden Interessentenkreis eine intensiv mit dem KB arbeitende Kerngruppe, die den Stamm der Dozentenschaft bis heute bildet.

All dies geschah zunächst unter weitgehendem Ausschluss der Öffentlichkeit, auch der Fachgremien, d.h. es gab bis dahin noch keine offiziellen Zusammenkünfte und keine Organisationsformen. Die eher informellen Treffen fanden zunächst stets in Kliniken oder Einrichtungen des Gesundheitswesens statt, durch die im Umfeld von Krankenbehandlung und Psychiatrie angesiedelte Thematik fühlten wir uns hinreichend geschützt. Auch akademisch (z. B. in der halleschen Universitätsnervenklinik) ist die Einbettung des KB in die Psychotherapie- bzw. Psychiatrieforschung von mir sorgfältig beachtet worden, weil Angriffe von dieser Seite unser Projekt erheblich gefährdet hätten. Das Ideenprojekt war: Die Gründung einer eigenen Sektion innerhalb der damaligen Gesellschaft für ärztliche Psychotherapie der DDR, GäP (der späteren Gesellschaft für Psychotherapie, Psychosomatik und Medizinische Psychologie, GPPMP).

Hierfür war Öffentlichkeitsarbeit notwendig. Die bisher in den 70er Jahren in der DDR erschienenen Publikationen umschrieben das Symboldrama durchweg als Imaginationsverfahren und vermieden die Bezeichnung „KB". 1982 gelang es mir nach einigen Verhandlungen einen ersten zusammenfassenden Aufsatz in der Zeitschrift „Psychiatrie, Neurologie und Medizinische Psychologie zu" publizieren. Diese Zeitschrift erschien bei Hirzel in Leipzig und präsentierte sich als „Organ der Gesellschaft für Psychiatrie und Neurologie und der Gesellschaft für ärztliche Psychotherapie der DDR." Diese Arbeit hatte ich 1980 eingereicht, sie lag demnach 2 Jahre in der Redaktion. Sie war insofern ein Durchbruch, weil der Terminus „Katathymes Bilderleben" erstmals in einer offiziellen Publikation in der DDR mit dem Hinweis verbunden war, dass es sich hier um ein von Leuner (westdeutscher Autor!) entwickeltes Psychotherapieverfahren handelt, das „nach tiefenpsychologischen Gesichtspunkten strukturiert und damit psychoanalytischen Theorien verpflichtet" ist (Hennig, 1992). Erstmalig bekannte sich damit in der DDR eine Psychotherapiemethode öffentlich zum Konzept der Psychoanalyse. Auch dies war unsere Absicht: Über das KB psychoanalytisches Grundlagenwissen, überhaupt analytische Beziehungsarbeit in die Ausbildung von Psychotherapeuten zu transportieren.

Dennoch scheiterten meine ersten Anträge an den Vorstand der GäP um die Aufnahme in diese Gesellschaft und Gründung einer eigenständigen Sektion (übrigens nicht nur wegen unserer wenig in die offizielle Staatsdoktrien passenden Identifikation mit tiefenpsychologischem Denken, sondern zunehmend nunmehr auch wegen aufkeimenden Rivalitätsagierens und mancherlei Verunsicherungen von Fachfunktionären).

Die Schwejkiade musste weitergehen: Obwohl wir doch durch die Einführung einer recht effektiven Psychotherapiemethode das sozialistische Gesundheitswesen stärkten, war es nicht leicht, in der genannten Gesellschaft Partner zu finden. Schließlich war der Vorstand der Sektion Autogenes Training und Hypnose nach meinem Angebot, eine gemeinsame Selbsterfahrungswoche im Schloss Reinhardsbrunn durchzuführen, bereit, uns zunächst als Arbeitsgruppe, später als relativ selbständige Arbeitsgemeinschaft in ihren Reihen zu akzeptieren, v.a. uns als Vertreter eines eigenständigen Verfahrens anzunehmen, dass gemäß unserer Konzeption mit Hypnose nur sehr wenig gemeinsam hat. Hierzu existieren die entsprechenden Protokolle der Arbeitssitzungen von 1984, die sowohl Aussagen zur Planung als auch zu Ergebnissen dieser Selbsterfahrungswoche ergeben. Die Arbeitsgemeinschaft wurde dann 1985 von der GäP offiziell anerkannt und nannte sich „AGKB (DDR)." Die Parallele im Namen zur AGKB (Göttingen) war beabsichtigt, zumal im damaligen Vorstand der GäP kaum jemand diese Bezeichnung kannte. Nach diesem Ereignis weiteten sich die Ausbildungskurse in der gesamten DDR deutlich aus (v.a. in den südlichen Bezirken von Halle, Leipzig, Dresden, Erfurt, Suhl, aber auch um Berlin), ein fester Dozentenstab wurde etabliert und eine curricular strukturierte Ausbildungssystematik eingeführt. Sorgfältig wurde stets auf eine enge Verknüpfung von Ausbildung und klinischer bzw. ambulanter psychotherapeutischer Versorgung geachtet. Nicht zuletzt war mir an einer festen Integration des KB im universitären Raum gelegen, weil hier in der DDR hinreichende Möglichkeiten für entsprechende Publikationen und Kongressbeiträge, sowie ein gewisser Freiraum vor möglichen politischen Übergriffen gegeben war.

Noch im Jahr 1985 nutzten wir die neu gewonnene relative Eigenständigkeit für eine offizielle Einladung Hanscarl Leuners nach Halle. Um mögliche Komplikationen zu minimieren, hatte ich hierfür ein sowohl für Fachfunktionäre als auch für politische Beobachtungsinstanzen zumindest vom ersten Eindruck eher weniger verfängliches Veranstaltungsmenü mit Leuner vereinbart: Eröffnet wurde der offizielle Teil mit einer Gastvorlesung zu einem psychiatrischen Thema. Dem folgte ein Vortragsnachmittag zum KB, an den sich dann inoffiziell ein Seminar mit praktischen Übungen zum KB in der überfüllten Bibliothek der Universitätsnervenklinik in Halle anschloss.

Als Hanscarl Leuner mit seiner Frau Erdmuthe 1985 zum ersten Mal auf eine Einladung der Universität Halle besuchte, traf er zu seiner Überraschung nicht nur auf ein zahlreiches, sondern auch auf ein sachkundiges Fachpublikum. So ergaben sich nach seinem Vortrag sowie im Verlauf seines Seminars, insbesondere aber in breiteren Gesprächen in kleinerem Kreis vielfältige Fachdiskussionen und herzliche Begegnungen, die neben dem interessanten fachlichen Austausch das seinerzeit für uns so wichtige Gefühl vermittelten, den Anschluss an die moderne tiefenpsychologisch fundierte Psychotherapie im Westen Europas nicht verloren zu haben und nicht allein zu stehen.

Viel spannender und alsbald von herzlichen Gefühlen getragen, verliefen die ganz persönlichen Gespräche in meinem Gartenhaus. Dieses Blockhaus am Rande der Stadt garantierte uns absolute Abhörsicherheit, was seinerzeit in dem eher komfortablen Gästehaus der Universität, in dem die Familie Leuner Quartier genommen hatte, nicht unbedingt gegeben war.

Hier erfolgten ausführliche gegenseitige Informationen über Fachfragen im Inland, Möglichkeiten tiefenpsychologischen Vorgehens unter den Bedingungen in der DDR, Auslandsverbindungen und theoretische Konzeptionen.

Ein solcher Meinungsaustausch war seinerzeit nicht ungefährlich, schriftliche Informationen oder solche auf Tonbändern konnten leicht unter politischem Aspekt als Abwerbung oder Unterwanderung ausgelegt werden und es gab 1985 in der „großen" Politik keinerlei Hinweise darauf, dass unsere relative Isolierung in der DDR in absehbarer Zeit zu Ende gehen würde.

Für eine trotz mancher bürokratischer Widrigkeiten gelöste, oft heitere Stimmung sorgten nicht nur Frau Leuner durch ihre unkomplizierte Art, mit gelegentlich anstehenden Problemen umzugehen, und meine Frau, die uns nach dem Regieprinzip: „Nähren und Anreichern" aufs Beste versorgte.

Hanscarl Leuner überzeugte sich oftmals bis ins Detail von der bereits gut organisierten und curricular ausbildenden Arbeitsweise der AGKB (DDR), die seinerzeit bereits über 200 Mitglieder hatte und die eine der wenigen analytisch orientierten Ausbildungsinstitutionen für Einzelpsychotherapie in der gruppendominierten Psychotherapieszene der DDR war. Leuner hörte zu, gab gelegentlich klar formulierte Ratschläge und diskutierte in fast druckreifer Form Thesen für eine mögliche Ost-West-Zusammenarbeit. U.a. entstand hier der Plan, ein erstes Internationales Symposium mit dem Thema „Psychotherapie mit dem KB" in Halle zu versuchen und einen eigenen Leitfaden zum Thema in der DDR herauszugeben; letzterer ist dann tatsächlich nach einem komplizierten Weg durch die Verlagsstuben 1990 (noch in der DDR) erschienen (Hennig, 1990). Leuner hatte hierzu ein Vorwort verfasst, was für Fachbücher in der DDR unüblich war.

Wieder war es dann der gleiche „Tatort", nämlich das bereits erwähnte Gartenhaus, in dem im Sommer 1988 der damalige Vorstand der AGKB (DDR) zusammensaß, um abzuwägen und endlich zu beschließen, dass im Sommer 1990 ein Internationales Symposium zur Psychotherapie mit dem KB stattfinden soll.

Das hieß seinerzeit im Klartext, dass ein schier undurchschaubares Gestrüpp von bürokratischen Hürden zu bewältigen war, denn eine Fachtagung des geplanten Ausmaßes, v.a. mit der von uns geplanten westdeutschen und westeuropäischen Beteiligung erschien zumindest 1988 ungewöhnlich. Neben allen Vorstandsmitgliedern der damaligen AGKB (DDR) und einem hoch motivierten Team von Mitarbeitern aus dem Universitätsbereich trugen Erdmuthe Fikentscher, Wolfram Rosendahl, Ines Samuel und ich die Verantwortung und die Last der vielfältigen Vorbereitungen der Tagung.

Mit Hanscarl Leuner gab es einen lebhaften Briefwechsel und unzählige Telefonate, letztere waren aus vielerlei Gründen umständlich, häufig unterbrochen oder waren von schlechter Qualität. Dennoch erinnere ich noch heute die freundlichen Gesprächseröffnungen aus Göttingen: „Herr Hennig, ich freue mich, Ihre Stimme zu hören." Leuner hatte offensichtlich viel Verständnis für unsere gelegentlichen Ängste und Unruhen, aber er ermutigte uns stets und bestärkte uns oftmals bei unserem notwendigerweise manchmal recht unkonventionellen Vorgehen.

Schließlich war es soweit, just nach dem Fall der Mauer und in den Wirren der Umbruchszeit, aber noch in der DDR kurz vor dem Beitritt zur alten Bundesrepublik, startete das Internationale Symposium. Zu unserer Freude kamen die Gäste zahlreich, über 400 Teilnehmer zählte das erste nach dem Mauerfall im Osten Deutschlands veranstaltete Symposium mit einer originär psychoanalytisch orientierten Themenstellung, welches zugleich das erste öf-

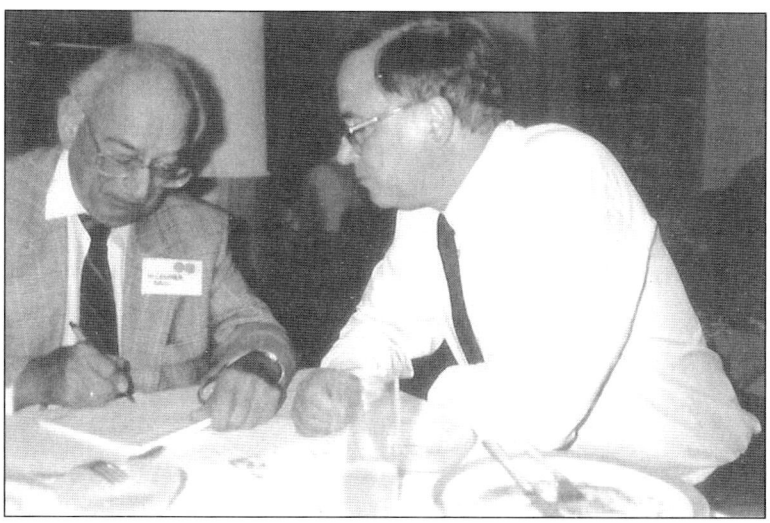

H. Leuner und H. Hennig entwerfen erste Ideen zur Zusammenarbeit der AGKB und der MGKB anlässlich des 1. Internationalen Symposiums für KIP in Halle 1990.

fentliche Forum für psychoanalytische bzw. tiefenpsychologisch orientierte Psychotherapie an der Universität Halle nach 1933 war; also ein richtig historisches Datum.
Erstmals bot sich auf diesem Symposium Gelegenheit für eine breite fachliche und persönliche Ost-West-Begegnung, nicht nur für uns Deutsche, sondern für Ost- und Westeuropäer im weitesten Sinne. Für Leuner war es sicher ein großer Augenblick, konnte er doch erleben, wie seine „Saat" aufgegangen war – sein Katathymes Bilderleben war im gesamten deutschsprachigen Raum in Lehre, Forschung und Praxis vertreten und gewann in Europa deutlich an Ansehen.
Die zahlreichen Zusammenkünfte am Rande des Symposiums waren wieder angefüllt mit Abstimmungen, Plänen und Zukunftsideen; u.a. wurde hier erstmals die spätere Gründung der Deutschen Gesellschaft für Katathymes Bilderleben (DGKB) angeregt, gemeinsame Vorstands- und Dozententreffen und die endgültige Eingliederung der späteren MGKB in die Internationale Gesellschaft für Katathymes Bilderleben (IGKB) vereinbart. Leuner beeindruckte mich dabei immer wieder durch seine zügige und konsequente, dabei aber stets behutsame Verhandlungsführung, die es uns möglich machte, verschiedene Besonderheiten, die sich aus unseren Traditionen und Strukturen heraus entwickelt haben, zu wahren und dennoch eine Kompatibilität zu den anderen europäischen Gesellschaften zu erreichen.
Nach dieser Tagung gab es eine Vielzahl weiterer Begegnungen mit Hanscarl Leuner, sei es anlässlich gemeinsamer Vorstandssitzungen in Halle, bei Tagungsbesuchen in Leipzig und Halle sowie den zentralen Weiterbildungsseminaren im Schloss Reinhardsbrunn. Gelegentliche konfrontative Auseinandersetzungen im Verlauf von Supervisions- und Intensivseminaren oder auf Tagungsdiskussionen ließen uns den offenen wachen Geist und vor allem auch den Spürsinn Leuners fühlen, kreative Gedanken und Ansätze zu erfassen und systematisch weiter zu verfolgen.
Leuner begleitete unseren Weg kritisch und wohlwollend, es ist sicherlich nicht von ungefähr, dass in den neuen Bundesländern die Mehrzahl der praktizierenden tiefenpsychologisch orientierten Psychotherapeuten entweder bereits in der KIP ausgebildet ist oder sich in der entsprechenden Weiterbildung befindet. Die MGKB ist inzwischen eine der mitgliederstärksten psychotherapeutischen Fachgesellschaften in den neuen Bundesländern. Auch hat er einen Anteil daran, dass die MGKB einen wesentlichen Anteil an der Etablierung einer analytischen bzw. tiefenpsychologischen Versorgungs- und Ausbildungsstruktur in Ostdeutschland mitgestaltete.
Mit dem ersten Halbjahr des Jahres 1990 endete die Schwejkiade. Die tiefenpsychologisch fundierte, psychoanalytisch orientierte Tagtraumtherapie von Hanscarl Leuner war in der neuen DDR, die für ca. 6 Monate mit frei gewählter Volkskammer und Regierung existierte, etabliert.

13.3 Don Quijote de la Mancha oder der „irre Tanz auf vielen Hochzeiten"

Im Rausch der gewonnenen Freiheit nach dem politischen Umbruch war zunächst niemandem von uns bewusst, mit welcher Wucht uns die rasante Übernahme aller Strukturen der alten Bundesrepublik in allen Lebensbereichen treffen würde. Sämtliche tradierten Muster, die in der alten DDR entstanden sind, auch diejenigen, die mühevoll gegen die Vorstellungen der Staatsmacht erarbeitet wurden, waren spätestens mit dem Beitritt infrage gestellt. Die Chancen für eine kreative Umsetzung völlig neuer Ideen waren durch die Vorgaben zur strikten Kompatibilität gegenüber den Strukturen in der alten Bundesrepublik oftmals nur gering.

Dennoch war es eine „Hoch-Zeit" – alles ist öffentlich – die Welt steht jedem offen – so war zumindest mein Gefühl. Zur Neuordnung der Strukturen und Inhalte in Ausbildung, Versorgung und auf den verschiedensten standespolitischen Ebenen im Gesundheitswesen und damit auch im psychotherapeutischen Feld mussten nun Veränderungen eingeleitet werden; Standesorganisationen und Fachgesellschaften begannen sich strukturell und inhaltlich neu auszurichten. Dabei wurde nicht selten erkennbar, dass fachpolitische Meinungen und Ziele im Osten und Westen Deutschlands unterschiedlich waren. Nicht zuletzt betraf dies die psychotherapeutische Szene, die seinerzeit im Osten Deutschlands nicht unwesentlich von hallenser Psychotherapeuten (Maaz/Hennig/Fikentscher; 1997) beeinflusst war. Das bedeutete neben der klinischen und akademischen Arbeit in den Jahren 1990/91 nahezu ununterbrochene Nacht- und Wochenendsitzungen mit Verhandlungen zwischen Verbänden im Osten selbst und in gemeinsamen Ost-West-Zusammenkünften. Ein „irrer Tanz auf vielen Hochzeiten", denn diese Auseinandersetzungen waren oftmals von einer enormen Emotionsdynamik getragen.

In dieses Geschehen war auch das KB (bald KIP) verwickelt. Nach dem ersten Schreck über den weniger geachteten Stellenwert des KB in der Psychotherapielandschaft der alten Bundesrepublik, den Grabenkämpfen zwischen den Psychotherapieschulen und den standespolitischen Querelen zwischen Psychologen und Ärzten (Hennig, 2001) stürzte ich mich, wie viele andere Fachkollegen auch, in das Rivalitätsgetümmel. Schon damals stiegen gelegentlich Bildassoziationen zu Don Quijote auf, jenem Antihelden, der mit phantasiegeladenen, weniger realistischen Idealen auf der alten abgewirtschafteten Rosinante in eine ihm fremde Welt ausritt, um „Gerechtigkeit" zu verteidigen, eine Gratwanderung zwischen Ohnmacht und Omnipotenz.

„Indem sahen sie wohl dreißig bis vierzig Windmühlen, die auf jedem Felde stehen, und sowie sie Don Quijote erblickte, sagte er zu seinem Stallmeister: Das Glück führt unsere Sache besser, als wir es nur wünschen konnten, denn siehe, Freund Sancho, dort zeigen sich dreißig oder noch mehr ungeheure

Riesen, mit denen ich eine Schlacht zu halten gesonnen bin, und ihnen allen das Leben zu nehmen; mit der Beute wollen wir den Anfang unseres Reichtums machen, denn dies ist ein trefflicher Krieg und selbst ein Gottesdienst, diese Brut von Angesicht der Erde zu vertilgen.
„Seht doch hin, gnädiger Herr, sagte Sancho, das was da steht, keine Riesen, sondern Windmühlen sind ..."
„Es scheint wohl, antwortete Don Quijote, dass du in Abenteuern nicht sonderlich bewandert bist, es sind Riesen, und wenn du dich fürchtest, so gehe von hier und ergib dich indessen dem Gebet, indem ich die schreckliche und ungleiche Schlacht mit ihnen beginne." „Mit diesen Worten gab er seinem Pferde Rosinante die Sporen ... vielmehr rief er jetzt mit lauter Stimme: Entfliehet nicht, ihr feigherzigen Kreaturen ..."
„Indess erhob sich ein kleiner Wind, der die großen Flügel in Bewegung setzte ... als Don Quijote dies gewahr wurde, fuhr er fort: Strecket nur eure Arme aus ... so sollt ihr es dennoch bezahlen. Und indem er dies sagte, und sich mit seiner ganzen Seele seiner Gebieterin Dulcinea empfahl, die er anflehte, ihm in dieser Gefährlichkeit zu helfen, ... sprengte er ... in vollem Galopp auf die vorderste Windmühle los und gab ihr einen Lanzenstich in den Flügel, den der Wind so heftig herumdrehte, dass die Lanze in Stücke sprang, Pferd und Reiter aber eine große Strecke über das Feld weggeschleudert wurden" (Cervantes, 1920).

Nun, die Don Quijoterie war sicherlich nicht sinnlos, wenn auch außerordentlich kräftezehrend. Die harten und wie wir heute schmerzlich zur Kenntnis nehmen müssen, nicht selten verkrusteten Strukturen mancher westdeutschen Interessenverbände in der Psychotherapieszene, in den Therapierichtlinien, Kassenstrukturen und den Standesorganisationen bis hin zu Lehrstuhlbesetzungen oder Fachvertretungen in den Kliniken bzw. Instituten konnten wir kaum nachhaltig beeinflussen; uns fehlten Kontakte, hinreichende Kenntnisse über die entsprechenden Machtstrukturen und v.a. Erfahrungen im Umgang mit den uns gelegentlich fremdartig anmutenden Beziehungsmustern, die westliche Kollegen in Begegnungen vermittelten.

Dennoch, die Entwicklung der KIP nahm trotz der „schmerzlichen Reibungen ... mit den Tatsachen der Gegenwart" (Heinrich Heine in seiner Einleitung zum Don Quijote) ihren Lauf. „Ach, ich habe seitdem erfahren, dass es eine ebenso undankbare Tollheit ist, wenn man die Zukunft allzu frühzeitig in die Gegenwart einführen will und bei solchem Ankampf gegen die schweren Interessen des Tages nur einen sehr mageren Klepper, eine sehr morsche Rüstung und einen ebenso gebrechlichen Körper besitzt ... Über diesen Donquijotismus schüttelt der Weise sein vernünftiges Haupt" (Heine, 1837).

Die AGKB (DDR) gewann stetig Mitglieder, der Vorstand beschloss eine neue Namensbezeichnung: Mitteldeutsche Gesellschaft für Katathymes Bilderleben und imaginative Verfahren in der Psychotherapie und Psychologie

(MGKB) e.V., mit dem Sitz in Halle. Die Mitgliederzahl stieg bisweilen auf über 400, die Anzahl der Ausbildungsseminare nahm sowohl regional als auch zentral deutlich zu. Der Vorstand berief in den neuen Bundesländern regionale Länderbeauftragte. Der Dozentenkreis erweiterte sich, die KIP war zumindest im Osten Deutschlands auf allen wichtigen Psychotherapietagungen und -wochen vertreten.

Am 19.11.1991 (Bußtag) fanden sich die Vorstände der AGKB und der MGKB wiederum zu einem denkwürdigen Anlass zusammen: Beide Gesellschaften gründeten in gegenseitigem Einvernehmen ein korporatives Dach, die Deutsche Gesellschaft für Katathym-imaginative Psychotherapie (DGKIP). Für die KIP-Familie war damit in Deutschland ein historischer Akt vollzogen, dem sich langsam eine intensiver werdende Zusammenarbeit auf den Ebenen von Vorstandssitzungen, Arbeitsgruppen und Dozententreffen anbahnte. Ohne die moderierende Begleitung von Hanscarl Leuner war dieses Ritual für mich nicht denkbar.

Inzwischen wurden sowohl Erdmuthe Fikentscher als auch ich auf Lehrstühle an der Medizinischen Fakultät der Universität Halle berufen, was in vielfältiger Weise auch für die Weiterentwicklung der KIP genutzt werden konnte. Bisher schwerer zugängliche Kontakte zu führenden Fachvertretern der deutschen und internationalen Psychotherapieszene konnten geknüpft werden. Auf die Initiative von Erdmuthe Fikentscher stieß Professor Klaus Hoppe aus Los Angeles zu uns, einer der führenden Psychoanalytiker in Kalifornien und Mitglied der Internationalen Psychoanalytischen Vereinigung, der uns den Zugang zu Fachkollegen in den USA erleichterte und uns in der MGKB für intensive Supervisions- und Lehrtherapie zur Verfügung stand. Die ohnehin engen Kontakte zum Mitteldeutschen Institut für Psychoanalyse (MIP) wurden systematisch erweitert, innerhalb der MGKB bildeten sich spezielle Arbeitsgruppen für analytische Imaginationstherapie, für Traumatherapie u.a. Leuner selbst besuchte mehrfach verschiedene Veranstaltungen und ein Zentrales Weiterbildungsseminar der MGKB und konnte somit zu seiner Freude das rasante Entwicklungstempo der MGKB verfolgen.

Der magere Klepper Rosinante war ausgewechselt, die Psychotherapieszene nicht mehr als „schöne Dulcinea" idealisiert und der gebrechliche Körper gestärkt – so planten wir, ausgerüstet mit neuen Kompetenzen, 1995 einen internationalen Kongress für Kurzzeittherapie, in dem insbesondere die Rolle der KIP im Konzert der verschiedenen Therapieschulen in besonderer Weise positioniert werden sollte. Dieser mit internationalen Referenten hochkarätig ausgestattete Kongress fand mit fast 800 Teilnehmern in Halle statt. Seine Ergebnisse sind in einem umfangreichen Band „Kurzzeitpsychotherapie in Theorie und Praxis" (Hennig u.a., 1996, 1999) zusammengefasst, der bereits seine zweite Auflage erreicht hat.

1995 kam es anlässlich des Internationalen Kongresses für Kurzzeittherapie zu einer der letzten längeren Begegnungen mit Hanscarl Leuner. Er war offensichtlich von den freimütigen und weniger konservativen Diskussionen, die diese Tagung prägten, sehr beeindruckt, vorrangig äußerte er sich mehrfach über die angenehm „warme Kongreßatmosphäre", wie er wörtlich und schriftlich äußerte. Ein letztes Interview konnten wir mit Leuner anlässlich des Vorstandstreffens der AGKB und der MGKB 1995 in Halle aufnehmen; dieses Interview nutzten wir als Teil des Filmes über die KIP, den wir Hanscarl Leuner widmeten; unabhängig davon existiert auch eine Videoaufzeichnung des Interviews selbst (Medienzentrum 1998, 1999).

Für mich war Leuner ein väterlicher Freund und Lehrer, der durchaus anerkennen und zulassen konnte, dass seine Partner bereits erwachsen waren. Wir haben Hanscarl Leuner als einen intensiven und fairen Brückenbauer zwischen den beiden Fachgesellschaften für KIP in Deutschland erlebt, der unermüdlich für eine dynamische und kreative Weiterentwicklung seiner Konzeptionen eingetreten ist und entsprechende Ansätze nach Kräften gefördert hat. Sein Tod 1996 hat eine bis heute nicht geschlossene Lücke gerissen.

Hanscarl Leuner hat sicherlich keinen unerheblichen Anteil daran, dass aus dem kleinen Kreis begeisterter Assistenten in der ehemaligen Universitätsnervenklinik in Halle, die bereits 1969/70 „heimlich" begannen, sich mit Leuners Schriften auseinanderzusetzen, Selbsterfahrungen zu organisieren und mit imaginationstherapeutischen Konzepten zu arbeiten, heute eine stattliche Fachgesellschaft geworden ist.

In der MGKB wurde das begonnene Konzept eines multimodalen, von Orthodoxie und Purismus weitgehend befreiten Modells psychoanalytisch bzw. tiefenpsychologisch begründeten Vorgehens konsequent fortgesetzt. Die analytische Beziehungsarbeit, das Umgehen mit dem Zentralen Beziehungskonfliktthema (ZBKT) nach Luborsky (1995) rückte in das Zentrum des therapeutischen Arbeitens, borderlinespezifische Ansätze und Traumaarbeit haben zunehmend an Bedeutung gewonnen. Bis zum Jahr 2000 ist aus dem Kreis der Dozenten und Therapeuten der MGKB eine stattliche Reihe von Publikationen erschienen, so dass das letzte mit unter meiner wissenschaftlichen Leitung veranstaltete internationale Symposium „Kränkung und Krankheit", das vorwiegend die Arbeit mit der KIP bei traumatischen Erkrankungen und Missbrauchsthemen zum Inhalt hatte, ein voller Erfolg wurde (Bahrke, U. und W. Rosendahl, 2001). Dieses Symposium, das übrigens auch aus Anlass meiner Emeritierung veranstaltet wurde, spiegelte in eindrucksvoller Weise den modernen Entwicklungsstand der KIP im Zusammenhang mit den unter multimodalen Behandlungsaspekten notwendig gewordenen methodischen Modifikationen bei tiefenpsychologischen bzw. analytischen Interventionen wider. Nicht zuletzt war der Umgang mit Tagträumen und Imaginationen in der Psy-

chotherapie 100 Jahre nach der Konzipierung der psychoanalytischen Traumtheorie durch Sigmund Freud von besonderem Interesse.
Alle diese genannten Veranstaltungen stellen bestimmte Höhepunkte in der Arbeit der MGKB und damit der DGKIP dar. Sie waren stets von hoher Motivation und oft freudiger, manchmal sogar lustvoller Spannung getragen. Sie gleichen manche Ärgernisse und gelegentlich auch heftigere Affekte, bisweilen auch Traurigkeiten aus, die sich im Laufe der letzten 10 Jahre in der deutsch-deutschen Zusammenarbeit einstellten. Pars pro toto will ich exemplarisch auf die bis in die jüngste Zeit beobachtbare, zähe Umsetzung gemeinsamer gesamtdeutscher Festlegungen der Vorstände der AGKB und MGKB in der DGKIP oder ihrer Kommissionen und die nicht selten erkennbare Ignoranz von Arbeitsergebnissen der MGKB in der Mitgliederschaft der AGKB verweisen, die bis heute befremdlich auf mich wirkt. Sicher spiegelt sich hier die aktuelle Beziehungsqualität zwischen den Mitgliedern unserer beiden Vereine wider, letztlich auch die gesamtdeutsche Befindlichkeit. Hier ist noch manches an Kränkungen, Entwertungen und Diffamierungen aufzuarbeiten, wenn zukünftige Arbeitsbeziehungen tragfähig bleiben sollen. Aus diesem Prozess sollten neben den deutschen Gesellschaften andere europäische Verbände, soweit sie sich mit der Fachpolitik um die KIP befassen, nicht ausgeschlossen sein, denn Entwertungen sind selten konstruktiv, sie sind als aggressive Derivate menschlichen Erlebens und Verhaltens eher destruktiv und beinhalten letztlich Vernichtungsphantasien. Diese fordern ihre Opfer, als Kränkungen provozieren sie Krankheit und „kranke Beziehungen", die als Beziehungskonflikte nur schwer auflösbar sind, wenn sie nicht einer Bearbeitung zugänglich gemacht werden.
In den Jahren nach der politischen Wende kooperierte die MGKB in den neuen Bundesländern teilweise sehr eng mit der Deutschen Gesellschaft für analytische Psychotherapie und Tiefenpsychologie (DGAPT) und der Gesellschaft für Psychotherapie, Psychosomatik und Medizinische Psychologie (GPPMP). Diese Zusammenarbeit war zunächst sehr kreativ und hat sich für die Erarbeitung von integrativen und multimodalen Psychotherapiekonzepten und ihre Umsetzung in Ausbildungsstrukturen (z. B. der Weimarer Psychotherapiewoche) als sehr fruchtbringend erwiesen. Diese Verbindungen wurden zum Jahr 2000 hin eingeschränkt oder schließlich aufgegeben.

13.4 Der Elefant oder die Besinnung

Mit dem Inkrafttreten des Psychotherapeutengesetzes im Jahre 1999 ist für mich die Don Quijote-Periode beendet. Der Ritt gegen Windmühlen, der vielleicht manchmal belächelte und ein wenig nostalgisch wirkende paradoxe Streit des Antihelden mit den Riesen endete nicht nur als trauriges Pseudodrama. Denn so manches ließ und lässt sich trotz der möglicherweise etwas altmodisch-trotzig anmutenden Streitkultur aus der Tradition und Gegenwart mit in die Zukunft nehmen. Ich denke dabei an die Akzeptanz des Beziehungsaspektes als zentrale Arbeits- und Wirkdimension der KIP und die Nutzung der KIP als Einstieg in einen analytischen Bearbeitungsprozess. In die Gesetzgebung fand einiges vom „Fachpsychologen der Medizin" (die erste postgraduelle Fachspezialisierung für Diplom-Psychologen in Deutschland) Berücksichtigung und nicht zuletzt mit der Referenz der KIP im Rücken konnten wesentliche Anteile des späteren Psychotherapeutengesetzes in Sachsen-Anhalt bereits 1992 für die Versorgungspraxis vorweggenommen werden (was seinerzeit fast einer Aufhebung des Delegationsverfahrens gleichkam). Die mit der AGKB in der DGKIP begonnenen gemeinsamen Überlegungen zur Weiterentwicklung der KIP-Konzeption werden präziser und scheinen auf eine zunehmende Nähe zwischen den Verbänden hinzudeuten. Wenngleich diese Dynamik derzeit nur eine kleine überschaubare Gruppe erfasst hat, bin ich guter Dinge, dass hiervon allmählich immer größere Teile der Mitglieder der DGKIP profitieren werden.

Persönlich habe ich das Schicksal der MGKB nach mehr als 30-jährigem Engagement in die Hände der nächsten Generation gegeben, die so wichtige akademische Anbindung ist durch Erdmuthe Fikentscher weiterhin gegeben.

Im Rückblick auf Vergangenes und mit Blick auf die Zukunft und mit der Besinnung auf das Wesentliche entfaltet sich für mich das Symbol des Elefanten als Sinnbild von Treue, gutem Gedächtnis, Geduld und Klugheit. Der Elefant symbolisiert in Indien auch Liebe und Güte, in China Scharfsinn, Stärke und Souveränität. In der römischen Mythologie sind ihm die Attribute Langlebigkeit und Unsterblichkeit (Cooper, 1986) zugeordnet – alles Eigenschaften, die ich mit der MGKB, der DGKIP und der gesamten Entwicklung der KIP verbunden wissen möchte.

Literaturverzeichnis

Adler A.: Menschenkenntnis. Leipzig: Hirzel, 1929
Aeppli, E.: Der Traum und seine Deutung, l. Aufl. München: Knaur 1983.
Ahrens, S.: Lehrbuch der psychotherapeutischen Medizin. Stuttgart: Schattauer, 1997
Albani, C.: Beziehungsmuster in Träumen und Geschichten über Beziehungen in einem analytischen Prozess. Forum Psychoanal. 17, 2001, 287-296
Albani, C., u.a.: Beziehungsmuster und Beziehungskonflikte. Psychotherapeut 48, 2003, 388–402
Alexander, F.: Psychoanalytic Therapy. The Ronald Press Company, 1946
Alexander, F.: Zwei Formen der Regression und ihre Bedeutung in der Therapie. Psyche 9, 1955/56, 668-679
Ambühl, H., Grawe, K.: Psychotherapeutisches Handeln als Verwirklichung therapeutischer Heuristiken. Psychother. med. Psychol 39, 1989, 1-10
Ansbacher, H.L.: Ansbacher, R., Alfred Adlers Individualpsychologie. München: Reinhard, 1972
Argelander, H.: Das Erstinterview in der Psychotherapie. Darmstadt: Wissenschaftliche Buchgesellschaft., 1979
Arnold, W.; H. J. Eysenck und B. Meili (Hrsg.): Lexikon der Psychologie. Freiburg, Basel, Wien: Herder 1972.
Bahrke, U.: Angst und Symbol - Erfahrungen mit der Katathym-imaginativen Psychotherapie. In: Kottje-Birnbacher, L., Sachsse, U., Wilke, E. (Hrsg.) Imagination in der Psychotherapie. Bern: Huber, 1997, 148-155
Bahrke, U.: Imagination in der Psychoanalyse erläutert an einem Behandlungsfall einer narzisstischen Persönlichkeitsstörung. Imagination 3, 1997, 33-39
Bahrke, U.: Imaginationen als Weg aus Orten seelischen Rückzugs – Die Beziehung von Fuchs und Hasen. In: Bahrke, U., Rosendahl, W. (Hg.): Psychotraumatologie und Katathym-imaginative Psychotherapie. Lengerich: Pabst, 2001, 321-333
Bahrke, U.: Zum Begriff der Regression im Kontext Katathym Imaginativer Psychotherapie. Imagination 25, 2003, 25-33
Bahrke, U.: Entwicklung von Symbolisierungsfähigkeit – eine Herausforderung für die Katathym-Imaginative Psychotherapie. In: Birnbacher-Kottje, L., Wilke, E., Krippner, K., Dieter, W. (Hrsg): Mit Imaginationen therapieren. Lengerich: Pabst, 2005, 79-89
Bahrke, U.: Zur Förderung der Symbolisierungsfähigkeit im Behandlungsspektrum der Katathym Imaginativen Psychotherapie. Imagination 1, 2005, 5-17
Bahrke, U., Gutt, S.: Katamnestische Einzelfalluntersuchung zu den Wirkfaktoren einer Krisenintervention. Psychotherapeut 41, 1996, 175-180

Bahrke, U. und W. Rosendahl: Psychotraumatologie und Katathym-imaginative Psychotherapie. Lengerich: Pabst, 2001
Bahrke, U., Nohr, K.: Katathym Imaginative Psychotherapie: Eine Positionsbestimmung. Imaginationen 4, 2005, 73-92
Bahrke, U.: Psychoanalytische Haltung – Freiheit in psychischen und politischen Räumen. In: Frommer, J. (Hrsg): Psychoanalytische Identität in Deutschland. Gießen: psychosozial-Verlag, 2006
Balint, A.: Handhabung der Übertragung aufgrund der Ferenczischen Versuche. Int. Z. Psychoan. 22, 1936, 47-58
Balint, M.: Die Urformen der Liebe und die Technik der Psychoanalyse. Stuttgart: Klett, 1966
Balint, M.: Therapeutische Aspekte der Aggression - Die Theorie der Grundstörung. Stuttgart: Klett, l970.
Bassin, F.V., V.S. Rothenberg und S. N. Smirnow: Günter Ammons Prinzip der Sozialenergie - Eine Analyse der methologischen Grundlagen. Dyn. Psychiatr. 16, 1983, 26-47.
Barolin, G.S., G. Bartl und G. Krapf.: Spontane kontrollierte Altersregression im Katathymen Bilderleben. Z. Psychoth. med. Psychol. 32, 1982, 111-117.
Bartl, G.: Der Umgang mit der Grundstörung im Katathymen Bilderleben. In: Konkrete Phantasie. Neue Erfahrungen mit dem Katathymen Bilderleben. Roth JW (Hrsg.). Bern-Stuttgart-Wien: Huber, 1984
Bartl, G.: Strukturbildung im therapeutischen Prozess. Ein Beitrag des Katathymen Bilderlebens. In: Bartl, G., Pesendorfer, F.: Strukturbildung im therapeutischen Prozess. Wien: Literas, 1989
Bartl, G.: Die aktive Technik im KB bei der Behandlung von Psychosomatikern und Frühgestörten. In: Das Katathyme Bilderleben in der Psychosomatischen Medizin. Wilke, E, Leuner, H. (Hrsg.). Bern-Stuttgart-Wien: Huber, 1990
Bartl, G.: Therapie von Frühstörungen. In: Katathymes Bilderleben in der therapeutischen Praxis. Stuttgart-New York: Schattauer, 1993, 58-63
Baudolin, C.: Psychologie der Suggestion und Autosuggestion. Dresden: Sibylle Verlag 1926.
Baumberger, W.: Über industrielle Formgestaltung und Schöpferisches. Unveröff. Diss. Prom. A. Dresden: Phil. Fak. Techn. Univ. 1984.
Beck, D.: Die Kurzpsychotherapie. Bern, Stuttgart, Wien: Huber 1974.
Beckmann.D., H. Müller-Braunschweig und P.G. Plaum: Forschung m der Psychoanalyse. In: Schraml, W. J. und U. Baumann: Klinische Psychologie II 168-207. Bern, Stuttgart, Wien: Huber 1974.
Beland, H.: Die unbewusste Phantasie - Kontroversen um ein Konzept. In: Werthmann, H.V. (Hrsg.). Unbewusste Phantasien - Neue Aspekte der psychoanalytischen Theorie und Praxis. München: Pfeiffer, 1989, 73-92
Beranek, J.: Die Lehre Freuds und der Neofreudismus. Berlin: Volk und Gesundheit 1987.
Bergin, A.E. and S. Garfield (Eds.): Handbook of Psychotherapy and behavior chance. New York: Wiley 4th edn., 1994

Berna, J.: Kinder beim Analytiker. München: Piper 1973.
Bernhardt, H. und R. Lockert: Mit und ohne Freud zur Geschichte der Psychoanalyse in Ostdeutschland. Psychosozial-Verlag Gießen 2000
Beutel, M.: Psychodynamische Kurzzeittherapien. Psychotherapeut 4, 2000, 203-213
Binet, A.: L'etude experimentale de l'intelligence. Paris: Costes 1922.
Bion, W. R.: Learning from experience. London: Heinemann, 1962
Bion, W. R.: Lernen durch Erfahrung. Frankfurt/Main: Suhrkamp, 1962
Bion, W. R.: Elemente der Psychoanalyse. Frankfurt/Main: Suhrkamp, 1963
Bion, W. R.: Elements of Psycho-Analysis. London: Heinemann., 1963
Bölcs, E.: KB als Instrument der Supervision. In: Bartl, G., Pesendorfer, F. (Hrsg.) Strukturbildung im therapeutischen Prozess. Wien: Literas Universitätsverlag, 1989
Bolle, R.: Schattengeschwister.... Die aktive Imagination nach C.G. Jung und die Katathym-Imaginative Psychotherapie (KIP) nach H. Leuner. In: Kottje-Birnbacher u.a. Mit Imaginationen therapieren. Lengerich: Pabst, 2005, 37-50
Bossard, R.: Traumpsychologie. Frankfurt a. M.: Fischer 1983.
Bouchal, M.: Klinische Erfahrungen mit der Hypnose in der CSSR (I). In: Klumbies, G. Hypnosetherapie. Leipzig: Hirzel 1981, 40-45.
Bräutigam, W., Senf, W., Kordy, H.: Wie wirkt Psychotherapie? In: Lang, H. (Hrsg.) Wirkfaktoren in der Psychotherapie. Berlin Heidelberg New York: Springer, 1990, 189-208
Brengelmann, J.C. und L. Brengelmann: Deutsche Validierung von Fragebögen der Extraversion, neurotische Tendenz und Rigidität. Z. exp. angew. Psychol. 7, 1971, 291-308
Brenner, Ch.: Elemente des seelischen Konfliktes. Frankfurt: Fischer, 1994
Breuer, S. und S. Freud: Studien über Hysterie. Leipzig und Wien: Deuticke 1985
Butollo, W.: Chronische Angst. München, Wien, Baltimore: Urban und Schwarzenberg 1979
Chertok, L.: Hypnosetherapie bei Hysterien. Budapest: Vortrag auf dem Internationalen Symposium für Psychotherapie der sozialistischen Länder, 1985.
Cervantes, M. de: Don Quijote de la Mancha. Berlin: Klemm, 1920
Clauß,G. u.a. (Hrsg.): Wörterbuch der Psychologie. Leipzig: VEB Bibliograph. Institut 1985.
Conrad, K.: Das Unbewusste als phänomenologisches Problem. Fortschr. Neurol. Psychiatr. 25 (1954), 56-62.
Cooper, J. C.: Lexikon alter Symbole. Leipzig: Seemann, 1986
Corsini, R., Rosenberg, B.: Mechanism of group psychotherapy: Process and dynamics. J. Abnorm, Soc. Psychol. 51, 1955, 406-411
Crits – Christoph, P. u.a.: The Accuracy of Therapist´s Interpretations and the Development of the Therapeutic Alliance. Psychotherapy Research 3, 1993, 25-35
Dahlbender, R.W., Grande, T., Buchheim, A., Schneider, G., Perry, J.C., Oberbracht, C., Freyberger, H.J., Janssen, P.L., Schauenburg, H., Buchheim, P., Doe-

ring, S.: Qualitätssicherung im OPD-Interview. Entwicklung eines Interviewleitfadens. In: Dahlbender, P., Buchheim, P., Schüßler, G. (Hrsg.): Lernen an der Praxis. OPD und die Qualitätssicherung in der psychodynamischen Psychotherapie. Bern: Huber, 2004

Delay, J. und P. Pichot: Medizinische Psychologie. Stuttgart, New York: Thieme 1980.

Deserno, H.: Vom Traumsymbol zur Symbolisierung. Vortrag auf der Herbsttagung der Deutschen Psychoanalytischen Vereinigung vom 20. bis 23.11.2002 in Frankfurt.

Desoille, R.: Le rêve éveillé en psychothérapie. Paris: P.O.F. 1945.

Deutsch, H.: Okkulte Vorgänge während der Psychoanalyse. Imago XII, 1926, 418-432

Diederichs, P.: Die Beendigung der Psychoanalysen. Göttingen: Vandenhoeck und Ruprecht, 2002

Dieter, W.: Lernen durch Erfahrung mit Hilfe von Symbolen. Imagination 3/1996, 5-19

Dieter, W.: Imaginationen und Symbolisierung bei neurotisch und ich-strukturell gestörten Patienten. In: Salvisberg, H., Stigler, M., Maxeiner, V. (Hrsg): Erfahrung träumend zur Sprache bringen. Bern: Huber, 2000, 147-168

Dieter W.: Die Katathym Imaginative Psychotherapie – eine tiefenpsychologische Behandlungsmethode. Imagination 23/3, 2001, 5-41

Dieter, W.: Katathym Imaginative Psychotherapie bei Angstneurosen. Imagination 25, 2003, 5-40

Dieter, J.: Stufen der Triangulierung – Zwischen Dyade und Triade in der Katathym-Imaginativen Psychotherapie. In: Kottje-Birnbacher, L. u. a. (Hrsg.). Mit Imaginationen therapieren. Lengerich: Pabst 2005, 98–107

Dieter, W.: Warum sind Imaginationen therapeutisch hilfreich? Überlegungen zu einigen Wirkfaktoren der KIP aus tiefenpsychologischer Sicht. In: L. Kottje-Birnbacher, E. Wilke, K. Krippner, W. Dieter (Hrsg.): Mit Imaginationen therapieren. Pabst Science Publishers. Berlin: Lengerich, 2005

Dieter, W.: Explizite und implizite KIP-Behandlungstechnik. Imagination 28, 2006, 5 – 29

Dornes, M.: Der kompetente Säugling. Die präverbale Entwicklung des Menschen. Frankfurt: Fischer, 1993

Dührssen, A.: Analytische Psychotherapie in Theorie, Praxis und Ergebnissen. Göttingen: Vandenhoeck & Ruprecht., 1972

Dürckheim, K.: Das Problem der Regression auf dem Wege zum wahren Selbst. Prax. Psychother. XV (1970), 107-121.

Eckert, J.: Schulenübergreifende Aspekte der Psychotherapie. In: Reimer, C., Eckert, J., Hautzinger, M., Wilke, E. (Hrsg.): Psychotherapie. Springer, Berlin Heidelberg, 1996, 324-339

Enke, H., Czogalik, D.: Allgemeine und spezielle Wirkfaktoren in der Psychotherapie. In: Heigl-Evers, A., Heigl, F., Ott, J. (Hrsg.) Lehrbuch der Psychotherapie. Stuttgart Jena: Fischer, 1993, 511-522

Epstein, G: Wachtraumtherapie. Der Traumprozess als Imagination. Stuttgart: Klett-Kotta, 1985

Erickson, M. H.: Das Problem der Identität. Psyche 10, 1956, 114-122.

Erickson, M. H.: Meine Stimme begleitet Sie überall hin. Stuttgart: Klett-Cotta, 1985.

Erickson, M. H.; E. L. Rossi und S. L. Rossi: Hypnose. München: Pfeiffer 1978.

Erickson, M. H. und E. L. Rossi: Hypnotherapy. New York: Ivrington Publ., 1979.

Erickson, M. H. und E. L. Rossi: Hypnotherapie. München: Pfeiffer 1981.

Ermann, M.: „Frühe" Triangulierung. In: Mertens, W. (Hrsg.). Schlüsselbegriffe der Psychoanalyse. Stuttgart: Verl., Internationale Psychoanalyse, Psychoanal., 1993, 200-108

Ermann, M.: Die Übertragung als Matrix der Traumgenerierung. Über höher- und niederstrukturierte Träume. Forum Psychoanalyse 21, 2005, 156 – 167

Esplen, M.J., Garfinkel, P.E., Olmstedt, M., Gallop, R.M., Kennedy, S.: A randomized controlled trial of guided imagery in bulimia nervosa. Psychol. Mes. 28 (1998) 1347-1357

Eysenck, H.J.: The effects of psychotherapy: an evaluation. J Cons Psychol 16, 1952, 319-324

Faber, R, Dahm A, Kallinke D.: Faber-Haarstrick-Kommentar Psychotherapierichtlinien. München, Jena: Urban & Fischer: 5. Auflage, 1999

Fahrenberg, J. und H. Selg: Das Freiburger Persönlichkeitsinventar. Göttingen: 1970

Fahrenberg, J. u.a.: Das Freiburger Persönlichkeitsinventar (FPI-R). Göttingen: Hogrefe 1994

Ferenczi, S.: Weiterer Ausbau der „aktiven Technik" in der Psychoanalyse. In: Schriften zur Psychoanalyse II. Frankfurt a.M.: Fischer, 1972

Finger-Trescher, U.: Wirkfaktoren der Einzel- und Gruppenanalyse. Frommann-Holzboog, Stuttgart Bad-Cannstadt, 1991

Fonagy, P., Target, M.: Mit der Realität spielen. Zur Doppelgesichtigkeit psychischer Realität von Borderline-Patienten. Psyche 55, 1996, 961-995

Fonagy, P., Target, M.: Mentalisation und die sich verändernden Ziele der Psychoanalye des Kindes. Kinderanalyse 9, 2001, 229-244

Fonagy, P., Target, M.: Neubewertung der Entwicklung der Affektregulation vor dem Hintergrund von Winnicotts Konzept des falschen Selbst. Psyche 56, 2002, 839-862

Forel, A.: Der Hypnotismus oder die Suggestion und die Psychotherapie. Stuttgart Enke 1923

Frank, J.D.: Persuasion and healing. Baltimore: Johns Hopkins, 1961 (dtsch. Frank, J.D.: Die Heiler. Wirkungsweisen psychotherapeutischer Beeinflussung: vom Schamanismus bis zu den modernen Therapien. Stuttgart: Klett-Cotta, 1981

Frank, J.D.: Therapeutic factors in psychotherapy. Am J. Psychother. 25, 1971, 350-361

Freud, A.: Wege und Irrwege in der Kinderentwicklung. Stuttgart: Huber Klett 1968.

Freud, S.: Die Traumdeutung. Wien Deuticke 1900.
Freud, S.: Die zukünftigen Chancen der psychoanalytischen Therapie. Ges. W. Bd. 8, 1910
Freud, S.: Die Handhabung der Traumdeutung in der Psychoanalyse. Leipzig und Wien: Heller 1912.
Freud, S.: Vorlesungen zur Einführung in die Psychoanalyse (3. Teil Allgemeine Neurosenlehre). Leipzig und Wien: Heller 1917.
Freud, S.: Erinnern, Wiederholen, Durcharbeiten. London: G. W. 8, Imago, 1946.
Freud, S.: Zur Dynamik der Übertragung (1912) G. W. B. 8, Frankfurt: Fischer, 1960, 454-478
Freud, S.: Zur Dynamik der Übertragung. GW Bd. 8, 1912. Frankfurt: Fischer, 1971, 242-286
Freud, S.: Bemerkungen über die Übertragungsliebe. In: Freud, S.: Studienausgabe, 1915, Ergänzungsband. Frankfurt: Fischer, 1975
Freud, S.: Erinnern, Wiederholen und Durcharbeiten. In: Freud, S.: Schriften zur Behandlungstechnik. Frankfurt am Main: Fischer, 1975
Freud, S.: Trauer und Melancholie. Berlin: Volk und Welt 1982.
Freud, S.: Die Traumdeutung. Frankfurt: Fischer, 1985
Fürstenau, H.: Erweitertes psychoanalytisches Paradigma und Katathymes Bilderleben. In: Das Katathyme Bilderleben in der Psychosomatischen Medizin. Wilke E, Leuner H (Hrsg.). Bern-Stuttgart-Toronto: Huber, 1990
Fürstenau, P.: Erweitertes psychoanalytisches Paradigma und Katathymes Bilderleben. In: Wilke, E. und H. Leuner. Das Katathyme Bilderleben in der Psychosomatischen Medizin. Bern Stuttgart: Huber, 1990, 30-35
Fürstenau, P.: Entwicklungsförderung durch Therapie. München: Pfeiffer, 1992
Gallese, V. and A. Goldmann: Mirror neurons and the Simulation theory of mindreading. Trends of Cognitive Science 2, 1988, 493-501
Galperin, P. J.: Zur Grundfrage der Psychologie. Köln: Pahl-Rugenstein 1980.
Gendelin, E. T.: Focusing. Salzburg: Müller 1981.
Gerber, G.: Beziehung und Deutung im katathymen Bilderleben. In: Reinelt, Th., Datler, W. (Hrsg.). Beziehung und Deutung im psychotherapeutischen Prozess. Berlin: Springer, 1989, 332-349
Geyer M .: Methodologische Probleme der Prozessforschung. In: Geyer,M. u.a.: Der Therapie- und Ausbildungsprozess - Forschung und Praxis. Erfurt: Tagungsband Internationales Psychotherapie-Symposium 1987.
Geyer, M.: Zur psychodynamischen Orientierung einer methodenübergreifenden Grundausbildung. In: Hennig, H.; E. Fikentscher und W. Rosendahl. Tiefenpsychologisch fundierte Psychotherapie mit dem Katathymen Bilderleben. Wiss. Beitr. Univ. Halle (R120), 1992/2, 30-34
Gill, M.: Analysis of Transference. Intern. Univ. Press, New York, 1982
Gill, M.M.: Indirect suggestion: A response of Oremland. In: Oremland, D.(Eds.) Interpretation and Interaction: Psychoanalysis or Psychotherapy? New York: The Analytic Press, 1991, 137-163

Gill, M.M.: Die Übertragungsanalyse. Frankfurt: Fischer, 1996
Gill, M. M.: Psychoanalyse im Übergang. Stuttgart: Intern. Psychoanalyse, 1997
Götze, P; u.a.: Fokaltherapie. Was trägt zum Therapieerfolg bei? Psychotherapeut 48, 2003, 122-128
Grawe, K.: Grundriss einer Allgemeinen Psychotherapie. Psychotherapeut 40, 1995, 130-145
Grawe, K.: Neuropsychotherapie. Göttingen: Hogefe, 2004
Green, A.: Analytiker, Symbolisierung und Abwesenheit im Rahmen der psychoanalytischen Situation. Psyche 29, 1975, 503-541
Green, A.: The borderline personality disorders. New York: Int.Univ.Press 1977
Greenson, R. R.: Technik und Praxis der Psychoanalyse. 6. Aufl. Stuttgart: Klett-Cotta, 1962
Greenson, R. R.: Technik und Praxis der Psychoanalyse. Stuttgart: Klett 1975.
Grindler, J. und R. Bandler: Therapie in Trance. Stuttgart: Klett-Cotta 1984.
Grunert, J.: Intimität und Abstinenz in der psychoanalytischen Allianz. Jahrbuch der Psychoanalyse 25, 1989, 203-235
Gunkel, R.: Ansätze zur Gruppentherapie mit dem Katathymen Bilderleben. Karl-Marx-Stadt: Referat auf der 7. Arbeitstagung der Sektion Dynamische Gruppentherapie 1986.
Gutwinski-Jeggle, J.: Netze und Gefäße zum Bergen von Abwesendem und Verlorenem. Gedanken zur Rolle der Sprache im Rahmen einer psychoanalytischen Theorie der Symbolbildung. Psyche 57, 2003, 1057-1084
Hacker, W.: Allgemeine Arbeits- und Ingenieurpsychologie. Berlin: Dtsch. Verl. d. Wiss. 1973.
Happich, C.: Das Bildbewusstsein als Ansatzstelle psychischer Behandlung. Zentralbl. Psychother. 5, 1932, 633-640.
Hart de Ruyter, T.: Psychotherapie im Pubertätsalter. In: Biermann, G. (Hrsg.): Handbuch der Kinderpsychotherapie (Ergänzungsband). München und Basel: Reinhard 1976, S 240-245
Hasek, J.: Die Abenteuer des braven Soldaten Schwejk. Berlin: Aufbau, 1969
Heigl–Evers, A. und J. Ott (Hrsg.): Die psychoanalytisch–interaktionelle Methode. Göttingen: Vandenhoeck und Ruprecht, 1998
Heigl-Evers, A., Heigl, F., Ott, J.: Lehrbuch der Psychotherapie. Stuttgart: Fischer, 1993
Heimann, P.: On Countertransference. Intern. J. Psychoanal. 31, 1950, 81-84
Heine, H.: Einleitung zum Don Quijote. In: Cervantes, M.: Don Quijote de la Mancha. Stuttgart: Verlag der Klassiker, 1837
Heisterkamp, G.: „Enactments": basale Formen des Verstehens. In: Gerlach, A. et al. (Hg.): Psychoanalyse mit und ohne Couch. Gießen: Psychosozial-Verlag, 2003, 257 – 279
Helm, J.: Gesprächspsychotherapie. Berlin: Dtsch. Verl. d. Wiss. 1978.
Hennig, H.: Zu einigen Ergebnissen der Psychotherapie ängstlicher und phobischer Kinder und Jugendlicher mit Imaginationsverfahren. Z. Kinder-Jugendpsychiatr. 4, 1976, 272-285.

Hennig, H.: Zur Kombination verhaltenstherapeutischer Methoden mit Imaginationstechniken bei Kindern und Jugendlichen. Z. ärztl. Fortbild. 72, 1978, 839-893.

Hennig, H.: Zur Einbeziehung dynamischer Aspekte in den Verlauf psychotherapeutischer Imaginationen. Psychiat. Neurol. Med. Psychol. 32, 1980, 88-103

Hennig, H.: Das Katathyme Bilderleben als psychotherapeutisches Imaginationsverfahren – Grundlagen und praktisches Vorgehen. Psychiat. Neurol. Med. Psychol. Leipzig. 1982, 24, 738-744

Hennig, H.: Einige Probleme der Ausbildung und Selbsterfahrung mit psychotherapeutischen Imaginationen. Psychiatr. Neurol. med. Psychol. 35, 1983, 23-26.

Hennig, H.: Imaginationsverfahren - Katathymes Bilderleben. In: Kleinpeter, U. u.a.: Leitfaden der Psychotherapie im Kindes- und Jugendalter, Leipzig VEB Thieme 1984, 97-101

Hennig, H.: Erfahrungen mit dem Katathymen Bilderleben als Gruppentherapie bei Jugendlichen. Psychiatr. Neurol. med. Psychol. 37, 1985, 604-608

Hennig, H.: Zur Anwendung von Imaginationen in der Suggestivtherapie und im Katatyhmen Bilderleben. Z. Psychother. med. Psychol. 36, 1986, 64-68.

Hennig, H.: Zur Psychotherapie mit dem Katathymen Bilderleben. Budapest: Ideggyogyaszati Szemle 39, 1986, 360-368.

Hennig, H.: Zur Praxis der Ausbildung und Selbsterfahrung im Katathymen Bilderleben. Wiss. Z. Univ. Halle XXXVI, 1987, 113-121.

Hennig, H.: Identitäts- und Entwicklungsstörungen im Pubertätsalter, dargestellt am Beispiel der Anorexia nervosa und Bulimia nervosa. Neuropsychiatr, 1987 148-152.

Hennig, H.: Strukturbildung im therapeutischen Prozess des KB. In: Bartl, G. und F. Pesendorfer. Strukturbildung im therapeutischen Prozess. Wien: Literas, 1989, 109-115

Hennig, H.: Imaginationen als Instrumentarium in der Psychotherapie. In: Leuner, H.; H. Hennig und E. Fikentscher. Katathymes Bilderleben in der therapeutischen Praxis. Stuttgart: Schattauer, 1990

Hennig H.: Psychotherapie mit dem Katathymen Bilderleben. Grundlagen und Praxis der psychotherapeutischen Arbeit mit dem Tagtraum. Leipzig: VEB Georg Thieme, 1990

Hennig, H.: Imaginationen als Instrumentarium der Psychotherapie. In: Leuner, H., Hennig, H., Fikentscher, E. Katathymes Bilderleben in der therapeutischen Praxis. Stuttgart: Schattauer, 1993, 27-35

Hennig, H.: Die verbindende Kraft der Phantasie - Imaginationen als Brücken in der Psychotherapie. in: Rosendahl, W. (Hrsg.) Tiefpsychologisch orientierte Arbeitsansätze in der Medizinischen Psychologie. Lengerich: Pabst, 1995

Hennig, H.: Imaginationen im multimodalen Ansatz einer analytischen Psychotherapie. Vortrag anlässlich des Kongresses der Internationalen Gesellschaft für Katathymes Bilderleben und imaginative Verfahren in der Psychotherapie. Würzburg Mai, 1995

Hennig, H.: Imaginationen im multimodalen Ansatz einer analytischen Psychotherapie. Imaginationen 3, 1996, 31-39

Hennig, H.: Psychoanalyse mit Imaginationen – die imaginative Dimension in der analytischen Psychotherapie. In: Maaz, H.; H. Hennig und E. Fikentscher (Hrsg.). Analytische Psychotherapie im multimodalen Ansatz. Lengerich: Pabst, 1997, 31-37

Hennig, H.: Die Katathym-imaginative Psychotherapie. Videofilm Halle 1998, Bestell-Nr. 98-03 VHS/Pal Medienzentrum der Martin-Luther-Universität Halle-Wittenberg

Hennig, H.: Der Übertragungs- und Gegenübertragungsprozess bei der Arbeit mit Imaginationen in der analytischen Psychotherapie. In: Hennig, H., Rosendahl, W. (Hrsg.) Katathym-imaginative Psychotherapie als analytischer Prozess. Lengerich: Pabst Science Publishers. 1999

Hennig, H.: Zum Übertragungs- und Gegenübertragungsprozess in der Katathym–Imaginativen Psychotherapie. Imagination 1, 1999, 7-17

Hennig, H.: Zur Dynamik von Wort und Bild im analytischen Prozess. In: Hennig, H. und W. Rosendahl. Katathym–imaginative Psychotherapie als analytischer Prozess. Lengerich: Pabst, 1999, 17-42

Hennig, H.: Entwertung als Trauma. In: Bahrke, U. und W. Rosendahl: Psychotraumatologie und Katathym-imaginative Psychotherapie. Lengerich: Pabst, 2001, 555-569

Hennig, H. und B. Dober: Zur Psychodiagnostik und Psychotherapie der Schulphobie, Arztl. Jugendkd. 65, 1974, 296-307.

Hennig, H. und M. Voigt: Zur Psychotherapie übermäßig ängstlicher und phobischer Kinder und Jugendlicher. Acta Paedopsychiatr. 40, 1974, 157-168.

Hennig, H.; K.-H. Liebner; P. Bärwinkel und P. Roszeites: Suggestionswirkungen in der ärztlichen Praxis. Wiss. Z. Univ. Halle XXXI, 1982, 105-110.

Hennig, H. und B. Dober: Zur Psychopathologie, Psychodynamik und Psychotherapie der Anorexia nervosa im Pubertätsalter. In: Dober, B.; H. Hennig und H. Rennert: Psychopathologie und Psychotherapie psychischer Erkrankungen im Jugendalter. Wiss. Beitr. Univ. Halle 11, 1985, 37-57.

Hennig, H. und B. Temesvary: Selbstdestruktionstendenzen bei Anorexia nervosa -Patientinnen im Jugendalter. Budapest: Tagungsband des 2. Kongresses der Ungarischen Gesellschaft für Psychiatrie 1986.

Hennig, H.; B. Dober, U. Hausmann und W. Rosendahl: Die Anorexia nervosa im Pubertätsalter als Entwicklungs- und Identitätsstörung. Wiss. Z. Univ. Halle XXXV, 1986, 14-16.

Hennig, H.; U.Hausmann und W. Rosendahl: Anorexia nervosa und Bulimia nervosa als Syndrome gestörten Eßverhaltens in der Pubertät. Prax. Kinderheilkd 55, 1987, 419-422.

Hennig, u.a.: Krisenintervention mit dem Katathymen Bilderleben (KB) bei Jugendlichen. In: Hennig, H. und H.F. Späte. Krisenintervention bei psychiatrischen Patienten im Jugendalter. Martin–Luther–Universität Halle/Wittenberg, Wiss. Beiträge, 1988, 14 (R 103)

Hennig, H.; B. Temesvary, U. Hausmann und W. Rosendahl: Krisenintervention mit dem Katathymen Bilderleben bei Jugendlichen. In: Hennig, H. und H. F. Späte: Krisenintervention bei psychiatrischen Patienten im Jugendalter. Wiss. Beitr. Univ. Halle, 1988, 110-123.

Hennig H, Fikentscher E., Rosendahl W.: Tiefenpsychologisch fundierte Psychotherapie mit dem Katathymen Bilderleben - Theoretische Überlegungen und klinische Versorgung. Wiss. Beitr. Univ. Halle, 1992 (R120)

Hennig H. und E. Fikentscher: Entwicklung der Psychotherapie mit dem Katathymen Bilderleben in der ehemaligen DDR. In: Leuner, H.; H. Hennig und E. Fikentscher. Katathymes Bilderleben in der therapeutischen Praxis. Stuttgart: Schattauer, 1993, 145-147

Hennig, H., Fikentscher, E.: Kurzzeittherapie - Tribut an den Zeitgeist oder Indikationskonsequenz. In: Hennig, H. u.a. Kurzzeit-Psychotherapie in Therapie und Praxis. Lengerich: Pabst, 1997, 20-29

Hennig, H. und E. Fikentscher: Interview Hanscarl Leuner. Videofilm Halle 1999 Bestell-Nr. 99-03 VHS/Pal Medienzentrum der Martin-Luther-Universität in Halle/S.

Hennig, H.; E. Fikentscher u.a.: Kurzzeit-Psychotherapie in Theorie und Praxis. 2. Aufl., Lengerich: Pabst, 1999

Henry, W.; H. Strupp: T. Schacht und L. Gaston. Psychodynamic approaches. In: Bergin, A.E. u.a. Handbook of psychotherapy and behavior change. New York, 1994, 4 th. edn., 467-508

Hiebsch, H. und M. Vorwerg: Sozialpsychologie. Berlin: Dtsch. Verl. d. Wiss. 1980.

Hirsch, M.: Psychoanalytische Wege aus der Wortlosigkeit. In: Seidler, G. H., Laszig, P., Micka, R., V. Nolting, B. (Hg.): Aktuelle Entwicklungen in der Psychotraumatologie. Gießen: Psychosozial Verlag, 2003, 225-248

Höck, K.: Intendierte dynamische Gruppenpsychotherapie. In: Uchtenhagen, A.; R. Battegay und A. Friedmann (Hrsg.). Gruppenpsychotherapie und soziale Umwelt. Huber Bern, 1975

Höck, K.: Gruppenpsychotherapie. Berlin: Dtsch. Verl. d. Wiss. 1976.

Hoffmann, S.O., Hochapfel, G.: Neurosenlehre, Psychotherapeutische und Psychosomatische Medizin. Stuttgart: Schattauer, 1995

Hohage, R.: Analytisch orientierte Psychotherapie in der Praxis. Stuttgart: Schattauer, 1996

Hoppe K.: Gewissen, Gott und Leidenschaft, Stuttgart: Hirzel, 1985

Horn, G.: Kindheit und Phantasie Entwicklungsphasen im Spiegel innerer Bilder Lengerich: Pabst 1998

Howard, K. S.; D. E. Orlinsky and J. A. Hill: Patients satisfaction in psychotherapy as a function of patient-therapist pairing. Psychotherapy: Research and practice 7, 1970, 130-138.

Isaak, S.: The natur and function of phantasy. In: Developments of Psychoanalysis. London: Hogarth Press, 1973, 67-121

Jacobson, E.: Progressive Relaxation. Chicago: Univ. of Chicago Press, 1958.

Jaspers, K.: Allgemeine Psychopathologie. Berlin, Heidelberg, New York: Springer 1959.
Joseph, B.: Übertragung – die Gesamtsituation. In: Bott Spillius, E. (Hg.): Melanie Klein heute, Bd. 2. München/Wien: Verl. Intern. Psychoanal., 1995, 84-100
Jovanovic, U. J.: Schlaf und Traum. Stuttgart: Fischer, 1974.
Jovanovic.U.H.: Traumforschung. In: Pongratz, L. J.: Klinische Psychologie (Handbuch der Psychologie Bd. 8). Göttingen: Hogrefe, 1978, 1257-1318.
Jung, C.G.: Psychologische Typen. Zürich: Rascher 1937.
Jung, C.G.: Über die Psychologie des Unbewussten. Zürich: Rascher 1948.
Jung, C.G.: Bewusstes und Unbewusstes. Frankfurt a. M.: Fischer 1962.
Jung, C.G.: G. W. Bd. 7. Olten: Walter 1971.
Jung, C.G.: Über die Psychologie des Unbewussten. Frankfurt: Fischer 1975.
Jung, C.G. u. a.: Der Mensch und seine Symbole. 6. Aufl. Freiburg: Walter 1982.
Jung C.G.: Der Mensch und seine Symbole. 11. Aufl. Freiburg: Walter, 1988
Jung, F.G. und Chr. Kulessa: Katamnestische Untersuchung einer 20-Stunden-Therapie mit dem Katathymen Bilderleben: Eine testpsychologische Studie in: Leuner, H. (Hrsg.). Katathymes Bilderleben. Ergebnisse in Theorie und Praxis. Bern: Huber 3. Aufl. 1980, 172-185
Kächele, H.: Zwischen Skylla und Charybdis. Psychother. Med. Psychol. 35, 1985, 306-309
Kächele, H.: Psychoanalytische Therapieforschung 1930-1990. Psyche 46, 1992, 259-285
Kaplan-Solms, K. und M. Solms: Neuropsychoanalyse. Stuttgart: Klett–Cotta, 2003
Kast, V.: Wege aus Angst und Symbiose. München: DTV 1987.
Kast V.: Imagination als Raum der Freiheit. Freiburg: Walter Olten, 1988
Katzenstein, A.: Zum Stand der Hypnotherapie. In: Katzenstein, A. (Hrsg.): Suggestion und Hypnose in der psychotherapeutischen Praxis. Jena: VEB Fischer 1978, 43-57.
Katzenstein, A.: Neuere Entwicklungen der Hypnotherapie im anglo-amerikanischen Sprachbereich. In: Klumbies, G.: Hypnosetherapie. Leipzig: Hirzel 1981, 34-39.
Katzenstein, A.: Versuch einer Stellungnahme zu einigen Fragen der Theorie und Methodik der Psychoanalyse aus der Sicht heutiger Erkenntnisse. In: Katzenstein, A. und A. Thom: Ausgewählte theoretische Aspekte psychotherapeutischen Erkennens und Handelns. Jena: VEB Fischer 1981, 180-201.
Katzenstein, A.; H. F. Späte und A. Thom: Die historische Stellung und die gegenwärtige Funktion der von Sigmund Freud begründeten Psychoanalyse im Prozess einer wissenschaftlich fundierten Psychotherapie. Bernburg: Bezirkskrankenhaus für Psychiatrie und Neurologie 1981.
Kernberg, O.F.: Borderline-Störungen und pathologischer Narzissmus. Frankfurt: Suhrkamp 1978.
Kernberg, O.F.: Objektbeziehungen und Praxis der Psychoanalyse. Stuttgart: Klett-Cotta, 1981.

Kernberg, O.F.: Intrapsychische, interpersonelle und psychostrukturelle Bezugsrahmen in der Psychotherapie. In: de Schill, S., Lebovici, S., Kächele, H. (Hrsg.). Psychoanalyse und Psychotherapie. Stuttgart: Thieme, 1997, 125-131

Kerz-Rühling, I.: Nachträglichkeit. Psyche 47, 1993, 911-933

Kindt, W.: Imagination und Kommunikation. Zur linguistischen Fundierung der Katathym-imaginativen Psychotherapie. In: Kottje-Birnbacher L, Sachsse U und Wilke E (Hrsg.): Imagination in der Psychotherapie. Bern: Huber, 1997, 32-44

Klein, M.: Notes on some schizoid mechanisms. Intern Journ Psycho-Anal 27, 1946, 99-110

Klessmann, E.: Anorexia nervosa, eine psychotherapeutische Beziehungsfalle? Prax. Kinderpsychol. 32, 1983, 257-263.

Klessmann, E.: Die Familiendynamik in der Selbsterfahrung mit dem Katathymen Bilderleben. Bad Lauterberg: Vortrag auf dem 24. Weiterbildungsseminar der AGKB, 1985.

Klessmann, E.: Das KB als differentialdiagnostischer Test für unterschiedliche Strukturen bei frühen und späten Störungen. In: Strukturbildung im therapeutischen Prozess. Bartl G, Pesendorfer F (Hrsg.). Wien: Literas 1989

Klessmann, E.: Psychosomatische Manifestation bei Störungen auf niederem Strukturniveau (z.B. Anorexia nervosa) vs. höherem Strukturniveau (Beispiel Konversionsneurose) und ihre KB-spezifischen Unterschiede. In: Wilke E, Leuner H (Hrsg.). Das Katathyme Bilderleben in der Psychosomatischen Medizin. Bern-Stuttgart-Toronto: Huber, 1990

Klinger, E.: Structure and Functions of Fantasy. New York: Wiley 1971.

Klinger, E.: Meaning and void: inner experience and their incentives in peoples life Minneapolis: Univ. of Minnesota, Press, 1977

Klinger E.: Katathymes Bilderleben und die neuere Vorstellungsforschung. Vortrag anlässlich des 65. Geburtstages von H. Leuner, Göttingen, 1984

Klinger, E.: Der Schritt aus der Wirklichkeit. Psychologie heute 1, 1988, 46-51

Klinger E.: Katathymes Bilderleben und die neuere Vorstellungsforschung. In: Wilke, E. und H. Leuner: Das Katathyme Bilderleben in der Psychosomatischen Medizin. Bern Stuttgart Toronto: Huber, 1990, 42-48

Klix, F.: Information und Verhalten. Dtsch. Verl. d. Wiss. Berlin 1971.

Klumbies, G.: Psychotherapie in der Inneren und Allgemeinmedizin. Leipzig: Hirzel 1974.

Kohut, H.: Formen und Umformungen des Narzissmus. Psyche 20, 1966, 561-572.

Kohut, H.: Narzissmus. 2. Aufl. Frankfurt.M.: Suhrkamp 1979.

Körner, J.: Was heißt: Arbeit in der Übertragung. In: Hennig, H.; E. Fikentscher und W. Rosendahl (Hrsg.). Tiefenpsychologisch fundierte Psychotherapie mit dem katathymen Bilderleben. Halle/S.: Wissensch. Beitr., Martin Luther-Universität, 1992/2 (R 120), 19-29

Korolkow, F.: Wnusenie snovidenii kak metod psychotherapii (Die Suggestion von Träumen als therapeutische Methode). Z. Neuropat. Psychiat. 68, 1968, 900-901.

Kosbab, F. P.: Symbolismus, Selbsterfahrung und didaktische Anwendung des Katathymen Bilderlebens in der psychiatrischen Ausbildung. Z. Psychother. med. Psychol. 22, 1972, 110-118.

Kottje-Birnbacher,L.: Strukturierende Faktoren des Katathymen Bilderlebens. Praxis Psychoth. Psychosom. 37, 1992, 164-173

Kottje-Birnbacher, L.: Konfliktverarbeitung und Ressourcenaktivierung. Psychotherapeut 42, 1997, 170-177

Kottje-Birnbacher, L.: Paartherapie mit dem Katathymen Bilderleben. Z. Familiendynamik 6, 1981, 160-168.

Kottje-Birnbacher, L.: Einführung in die katathym-imaginative Psychotherapie. Imagination 4, 2001

Krapf, G.: Das katathyme Bild-Erleben. Fortschr. Med. 95, 1977 , 2603-2613.

Krapf, G.: Gedanken und Anregungen zur Gesprächsführung im KB. Unveröff. Arbeitsmanuskript 1983.

Krapf, G.: Persönliche Mitteilung. 1984.

Kreische, R.: Zur Gruppentherapie mit dem Katathymen Bilderleben (Leuner). Göttingen: Schriftenreihe der AGKB, Selbstverlag 1980.

Kretschmer, E.: Medizinische Psychologie. Stuttgart: Thieme 1924.

Kretschmer, E.: Über gestufte Hypnoseübungen und den Umbau der Hypnosetechnik. Dtsch. med. Zschr. 71, 1946 , 281-283.

Kretschmer, E.: Medizinische Psychologie. Stuttgart: Thieme 1975.

Kriegel, E. und J. Gaefke: Hypnose als Technik zur indirekten Beeinflussung. In: Katzenstein, A.: Suggestion und Hypnose in der psychotherapeutischen Praxis. Jena: VEB Fischer 1978, 133-142.

Kris, E.: Psychoanalytic Explorations in Art. Int. Univers. Press New York, 1952

Kulawik, H.: Psychodynamische Kurztherapie. Leipzig: Thieme,1984

Kulessa, Chr. und F. Jung: Die Effizienz einer 20-stündigen Kurzpsychotherapie mit dem Katathymen Bilderleben: Eine testpsychologische Untersuchung. 2. Psychosom. Med. Psychoanal. 25, 1979, 274-281

Kulessa, C. und F. G. Jung: Effizienz einer 20-stündigen Kurzpsychotherapie mit dem Katathymen Bilderleben im testpsychologischen prae/post-Vergleich. In: Leuner H. (Hrsg.): Katathymes Bilderleben - Ergebnisse in Theorie und Praxis. Bern, Stuttgart, Wien: Huber 1980, 148-170.

Kutter, P.: Die psychoanalytische Haltung., Wien-München: Verlag Internationale Psychoanalyse, 1988

Lachauer, R.: Der Fokus in der Psychotherapie. München: Pfeiffer, 1992

Lada, G.: Die Abenteuer des braven Soldaten Schwejk in Bildern. Berlin: Artia Prag u. Eulenspiegel-Verlag, 1961

Ladenbauer, W.: Imagination und Hypnose bei Krebs. Imagination 1-2, 1992, 36-68

Lander, H.-J.: Die Abschätzung von Interventionseffekten mittels einer linearen Prä-Post-Analyse. Z. Psychol. 198, 1990, Teil 1, 247-264, Teil 2, 381-389

Lang, J.: Beiträge zu einer tiefenpsychologischen Anthropologie des Katathymen Bilderlebens. Salzburg: Dissertationen der Univ. 11, 1979.

Langer, S.: Philosophie auf neuem Wege. Frankfurt/M: Suhrkamp., 1965, 4. Aufl.
Langen, D.: Kompendium der medizinischen Hypnose. Basel: Karger 1972.
Langen, D.: Die gestufte Aktivhypnose. 4. Aufl. Stuttgart: Thieme 1982.
Langs, R.: The Therapeutic Conspiracy. New York-London: Jason Aronson, 1982
Lany, L.u.a.: Das State-Trait-Angst-Inventar. Weinheim: Beltz, 1981
Laplanche, J. und J.-B. Pontalis: Das Vokabular der Psychoanalyse. 3. Aufl. Bd. I. Frankfurt: Suhrkamp 1977.
Laplanche, J. und J.-B. Potalis: Das Vokabular der Psychoanalyse. 3. Aufl. Bd.II Frankfurt: Suhrkamp 1977.
Lazarus, A. A.: Angewandte Verhaltenstherapie. Stuttgart: Klett 1976.
Lazarus, A.: Innenbilder - Imaginationen in der Therapie und Selbsthilfe. Pfeiffer München, 1985
Lecours, S., Bouchard, M.-A.: Dimensions of mentalisation: outlining levels of psychic transformation. Int. J. Psychoanal 78, 1997, 855-875
Leichsenring, F.: Psychodynamische Therapie der Generalisierten Angststörung. nach Luborsky. www. Thieme.de/ppmp/abstracts, 2003
Leonjew, A. N.: Probleme der Entwicklung des Psychischen. Berlin: Volk und Wissen 1964.
Leonjew, A. N.: Tätigkeit, Bewusstsein, Persönlichkeit. Berlin: Volk und Wissen 1982.
Leuner, H.: Experimentelles katathymes Bilderleben als ein klinisches Verfahren der Psychotherapie. Zeitschr. Psychoth. Med. Psychol. 5, 1955, 185-196
Leuner, H.: Symbolkonfrontation — ein nicht interpretierendes Vorgehen in der Psychotherapie. Schw. Arch. Neurol. Neurochir. Psychiatr. 76, 1955, 23-47.
Leuner, H.: Symbolkonfrontation. In: Schweizer Arch. Neurol. Psychiat. 76 1955, 23-49
Leuner, H.: Symboldrama, ein aktives nicht analytisches Vorgehen der Psychotherapie. Z. Psychother. med. Psychol. 7, 1957, 221-238.
Leuner, H.: Die experimentelle Psychose. Berlin, Göttingen, Heidelberg: Springer 1962.
Leuner, H.: Das assoziative Vorgehen im Symboldrama. Z. Psychother. med. Psychol. 14, 1964 , 196-211.
Leuner, H.: Über einige Grundprinzipien der Kurztherapie. Z. Psychosom. Med. u. Psychoanalyse. 15, 1969, 199-202
Leuner, H.: Das Katathyme Bilderleben in der Psychotherapie von Kindern und Jugendlichen. Prax. Kinderpsychol. 19, 1970, 212-224.
Leuner, H.: Zur Stellung des Katathymen Bilderlebens im Rahmen psychotherapeutischer Verfahren. In: Leuner, H.; G. Horn und E. Klessmann: Katathymes Bilderleben mit Kindern und Jugendlichen. München und Basel: Reinhard, 1977, 9-13
Leuner, H.: Regression - Die Entwicklung des Begriffes und ihre Bedeutung für therapeutische Konzepte. Z. psychosom. Med. Psychoanal. 24, 1978, 301-318.

Leuner, H.: Grundzüge der tiefenpsychologischen Symbolik I. In: Hahn, P., Herdieckerhoff, E. (Hrsg.). Materialien zur Psychoanalyse und analytisch orientierten Psychotherapie. Göttingen: Vandenhoeck und Ruprecht, 1978 2, 166-187

Leuner, H.: Basic principles and therapeutic efficacy of Guided affective imagery. In: Singer, S. L. et al.: The power of human imagination. New York: Plenum Publ. Corp. 1978a.

Leuner, H. (Hrsg.): Katathymes Bilderleben - Ergebnisse in Theorie und Praxis. Bern, Stuttgart, Wien: Huber 1980.

Leuner, H.: Katathymes Bilderleben. In: Corbini, B.: Handbuch der Psychotherapie. Weinheim und Basel: Beltz 1980, 451-470.

Leuner, H.: Zur psychoanalytischen Theorie des Katathymen Bilderlebens (KB). In: Leuner, H. (Hrsg.): Katathymes Bilderleben in Theorie und Praxis. Bern, Stuttgart, Wien: Huber 1980, 74-92.

Leuner, H.: Halluzinogene. Bern, Stuttgart, Wien: Huber 1981.

Leuner, H.: Katathymes Bilderleben - Grundstufe. 2. überarb. u. erweit. Aufl. Stuttgart und New York: Thieme 1981.

Leuner, H.: Das Katathyme Bilderleben im Lichte der Ich-Psychologie. In: Leuner, H. und 0. Lang: Psychotherapie mit dem Tagtraum. Bern, Stuttgart, Wien: Huber 1982, 37-55.

Leuner, H.: Tagträume - Die Technik des Katathymen Bilderlebens. Tempo Medical l, 1982, 15-17.

Leuner, H.: Das Katathyme Bilderleben in der klinischen Psychotherapie. In: Heigl, F. und H. Heuss: Psychotherapie im Krankenhaus. Göttingen und Zürich: Vanderhoek und Ruprecht, 1982, 223-252.

Leuner, H.: Grundlinien des Katathymen Bilderlebens (KB) aus neuerer Sicht. In: Leuner, H.: Katathymes Bilderleben - Ergebnisse in Theorie und Praxis. Bern: Huber, 1983, 10-55.

Leuner H.: Lehrbuch des Katathymen Bilderlebens. Bern 1. Aufl.: Huber, 1985

Leuner, H.: Das Katathyme Bilderleben. In: Toman, W. und R. Egg: Psychotherapie Bd. I. Stuttgart: Kohlhammer, 1985, 138-151.

Leuner, H.: Lehrbuch des Katathymen Bilderlebens. Bern: Huber, 1985.

Leuner, H.: Lehrbuch des Katathymen Bilderlebens. Huber, Bern, Stuttgart, Toronto, 1987

Leuner, H.: Die Überwindung von Spaltungsphänomenen durch symbolische Integration im Katathymen Bilderleben. In: Strukturbildung im therapeutischen Prozess. Bartl G, Pesendorfer F (Hrsg.). Wien: Literas, 1989

Leuner, H.: Katathymes Bilderleben. Ergebnisse in Theorie und Praxis. Bern: Huber, 1990

Leuner, H.: Grundlinien des Katathymen Bilderlebens aus neuerer Sicht. In: Katathymes Bilderleben. Ergebnisse in Theorie und Praxis. Leuner H (Hrsg.). Bern: Huber, 1990

Leuner H.: Lehrbuch der Katathym-imaginativen Psychotherapie. 3. korr u. erw. Aufl. Bern:, 1994

Leuner, H.: Katathym-imaginative Psychotherapie. Stuttgart: Thieme, 1994

Leuner, H.: Kreativität und »Bewusstseinsveränderung". Confin. psychiat. 16, 1973, 141-158. Auflage 1994

Leuner H.: Psychotherapie im Nachkriegsdeutschland: persönliche Erinnerungen an meine großen Lehrer. Katathymer Bilderbote, Heft 7, Göttingen, 1995

Leuner, H. und O. Lang (Hrsg.): Psychotherapie mit dem Tagtraum - Ergebnisse II. Bern, Stuttgart, Wien: Huber, 1982.

Leuner, H.; L. Kottje-Birnbacher; U. Sachsse und M. Wächter: Gruppenimagination. Bern: Huber, 1986

Leuner, H. und H. Hennig: Psychotherapie mit dem Katathymen Bilderleben (KB) unter Berücksichtigung von schizoiden und depressiven Persönlichkeitsstrukturen. Wiss. Z. Univ. Halle XXXV, 1987, 108-112.

Leuner H, Hennig H, Fikentscher E.: Katathymes Bilderleben in der therapeutischen Praxis, Schattauer, 1993

Lichtenberg, J. D.: Psychoanalyse und Säuglingsforschung. Berlin: Springer, 1991

Ließmann, D.: Einige empirische Befunde zur faktoriellen Struktur des Gießen-Test. Diagnostica 1, 1967, 26-34

Lorenzer, A.: Kritik des psychoanalytischen. Symbolbegriffs. Frankfurt: Suhrkamp 1970.

Lorenzer, A.: Symbol, Vermittlung von Sinnlichkeit und Bewusstsein. In: Leuner, H. (Hrsg.). Katathymes Bilderleben. Ergebnisse in Theorie und Praxis. Bern: Huber, 1990, 3. Aufl.

Lorenzer, A.: Sprachzerstörung und Rekonstruktion. Frankfurt: Suhrkamp, 4.Aufl., 1995

Louis V.: Die Deutung von Träumen und frühen Kindheitserinnerungen in der Sicht der Individualpsychologie. A. Adlers In: Battegay, R. und A. Trenkel: Der Traum aus der Sicht verschiedener therapeutischer Schulen. 2. erw. Aufl., Bern: Huber, 1987, 18-20

Luborsky, L.: Measuring a pervasive psychic structure in psychotherapy: The core Conflictual Relationship Theme. In Freedmann, N. and S Grand (eds.) Communicative structures and psychic structures. New York: Plenum Press 1977 367-395

Luborsky, L.: Einführung in die analytische Psychotherapie. Göttingen: Vandenhoeck und Ruprecht, 1995

Luborsky, L.: A pattern–setting of therapeutic alliance study revisited. Psychoth. Research 10, 2000, 17 – 29

Luborsky, L., Singer, B., Luborsky, L.: Comparative studies of psychotherapies: Is it true that „everyone has won and all must have prizes"? Arch. Gen. Psychiatry 32, 1975, 995-108

Luborsky, L., Crits-Christoph, P., Mintz, J., Auerbach, A.: Who will benefit from psychotherapy Basic Books, New York, 1988

Luborsky, L. and P. Crits – Christoph: Understanding transference: The CCRT method. New York: Basic Books, 1990

Lurija, A. R.: The working Brain: An Introduction to Neuropsychology. New York: Basic Books Dt., 1973

Luthe, W.: Autogenic Therapy VI. I-V. New York und London: Grune and Stratton 1969/70.

Maaz, H.-J.: Entwicklungslinien zur Psychoanalyse in der DDR und nach der Wende 1989 in den neuen Bundesländern. In: Maaz, H.-J., Hennig, H., Fikentscher, E. Analytische Psychotherapie im multimodalen Ansatz. Lengerich: Pabst, 1997

Maaz, H.-J. (Hrsg.): Psychodynamische Einzeltherapie, Lengerich: Pabst, 1997

Maaz, H.-J.: Psychoanalyse im multimodalen Ansatz. In: Maaz, H.-J., Hennig, H., Fikentscher, E. a.a.O., 1997a, 10-17

Maaz, H.-J.; H. Hennig und E. Fikentscher: Analytische Therapie im multimodalen Ansatz (Zur Entwicklung der Psychoanalyse in Ostdeutschland). Lengerich: Pabst, 1997

Mahler, M. S.; F. Pine und A. Bergmann: Die psychische Geburt des Menschen. Frankfurt: Fischer 1978.

Maturana, H.R., Varela F.J.: Der Baum der Erkenntnis, München Wien: Scherz, 1987

Meister Eckart: Schriften, Jena: Diederichs, 1938

Meltzer, D.: Der psychoanalytische Prozess. München/Wien: Verlag Internationale Psychoanalyse, 1967, 62-66

Mertens, W. (Hrsg.): Schlüsselbegriffe der Psychoanalyse. Stuttgart: Verl. Int. Psychoanal., 1993

Mertens, W.: Einführung in die psychoanalytische Therapie. Band 3. Stuttgart: Kohlhammer, 1993

Mertens, W.: Schlüsselbegriffe der Psychoanalyse. Stuttgart: Verlag Internationale Psychoanalyse 2. Aufl., 1995

Mertens, W.: Psychoanalyse. Stuttgart: Kohlhammer, 1996, 5. Aufl.

Metzger, W.: Psychologie. Darmstadt: Steinkopf 1954.

Meyer, A.E.: Kommunale Faktoren in der Psychotherapie als Erklärung für nicht grob unterschiedliche Ergebnisse - Ein Mythos mehr in der Psychotherapieforschung. Psychother. Psychosom. Med. Psychol. 40, 1990, 152-157

Mintz, H.; L. Luborsky und A. Auerbach: Dimension of psychotherapy: a factor analytic study of ratings of psychotherapy sessions. J. cons. and clinic Psychol. 36 36, 1971, 106-112.

Money-Kyrle, R.: Cognitive development. In: Meltzer, D., O'Shaughnessy (Hg.), 1978: The Collected Papers of Money-Kyrle. Strath (Clunie Pr.), 1968, 416-433

Moser, T.: Körpertherapeutische Phantasien. Frankfurt: Suhrkamp, 1989

Neisser, U.: Changing conceptions of imagery. In: Sheehan, D.: The function and nature of imagery. New York: Academic press 1972, 23-37

Nerenz, K.: Eine Legende zum Begriff der Gegenübertragung. In: Hoffmann, S.O. (Hrsg.). Deutung und Beziehung. Frankfurt: Fischer, 1983, 146-151

Noy, P.: A Revision of the Psychoanalytic Theory of the Primary Process. Int J Psychoanal 50, 1969, 155-178

Oerter, B.: Psychologie des Denkens. 2. Aufl. Donauwörth: Auer, 1971.

Ogden, T.: Projective Identification and Psychotherapeutic Technique. New York, London: Jason Aronson, 1982

Ogden, T.: Über den potentiellen Raum. Forum Psychoanal, 1997, 1-18

Ogden, T.: Lebendiges und Totes in der Übertragung und Gegenübertragung. Psyche 52, 1998, 1067-1097

Ogden, T.: Analytische Träumerei und Deutung. Heidelberg: Springer, 2001

Orlinsky, D., Howard, K.I.: Ein allgemeines Psychotherapiemodell. Integrative Therapie 4, 1988, 281-308

Pahl, J.: Über einige abgrenzbare Formen der Übertragungs- und Gegenübertragungsprozesse während der Arbeit mit dem Katathymen Bilderleben. In: Leuner, H. und O. Lang: Psychotherapie mit dem Tagtraum - Ergebnisse II. Bern, Stuttgart,Wien: Huber 1982, 73-93.

Pahl, J.: Über einige abgrenzbare Formen der Übertragungs- und Gegenübertragungsprozesse während der Arbeit mit dem Katathymen Bilderleben. In: Leuner, H., Lang, O. (Hrsg.): Psychotherapie mit dem Tagtraum. Bern: Huber 1982, 73-91

Pahl, J.: Der Tagtraum - Ein seelisches Kompromissgeschehen und seine Bedeutung. In: Roth, J. W.: Konkrete Phantasie. Bern, Stuttgart, Wien: Huber 1984, 37-46.

Pahl, J.: Strukturbildung oder psychotherapeutischer Prozess. In: Strukturbildung im therapeutischen Prozess. Bartl G, Pesendorfer F. (Hrsg). Wien: Literas, 1989

Pahl, J.: Über narzisstische Entwicklungslinien während des Katathymen Bilderlebens. In: Katathymes Bilderleben. Ergebnisse in Theorie und Praxis. 3. Aufl. Leuner H. (Hrsg). Bern-Stuttgart-Wien: Huber, 1990, 93-104

Pavel, F. G.: Die klientzentrierte Psychotherapie - Ergebnisse, gegenwärtiger Stand. Fallbeispiele. München: Pfeiffer, 1978

Perls, F. S.: Gestalttherapie in Aktion. Stuttgart: Klett, 1974.

Perls, F. S.: Das Ich, der Hunger und die Aggression. Stuttgart: Klett, 1982.

Piaget, J.: Nachahmung, Spiel und Traum. Stuttgart: Klett, 1969.

Plänkers, T.: Veränderungen im psychoanalytischen Verständnis der Angst. Psyche 57, 2003, 478-522

Pokorny, D. und U. Stigler: Beziehungsschemata in der realen und der imaginierten Welt: mit der Clusteranalyse der Verschiebung auf der Spur. In: Kottje-Birnbacher, L. u.a. (Hrsg.). Mit Imaginationen therapieren. Lengerich: Pabst, 2005, 108-123

Prangisvili, A. S.: Das gegenwärtige Entwicklungsniveau der Einstellungsuntersuchungen in der Georgischen Schule. In: Vorwerg, M.: Einstellungspsychologie Berlin: Volk und Wissen, 1976, 51-69.

Pratzka, C.: Möglichkeiten und Grenzen des KB bei der Kurzpsychotherapie mit Alkoholikern. In: Hennig u.a.: Kurzzeit-Psychotherapie in Therapie und Praxis. Lengerich: Pabst 1997, 1022-1043

Pratzka, C., W. Rosendahl und H. Hennig: Möglichkeiten und Grenzen der Katathym imaginativen Psychotherapie bei der Behandlung von Alkoholikern, Imagination 1, 1997, 29-35

Pszywyj, A.: Die imaginative Anwendung des Wassers im Katathymen Bilderleben. In: Leuner, H. (Hrsg.): Katatyhmes Bilderleben. Bern, Stuttgart, Wien: Huber, 1980, 216-223.
Racker, H.: Übertragung und Gegenübertragung. München, Basel: Ernst Reinhardt, 1993
Rank, O. und H. Sachs: Die Bedeutung der Psychoanalyse für die Geisteswissenschaften. Wiesbaden: Bergmann, 1913.
Rapaport, D.: Die Struktur der psychoanalytischen Theorie. Stuttgart: Klett, 1959
Reddemann, L., Sachsse, U.: Imaginative Psychotherapieverfahren zur Behandlung in der Kindheit traumatisierter Patientinnen und Patienten. Psychotherapeut 41, 1996, 169-174
Reich, A.: On Countertransference. Intern Journ. Psychoanal. 32, 1951
Richter, H.-E.: Die Gruppe. Reinbeck: Rowolt, 1972.
Ricoer, P.: Die Interpretation. Ein Versuch über Freud. Frankfurt: Suhrkamp, 1993
Riemann, F.: Grundformen der Angst. München und Basel: Reinhard, 1975.
Rohde-Dachser, Ch.: Weiterentwicklung der psychoanalytischen Behandlungstechnik. In: Mertens, W.: Schlüsselbegriffe der Psychoanalyse. Stuttgart: Verlag Internationale Psychoanalyse, 1995
Rosendahl, W. und C. Pratzka: Möglichkeiten und Grenzen der Katathym imaginativen Psychotherapie bei der Kurzpsychotherapie von Alkoholikern. In: Hennig, H. u.a. Kurzzeitpsychotherapie in Theorie und Praxis. Lengerich: Pabst, 2. Auflage, 1999, 1057-1066
Rosendahl, W.: Die Gegenübertragung in der Katathym-Imaginativen Psychotherapie - Hindernis oder Nutzen in: Hennig, H. und W. Rosendahl. Katathymimaginative Psychotherapie als analytischer Prozess. Lengerich: Pabst, 1999, 43-53
Rösler, H. und H. Szewczyk: Medizinische Psychologie. Berlin: VEB Volk und Gesundheit, 1987.
Roth, J.W.: Das Katathyme Bilderleben bei psychosomatischen Frauenkrankheiten und bei Sexualstörungen beiderlei Geschlechts. In: Leuner, H. (Hrsg.): Katathymes Bilderleben. Bern, Stuttgart, Wien: Huber, 1980, 224-234.
Roth, J.W.: Konkrete Phantasie - Neue Erfahrungen mit dem Katathymen Bilderleben. Bern, Stuttgart, Wien: Huber, 1984.
Roth, J.W.: Körpersensationen während des Katathymen Bilderlebens - ihr Einsatz als therapeutische Technik. In: Roth, J.W.: Konkrete Phantasie. Bern: Huber, 1984, 25-36.
Roth, J.W.: Das Katathyme Bilderleben in der Therapie von Sexualstörungen und gynäkologisch-psychosomatischen Symptomen. In: Wilke, E. und H. Leuner. Das Katathyme Bildererleben in der psychosomatischen Medizin, Bern: Huber, 1990, 266-273
Roth W.: Das Katathyme Bilderleben als spirituelle/transpersonale Therapie, Imagination 3, 1994
Roth, G.: Fühlen, Denken, Handeln. Frankfurt: Suhrkamp, 2003

Rubinstein, S. L.: Grundlagen der allgemeinen Psychologie. Berlin: Volk und Wissen, 1959.
Rubinstein, S. L.: Sein und Bewusstsein. Berlin: Akademie-Verlag, 1962.
Rüger, U.; A. Dahm und D. Kallinke: Faber/ Haarstrick. Kommentar Psychtherapie-Richtlinien. München: Urban und Fischer, 6. Aufl. 2003
Sachsse, U.: Über die Psychodynamik in der Gruppentherapie mit dem KB. Göttingen: Schriftenreihe der AGKB Selbstverlag, 1975.
Sachsse, U., Wilke, E.: Die Anwendung des Katathymen Bilderlebens bei psychosomatischen Erkrankungen. Prax. Psychother. Psychosom. 32, 1987, 46-54
Sachsse, U.: Psychotherapie mit dem Katathymen Bilderleben (KB) bei Borderline-Patienten. Prax. Psychother. Psychosom. 1989; 34: 90-99.
Salvisberg, H.: Therapie von Zwangsneurosen mit dem Katathymen Bilderleben - ein Beitrag zur Kasuistik und Theorie. In: Leuner, H. und O. Lang: Psychotherapie mit dem Tagtraum. Bern: Huber, 1982, 94-111.
Salvisberg, H.: Die zwei Seiten der Wirklichkeit - Wörtliche und symbolische Bedeutung. Imagination 2/1993, 45-59
Salvisberg, H.: Von der amodalen Wahrnehmung zur Katathymen Imagination. Gedanken zur Progression des Primärprozesses. In: Kottje-Birnbacher, L. u.a. (Hrsg.). Imaginationen in der Psychotherapie. Bern: Huber, 1997
Salvisberg, H.: Zum Zugang zu Gedächtnisinhalten. Imagination 4, 2005, 22-37
Sandler, J., Sandler, A.-M.: The „second censorship", the „three box model" and some technical implications. Intern. Journ. Psychoanal. 64, 1983, 413-425
Schafer, R.: Aspects of Internalisation. Intern. Univers. Press New York, 1968
Schaefer, G.: Autogene Therapie nach Luthe. In: König, W. u.a.: Autogenes Training. Jena: VEB Fischer, 1979, 132-147.
Schilder, P.: Wahn und Erkenntnis. Berlin: Springer, 1918.
Schmid, G.: Wachtraumbehandlung. In: Wiesenhütter, E.: Schriftenreihe zur Theorie und Praxis der medizinischen Psychologie. Stuttgart: Thieme, 1971.
Schmidbauer, W.: Die hilflosen Helfer. Reinbeck: Rowohlt, 1984.
Schmidt, H.-D.: Allgemeine Entwicklungspsychologie. Berlin: Dtsch. Verl. d. Wiss., 1970.
Schmitt, B., Hochauf, R.: Erfahrungen mit Kombinationsmöglichkeiten um Gruppenimaginationen des KB mit dynamischer Gruppenpsychotherapie unter Berücksichtigung ich-struktureller Aspekte. In: Hennig, H.; E. Fikentscher und R. Rosendahl. Tiefenpsychologisch fundierte Psychotherapie mit dem Katathymen Bilderleben, 1992, 126-131
Schnell, M: Imagination, Phantasie und Traum. Imagination 24, 2002, 7-22
Schnell, M.: Die Kraft der Bilder. Imagination 25, 2003, 60-75
Schnell, M: Imaginationen im Dialog. Zur Dynamik der Übertragungs- und Gegenübertragungsprozesse in der KIP. In: Kottje-Birnbacher L, Wilke E, Krippner K, Dieter W (Hrsg): Mit Imaginationen therapieren. Lengerich: Pabst, 2005, 69-78
Schnell, M.: Imaginationen im Dialog. In: Kottje – Birnbacher L. u.a. (Hrsg.). Mit Imaginationen therapieren. Lengerich: Pabst, 2005, 69-78

Schraml, W. J. und U. Baumann, U. (Hrsg.): Klinische Psychologie. Bd.I u.II, Bern, Stuttgart, Wien: Huber, 1975.

Schröder, H.: Struktur interpersonaler Fähigkeiten. In: Vorwerg, M. und H. Schroeder Persönlichkeitspsychologische Grundlagen interpersonalen Verhaltens. Wiss. Beitr. Univ. Lpz. Bd. L, 1980, 98-275.

Schultz, J. H.: Das Autogene Training. Leipzig: Thieme, 1932.

Schultz-Hencke, H.: Lehrbuch der analytischen Psychotherapie. Stuttgart: Thieme, 1965.

Schwarz-Winkelhofer, 8. und H. Biedermann: Das Buch der Zeichen und Symbole. Graz: Verlag für Sammler, 1980.

Segal, H.: Bemerkungen zur Symbolbildung. In: Bott Spillius, E. (Hg.): Melanie Klein heute, Bd. 1. München/Wien: Verl. Internation. Psychoanal., 1957, 202-224

Segal, H.: Die Funktion des Traums. In: Dies: Wahnvorstellungen und künstlerische Kreativität. Stuttgart: Klett-Cotta, 1981, 119-129

Segal, H.: Traum, Phantasie und Kunst. Stuttgart: Klett-Cotta, 1996

Shapiro, D.A.: Lessons in history: three generations of therapy research. Paper delivered at the Annual Meeting of the Society of Psychotherapy Research, Wintergreen, USA, 1990

Silberer H.: Bericht über eine Methode, gewisse symbolische Halluzinationserscheinungen hervorzurufen und zu beobachten. Jahrb. Psychoanal. Psychopathol. 1, 1909, 519-523

Singer, J. L.: Phantasie und Tagtraum - Imaginative Methoden in der Psychotherapie. München: Pfeiffer, 1978.

Smirnoff, V.: Die Gegenübertragung. Jahrbuch der Psychoanalyse 22, 9-35, 1988, 9-35

Smith, M.L., Glass, G.V., Miller, T.I.: The benefits of psychotherapy. Baltimore: Johns Hopkins Univ Press, 1980

Soldt, Ph.: Denken in Bildern. Lengerich: Pabst, 2005

Staats, H.: Die Bestimmung des Behandlungsfokus in Paartherapien – Vergleich von klinischer Zweitsicht und dem zentralen Beziehungskonfliktthema nach Luborsky. In: H. Hennig, H.; E. Fikentscher u.a. (Hrsg.): Kurzzeit – Psychotherapie in Theorie und Praxis. 2.überarb. Aufl., Lengerich: Pabst, 1999, 266-277

Steiner und Krippner: Psychotraumatherapie. Stuttgart: Schattauer, 2006

Stern, D. N.: The early development of schemas of self, of other and of various experiences of self with other. In: Lichtenberg, J., Kaplan, S. Reflections of self psychology. Hillsdale: Analytic Press, 1983

Stern, D. N.: Tagebuch eines Babys. München: Piper, 1991

Stern, D. N.: Die Lebenserfahrung des Säuglings. Stuttgart: Klett-Cotta, 1992

Stern, D.: Der Gegenwartsmoment. Frankfurt: Brandes u. Apsel, 2005

Stigler, U. und D. Pokorny: Vom Inneren Erleben über das Bild zum Wort. KIP-Texte im Lichte Computergestützter Inhaltsanalysen. In: Salvisverg, H. u.a.(Hrsg.). Erfahrungen träumend zur Sprache bringen, Bern: Huber 2000, 85 – 99

Stigler, U.: Ist KIP wirksam? www. sagkb.ch
Stokvis, E. und E. Wiesenhütter: Der Mensch in der Entspannung. 3. Aufl. (v. E. Wiesenhütter). Stuttgart: Hippokrates, 1971.
Strupp, H.H. und J.L.Binder: Kurzpsychotherapie. Stuttgart: Klett – Cotta, 1993
Sullivan, H.: Clinical studies in psychiatry. New York: Norton, 1956.
Taylor, J.: A personality Scale of Manifest Anxiety. J. Abn. Soc. Psychol. 48, 1953, 285
Thomä, H., Kächele, H.: Lehrbuch der psychoanalytischen Therapie. Bd. 1 und 2, Berlin: Springer, 1986
Thomä, H.: Vom spiegelnden zum aktiven Psychoanalytiker. Frankfurt: Suhrkamp, 1981
Thomas, K.: Praxis der Selbsthypnose und des Autogenen Trainings. 4. Aufl. Stuttgart: Thieme, 1976.
Thomas, K.: Träume - selbst verstehen. Stuttgart und New York: Thieme, 1983.
Thurnbull, O. und M. Solms: Gedächtnis und Phantasie. In: Green, V. Emotionale Entwicklung in der Psychoanalyse. Bindungstheorie und Neurowissenschaften. Frankfurt/ M.: Brandes u. Apsel Verl., 2005, 69-113
Tress, W.: Emotionales Erleben und Angstbewältigung: Zwei psychotherapeutische Wirkfaktoren im Vergleich. Z. Psychother. Med. Psychol. 31, 1981, 156-161
Trimborn, W.: Die Funktion des Rahmens der Therapie bei Borderline-Patienten. In: Jansen, P. L. (Hrsg.): Psychoanalytische Therapie bei Borderline-Störungen. Berlin: Springer, 1990
Tschuschke, V.: Wirkfaktoren stationärer Gruppenpsychotherapie. Göttingen: Vandenhoeck & Ruprecht, 1993
Tschuschke, V.: Das Äquivalenz-Paradox in der Psychotherapieforschung. In: Tschuschke, V. et al. Zwischen Konfusion und Makulatur. Göttingen: Vandenhoeck und Ruprecht, 1997
Tuczek, K.: Über die optischen Phänomene in der Katharsis. Nervenarzt l, 1928, 151-160.
Uexküll v Th., Wesiack W.: Theorie der Humanmedizin, München: Urban und Schwarzenberg, 1988
Uexküll, v.Th., Krejci, E., Dornberg, M.: Der Säugling und das Phantasieren. Zu Martin Dornes: „Können Säuglinge phantasieren?". Psyche 48, 1994, 1154-1175
Ullmann, H.: KIP und Hypnose in Konkurrenz – Gemeinsamkeiten und Unterschiede. Imagination 2. 2005, 24-25
Usnadse, D. N.: Untersuchungen zur Psychologie der Einstellung. In: Vorwerg, M.: Einstellungspsychologie. Berlin: Volk und Wissen 1976, 21-50.
Volkan, V.: Das Versagen der Diplomatie. Gießen: Psychosozial Verl. 1999
Wächter, H. M.: Von der Strukturbildung zur Strukturänderung. Entwicklungslinien in der KB-Therapie bei Ich-strukturell gestörten Patienten. In: Strukturbildung im therapeutischen Prozess. Bartl G, Pesendorfer F (Hrsg). Wien: Literas, 1989

Wächter, H.-M. und V. Pudel: Kontrollierte Untersuchung einer extremen Kurzpsychotherapie (15 Std.) mit dem Katathymen Bilderleben. Psychoth. Psychosomat. med. Psychol. 30, 1980, 193-198.

Wächter, H.M., Pudel, V.: Kontrollierte Untersuchung einer extremen Kurzpsychotherapie (15 Stunden) mit dem Katathymen Bilderleben. In: Leuner, H.C. (Hrsg): Katathymes Bilderleben. Ergebnisse in Theorie und Praxis. Huber, Bern, 1980, 193-205

Wächter, H.M., Rüger, U.: Das Katathyme Bilderleben. In: Heigl-Evers A, Heigl F, Ott J (Hrsg.) Lehrbuch der Psychotherapie. Stuttgart, Jena: Fischer, 1993, 401-419

Wächter, H.-H und V. Pudel: Kurztherapie nach 15 Sitzungen mit dem Katathymen Bilderleben. In Leuner, H. (Hrsg.) Katathymes Bilderleben. Ergebnisse in Theorie und Praxis. Bern: Huber 1. Auflage 1980, 3. Auflage 1990, 126-147

Watzlawick, P.; J. H. Beavin und D. B. Jackson: Menschliche Kommunikation 4. Aufl. Bern: Huber, 1974.

Wendt, H.: Die Verwendung von Träumen als diagnostisches und therapeutisches Hilfsmittel. In: Wendt, H.: Traumbearbeitung in der Psychotherapie. Leipzig: Thieme, 1985, 29-42.

Wendt, H.: Traumbearbeitung in der Psychotherapie. Leipzig: Thieme, 1985

Wietersheim, J. von ; u.a.: Die Katathym imaginativen Psychotherapie – Evaluierungsstudie – erste Ergebnisse. In: Bahrke, U. und W. Rosendahl (Hrsg.). Psychotraumatologie und Katathym-imaginative Psychotherapie. Lengerich: Pabst 2001, 499-507

Wietersheim, J. von, Wilke, E., Röser, M., Meder, G.: Ergebnisse der Katathym-imaginativen Psychotherapie. Psychotherapeut 48, 2003, 173-178

Wilke, E.: Das Katathyme Bilderleben in der Behandlung der Colitis ulcerosa. in : Göttingen 1979, Schriftenreihe der AGKB

Wilke, E.: Das Katathyme Bilderleben bei der konservativen Behandlung der Colitis ulcerosa, in: Leuner, H. (Hrsg.). Katathymes Bilderleben. Ergebnisse in Theorie und Praxis. Bern: Huber, 1. Auflage 1980, 3. Auflage 1990, 172-185

Wilke, E.: Katathym-imaginative Psychotherapie - eine spezielle Form tiefenpsychologisch fundierter Psychotherapie. In: Reimer, Chr. et al. Psychotherapie. Berlin: Springer, 1996, 77-124

Wilke, E.: Katathym–imaginative Psychotherapie. 6. neubearb. Auflage nach H. Leuner. Stuttgart: Thieme, 2005

Wilke, E., Leuner, H. (Hrsg.): Das Katathyme Bilderleben in der psychosomatischen Medizin. Bern: Huber, 1990

Willi J.: Die Therapie der Zweierbeziehung. Reinbeck: Rowohlt, 1975.

Winnicott, D.W.: Transitional Objects and transitional Phenomena – A Study of the first Not – Me Possession. Int. J. Psychoanal. 14, 1953, 89-97

Winnicott, D.W.: Über die Fähigkeit, allein zu sein. Psyche 12, 1958, 344-352

Winnicott, D. W.: Übergangsobjekte und Übergangsphänomene. Psyche 1969; 9: 666-681

Winnicott, D.W.: Von der Kinderheilkunde zur Psychoanalyse. München: Kindler 1949 und 1976

Winson, G.: Auf dem Boden der Träume - Die Biologie des Unbewussten. Weinheim: Beltz 1986.

Witruk E.: Zur Relevanz der Handlungstheorie in der Medizinischen Psychologie. In: Schröder, H. und K. Reschke: Beiträge zur Theorie und Praxis der Medizinischen Psychologie. Heft 5, Univ. Lpz., 1987, 3-24.

Wöller, W. und J. Kruse. Tiefenpsychologisch fundierte Psychotherapie. Stuttgart: Schattauer, 2000

Wygotski, L. S.: Psychologie der Kunst. Dresden: Verlag der Kunst, 1976.

Yalom, I.D.: Gruppenpsychotherapie. Grundlagen und Methoden. Ein Handbuch. München: Kindler, 1974

Zauner, J.: Psychotherapie Jugendlicher. In: Rotthaus, W.: Psychotherapie mit Jugendlichen. Dortmund: Verlag Modernes Lernen, 1985, 124-146.

Zens, Z.H.: Empirische Befunde über die Gießener Beschwerdeliste. Z. Psychoth. Med. Psych. 21, 1971

Zerssen, D. von: Die Befindlichkeitsskala, Parallelformen Bf-S und BSF, Weinheim: Beltz, 1976

Zimmer, D.: Lernziel Beziehungsgestaltung: Erfahrungen und Ergebnisse aus der Ausbildung von Verhaltenstherapeuten. Verhaltensther. Verhaltensmed. 21, 2000, 455-476

Zimmermann, F.: Optische Anschauungsbilder als Gegenübertragungsphänomene. Forum Psychoanal 5, 1989, 237-248

Zullinger, H.: Kinderpsychotherapie ohne Deuten unbewusster Inhalte. Psyche 5, 1951, 581-589.

Zwettler-Otte, S.: Suggestive und analytische Elemente der KIP oder KIP zwischen Malerei und Bildhauerei. In: Bahrke, U. und W. Rosendahl. Psychotraumatologie und Katathym-imaginative Psychotherapie. Lengerich: Pabst, 2001, 123-142

Sachwortverzeichnis

A

Abhängigkeit 91, 141, 161, 253
Abhängigkeits-Autonomie-Konflikt 238
Abstinenzregel 63
Abwehr 18, 34, 39, 42, 44, 58, 70, 74, 84-87, 93-94, 106, 175, 233, 235, 258
Abwehrlockerung 39, 194
Abwehrmechanismen 29, 34, 36, 51, 53, 58, 70, 74, 90, 98, 193, 260
Abwehrminderung 34
Abwehrtätigkeit 58
Affektausdruck 208
Affektbesetzung 26, 134
Affektbibliothek 209
Affektrepräsentation 208
Affektwandel 24
aggressiv-gehemmte Persönlichkeiten 57
Aggressivität 57, 175
Akzeptanz 98, 114, 187
Altersbesonderheiten 95
Altersregressionen 56, 65, 86, 242
Amnesie 25
anaklitische Übertragung 135
analytische Psychologie 115
analytische Psychotherapie 215
Anamnese 100, 255
Angst 37, 52, 74-77, 79, 91, 94, 136, 149, 157, 159, 175, 189, 192, 194, 199-200, 206, 208, 230, 234, 236-237, 246, 253
Arbeitsbeziehung 136, 138, 148-149, 187, 275
Archetypen 80

Assoziationen 26, 30-31, 45, 66, 68, 72, 88-89, 103, 105, 134, 156-157, 160-161, 164, 177, 255
Assoziationsprozess 66, 142, 168
assoziatives Vorgehen 47
Ausbildungskonzeption 100
Autonomie 136, 191, 253
Auto-Stop 56, 57
Autosymbolismus 20

B

Bach 49, 81, 96, 157-158, 239
Basiscurriculum 261
Basisemotionen 208
Bearbeitungsphasen 73, 79
Bedürftigkeit 136, 139, 149, 254
Befriedigung archaischer Bedürfnisse 94, 190
Begleitstil des Therapeuten 62
Behinderungsmotive 50
Berg 43, 50-51, 66, 68, 79, 96, 231, 239, 241
besonderer Raum 195
Bewusstes 24
Bewusstsein 205, 225
Bewusstseinskontrolle 26
Bewusstseinsveränderungen 32, 40
Beziehung 21 ff.
Beziehungsanalyse 116
Beziehungsarbeit 142-143, 164, 168, 259
Beziehungsdynamik 126, 139, 141, 153, 156, 159, 161, 166, 168, 183, 201, 218
Beziehungsepisoden 145, 148, 155, 162-164, 167, 170, 172, 201

Beziehungserfahrungen 121, 152, 162, 221
Beziehungsgefühle 135
Beziehungsgestaltung 125, 137, 141, 152, 159-161, 187, 192, 226
Beziehungskonflikte 137, 143, 145, 150, 153, 159, 162, 163, 165, 167, 168, 180
Beziehungskonfliktmuster 149
Beziehungsmuster 131, 149-152, 165, 200
Beziehungssystem 12, 89, 138, 140
Beziehungstriade 170
Bezugspersonen 54-55, 81-82, 91, 155, 216
Bilddenken 27, 62, 63
Bildmetaphorik 146, 156
Bildphantasien 44
Bildprojektionen 75, 105
Bildsprache 22, 63, 88
Bildstreifendenken 20, 31
Bildsymbole 26, 27, 62, 63, 101, 107, 112, 113, 154, 237
Bindung 32, 91, 128, 130, 148, 201
Blume 41-42

C

Charakterstrukturen 89
Containment 206-207, 209, 211
Curriculum 256, 266

D

depressiv strukturierte Persönlichkeiten 91

Deutung 38, 52, 66, 72, 88-89, 132, 140, 145, 146, 148, 153, 156, 159, 161, 167-169, 183-185, 209
Deutungsproblematik 72
Deutungsprozess 147
Distanzieren 75
Dreieck der Einsicht 150
Durcharbeiten 61, 71-73, 80, 84, 86, 107, 148, 171, 189, 217, 226
Durchleben und Durchleiden 72, 80
Dynamik des Traumbildes 20
dynamische Psychotherapie 13-14, 171

E

Einleitung des KB 38, 41, 96
Einstellungen 21, 24, 26-27, 54, 56, 80
Einstellungsveränderungen 87
emotional 30
emotionale Assoziationen 22
Emotionen 103
Entfaltung kreativer Imaginationen 61, 63-64
entwicklungspsychologische Konzeptionen 210
Erinnerungsbilder 44
Erinnerungsimpulse 36
Ersatzbildungen 85
Erschöpfen und Mindern 81
Evaluierungsstudie 199, 202

F

Fallkontrollseminare 102
Fehlinterpretationen 63
Fokaltherapie 147

Fokus 146-148, 153, 201, 222
Fokusmodell 150
fokussieren 55, 61, 68, 91, 107, 146, 147
fokussierend 14, 38, 58, 69, 100, 124, 142
Forschungsergebnisse 14, 18, 131, 149
freie Assoziationen 18, 29, 110, 112, 145, 154, 159, 171
frühe Objektbeziehungen 89
frühkindliche Objektbeziehung 178
funktionale Systeme 159, 166

G

Gedächtnis 28
Gedächtnisfunktionen 165
Gedächtnisinhalte 28, 165-166, 197
Gedächtnisspeicher 165
Gedächtnissysteme 131, 165
Gegenübertragung 13 ff.
Gegenübertragungsphantasien 178, 180-181, 213, 258
Gegenübertragungswiderstand 122, 175, 179
generalisierte Interaktionsrepräsentanzen 130
Generalkonflikt 149
Gestaltqualitäten 225
Gestimmtheit 21, 27, 47, 49, 78, 170
gestörte Objektbeziehungen 29
Grund-, Mittel- und Oberstufe 38, 45, 102, 107, 167, 180, 255
Grundkonflikte 74
Grundkonzeption 13
Grundstufe 47, 49, 54-55, 61-66, 75, 77, 90, 92, 102, 257
Gruppenbedürfnisse 253
Gruppendynamik 227, 229-230

Gruppen-Ich 221
Gruppenimagination 101, 105, 220-221, 223-225, 228, 240, 246
Gruppenstruktur 225, 237, 240
Gruppenverläufe 238

H

Halluzinationen 25
Hauptkonflikte 147
Hauptkonflikthypothese 147
Haus 51-53, 69, 96
Helferhaltungen 84, 92
Hirnforschung 164-165, 200
Höhle 54, 55, 58-59, 77, 78, 97
Höhlenmotiv 160
Hypnoid 34, 41
Hypnose 20, 31, 40, 100, 110, 116, 267
hysterisch strukturierte Persönlichkeiten 90

I

Ich-Destruktion 34
Ich-Instanz 85
Ich-Integrität 84
Ich-Reifung 28, 218
Ich-Schwäche 37, 78, 229, 231
Ich-schwächere 72, 79
Ich-Stabilisierungen 70
Ich-Stärkung 37, 43, 67, 70-71, 88, 90, 92, 94, 255
Ich-Störungen 29, 218, 235
Ich-Zerfall 44
Idealisierung 85, 234
Idealisierungstendenzen 159
Identifikation 56, 175, 179, 228
Identität 56
Identitätsfindung 28, 88

Imagery-Forschung 23, 200
Imagination 12 ff.
Imaginationsdynamik 126, 165, 171
Imaginationsepisoden 12, 201
Imaginationsfähigkeit 41, 100
Imaginationsinhalte 23, 90
Imaginationsverfahren 18, 38, 266
infantile Objektbeziehungen 82
Intensivseminare 255-257
Interaktion 135, 140, 145, 153, 175, 184, 213, 221, 237
interaktioneller Prozess 119
Interaktionen 33, 136, 169-170, 172, 225, 238
Interaktionsregulierung 161
interaktive Implikationen 154
Interiorisation 28
Interiorisationsprozess 22
Interpretation 26, 28, 66, 88, 101, 105, 131, 140, 145, 146, 154, 157-159, 168-169, 201
Introjekte 76, 81, 87, 126, 146

J

jugendliche Patienten 98

K

Katathym Imaginative Psychotherapie (KIP) 11 ff.
Katathymes Bilderleben (KB) 11 ff.
Kinderpsychotherapie 71, 96
KIP 11 ff.
KIP in der Gruppe 220 ff.
KIP-Gruppenverlauf 226
Klärungsprozesse 72
Klischee 133
Klischeebildungen 133
Klischees 149

Kodierungsschema 172
Kommunikation 36, 40, 84, 133, 148, 164, 184, 192, 213
Kompromissbildung 71, 74, 114, 178, 180
Kompromissleistung 88
Konfliktbearbeitung 37, 146, 171, 189, 229
Konflikte 18 ff.
Konfliktherde 19, 68, 84
Konfliktinhalte 42, 225
Konfliktkerne 16, 34, 36, 56, 113, 143, 190, 220, 222, 224
Konfliktstrukturen 15, 36, 46
Konfrontierung 65
Kontraindikation 38, 99, 231
kontrollierte Regressionen 86, 94
Konversionen 85
Konzeption 127
Konzeption des Katathymen Bilderlebens 32
Konzeption des KB 107
Konzeptualisierung 122, 124, 203, 219
Körpersensationen 70
kreative Phantasie 109
Kriseninterventionen 15, 37, 45, 60, 70-71, 99, 107, 164
Kurzpsychotherapie 35

L

Landschaft 30-31, 41-42, 50, 70, 77-78, 96, 129, 160, 239-240
Leistungshaltungen 64
Leitfiguren 79-80
Löwe 55, 57

M

magisch-animistische Vorstellungen 77
magische Flüssigkeiten 47, 121
Mentalisierung 203, 207-208
Mittel- und Oberstufe 37
Mittelstufe 47, 54-55, 57, 61, 65, 73, 77, 79-80, 86, 258
Motiv 26 ff.
Motivvorgaben 120, 166-167

N

Nachbearbeitung 43, 104, 119
Nachgespräche 43, 227
Nachttraumanalyse 65
Nähren und Anreichern 47
Narrationen 12, 138, 146, 148, 155, 157, 167-168, 170, 172, 201
Narrationsanalyse 146
Narzissmus 71
Narzissmuskonzept 37
Neukonzeptualisierung 174

O

Oberstufe 30, 38, 47, 58, 61, 73, 81, 83, 142, 258
Objektbeziehungen 12, 34, 55-56, 69, 80, 83, 87, 106, 127, 139, 146, 162, 165, 174, 178, 183, 184, 218
Objektrepräsentanzen 79-80, 127, 159, 174-175, 194, 207, 218, 231, 232
Objektstufe 24
Omnipotenzphantasien 80
Operieren am Symbol 75

P

Paartherapie 171
Parallelitätshypothese 128, 130, 132
Persönlichkeit 21-23, 26, 34, 40, 42, 74, 85, 87, 89, 144, 148, 150, 260
Persönlichkeitsakzentuierungen 91
Persönlichkeitsbesonderheiten 48
Persönlichkeitseigenschaften 41
Persönlichkeitsentwicklung 30, 195
Persönlichkeitsfaktoren 27
Persönlichkeitsfragebogen 199
Persönlichkeitsgestaltung 30
Persönlichkeitsinventar 199
Persönlichkeitsstörungen 229, 243
Persönlichkeitsstruktur 35, 47, 89, 112, 225, 260
Persönlichkeitsvarianten 89
perzeptuell-kognitiv-affektive Organisationsmodi 128
Phantasie 20 ff.
Phantasieprodukte 23
Phantasieprozesse 22
Phantasiespiel 28
Phantasiestrukturen 23
Positionsbestimmung 118, 120, 124, 163
Primärprozess 28, 63, 80, 88, 100, 127-128, 195, 218
primärprozesshaft 129
primärprozesshafter Organisationsmodus 128
Primärvorgänge 24, 27, 32, 33, 77
Probehandlungen 37
Problemlösungsverhalten 21
Projektion 28, 83-85, 90, 136, 145, 161, 173-175, 220, 221, 250
Projektionsanalyse 74
Projektionsebene 36, 83

Projektionsneurose 34, 83, 115-116, 119, 122, 136, 155, 173
Projektionsschirm 34, 73, 75, 83, 87, 95, 98, 221, 227, 236
Protagonistentraum 102
Protokoll 44, 74
Prozessfaktoren 82-83
Psychoanalyse 23, 29, 33-34, 37, 45, 66, 74, 83, 109, 115, 117-118, 123-124, 126, 135, 142, 147, 171, 179, 183-184, 203, 205, 211, 213, 215-217
psychoanalytische Denktheorie 127
psychoanalytische Psychotherapie 217
psychodynamischer Prozess 12, 20, 131, 165, 171
psychosomatische Erkrankung 27

R

Realitätsprinzip 27, 80, 90, 226, 235
Redunanz 161
Redundanzen 162
Regieanweisungen 61
Regieprinzipien 16, 38, 46, 54, 60, 62, 66, 75, 77, 81-82, 86, 96, 102, 107, 142, 220, 231
Regression 15 ff.
Reifungsprozess 80
Reinszenierung 136, 149, 151, 152, 155, 160, 161, 166, 216
Reinszenierungsvorgang 148
Relaxation 40, 86
Ressourcenaktivierung 187, 190-191, 194
Ressourcenförderung 119
Rollenzuweisungen 135
Rosenbusch 56
Rücknahme 43

Rücknahme im KB 42
Ruhesymbole 43

S

Säuglingsforschung 128, 131, 142, 148, 196, 203, 206
Schlüsselmetapher 142, 144, 146, 148
sekundärer Organisationsmodus 128
Sekundärprozess 28, 43, 63, 88, 127-130, 146, 162, 165, 195-196
Sekundärvorgänge 24, 27-28, 32-33
Selbsterfahrung 19, 30, 35, 38, 82, 101-102, 106, 109, 143, 259
Selbstinterpretation 66, 86, 88
Selbstkonfrontation 101, 193
Seminararbeit 102
sexuelle Einstellung 56
Spaltung 131
Spaltungsprozesse 131
Spiegelgruppe 105
Spiegelneuronen 164
Spiegelung 208
Standardmotive 16 ff.
Standortbestimmung 13
Standortbestimmung der KIP 127, 141
Stimmung 21, 68, 72, 86, 128, 180, 222, 224, 236, 238
Strukturierung 31, 37-38, 45, 61, 97, 103, 107, 136, 146, 166, 221, 223, 227, 232-234
Strukturtypus 21
Strukturveränderungen 71, 128
Stützen und Führen 61-63
Subjektstufe 24
Sublimierungen 85
Suggestivtherapie 30
Sumpfloch 47, 60

Supervision 44, 82, 180, 181, 259
Supportiv-Expressive Konzeption 156
Supportiv-Expressive Therapie 149, 151
Supportiv-Expressive Psychotherapie 169
Symbol 20 ff.
Symbolarbeit 221
Symbolbearbeitung 131
Symbolbildung 21, 27, 28, 88, 130, 132-133, 142, 206, 211-212, 226, 232
Symbolbildungsprozesse 213
Symboldrama 20, 33, 34, 36, 43, 52, 55-58, 61-62, 65-66, 70, 72, 74-76, 80-81, 83, 85, 100, 102, 107, 135, 146, 155, 234
Symbolgeschichten einer KIP 12
Symbolgestaltung 21, 225
Symbolinterpretation 24, 87-89, 98, 100, 167, 261
Symbolisierungsfähigkeit 127, 143, 196, 203-205, 207-209, 211, 213, 218, 235, 237
Symbolisierungsprozess 130, 133, 141, 155, 164-165, 195, 212
Symbolkonfrontation 77-80, 192, 258
Symbolprozess 143
Symbolrepräsentanz 57, 133
Symbolverschlüsselung 26, 169
Symbolvorgaben 61, 167

T

Tagtraum 15 ff.
Tagtraumbegriff 23
Tagtraumbilder 28, 73
Tagtraumforschung 126, 215
Tagtraumphantasien 46, 60, 110
Tagtraumphasen 70
Tagtraumprozess 23, 74, 86, 113, 160
Tagtraumsymbole 102, 166
Tagtraumtechnik 18, 29, 32
theoretische Grundlagen 220
Theorieseminare 257
Therapeutenabhängigkeit 226
Therapeutenverhalten 41-42, 64, 66
therapeutische Grundhaltung 119
therapeutische Techniken 61-62, 65, 73, 79-80, 107
Therapievereinbarungen 44
tiefenpsychologisch fundierte Psychotherapie 137
tiefenpsychologische Symbolbetrachtung 23
Tiefschlaf 25
Trance 31-32, 39, 41
Trauerarbeit 26, 80
Traum 16 ff.
Traumanalysen 26
Traumarbeit 72
Traumbilder 20, 26, 110
Traumforschung 16, 26, 110
Trauminhalt 25-27, 68, 166
Traumkontext 26-27
Traumphasen 25, 28, 44
Traumprotokoll 43
Traumsymbole 18, 27, 39, 88-89

U

übendes Vorgehen 61, 63-64
Übergangsobjekte 164, 206, 207, 218, 234
Überidentifikation 63, 84, 139, 179
Übertragungsanalyse 61, 73, 181
Übertragung 13 ff.
Übertragungsarbeit 156, 216, 218
Übertragungsartefakte 112

Übertragungsbedingungen 42, 71
Übertragungsbeziehung als interaktionelles Geschehen 118
Übertragungsbeziehungen 34, 221
Übertragungsdynamik 120, 137, 161, 166, 227
Übertragungskonzept 117, 174
Übertragungsneurose 34, 81-83, 136
Übertragungsphantasien 174, 180
Übertragungswiderstand 85, 136, 211
Umstrukturierung 29, 32, 73, 77, 88-89
unbewusste Phantasie 126-127, 134, 176, 181, 215
Unbewusstes 24, 116

V

Verdichtung 20, 24, 26, 32, 88, 146, 206, 235
Verdrängung 85, 90, 235
Verdrängungsprozess 24
Verhaltenssteuerung 23
Verhinderungsmotive 49, 64
Verleugnung 85, 93
Verschiebung 22, 24, 32, 194, 201
Versöhnen 76-77
Vigilanz 21, 49

Vorstellung 14 ff.
Vorstellungsbilder 201
Vorstellungsinhalte 22, 31, 234
Vulkan 60

W

Wachträume 20
Wald 53, 78-79
Waldrand 53-54, 79, 96
Wandlungsphänomene 60, 76, 79
Wasser 49-50, 55, 81-82, 94, 158, 227, 231, 239-240
Widerspiegelung 101, 156
Widerstand 58, 79, 85-86, 116, 139, 175, 226, 235
Widerstandsarbeit 141-142, 144
Widerstandsbearbeitung 71-72, 85-86, 194
Wiederholungsmechanismen 72
Wiese 41-43, 47-50, 53, 56, 60, 78, 96, 233, 240
Wirkdimensionen des KB 92
Wunschvorstellungen 56

Z

ZBKT (Zentrales Beziehungskonfliktthema) 13 ff.

L. Kottje-Birnbacher, E. Wilke, K. Krippner, W. Dieter (Hrsg.)

Mit Imaginationen therapieren

Neue Erkenntnisse zur Katathym-Imaginativen Psychotherapie

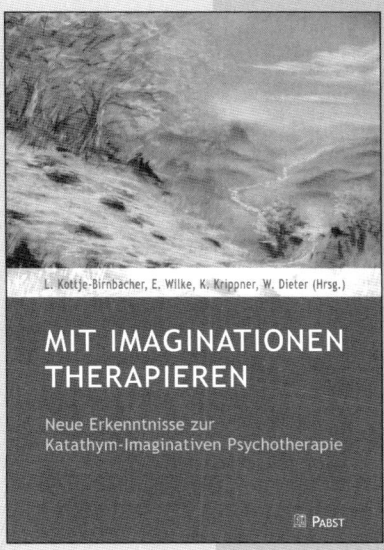

Der Band stellt die Entwicklung der Katathym-Imaginativen Psychotherapie (KIP) dar, die seit 50 Jahren Imaginationen wissenschaftlich erforscht und im Rahmen tiefenpsycholgisch fundierter Behandlungen psychotherapeutisch verwendet.

Im theoretischen Teil geht es zunächst um die Theorie der Technik der KIP mit den Besonderheiten der Übertragung, der therapeutischen Beziehung, der Entwicklung und Ausgestaltung von Symbolisierungsprozessen sowie der Darstellung und Modifizierung von Beziehungsschemata in Imaginationen. Aber auch speziellere Themen finden Raum, etwa die Gemeinsamkeiten und Unterschiede zwischen KIP und Hypnosetherapie oder zwischen KIP und der Aktiven Imagination nach C. G. Jung.

Im klinischen Teil wird die Behandlungspraxis mit der KIP durch die konkrete Darstellung von Behandlungsverläufen und Interventionstechniken deutlich erkennbar. Dabei wird nicht nur die Einzeltherapie berücksichtigt, sondern auch gruppentherapeutische Anwendungen und die Arbeit mit Imaginationen im Kontext von Coaching und Organisationsentwicklung.

PABST SCIENCE PUBLISHERS
Eichengrund 28
D-49525 Lengerich,
Tel. ++ 49 (0) 5484-308,
Fax ++ 49 (0) 5484-550,
pabst.publishers@t-online.de
www.pabst-publishers.de

392 Seiten, ISBN 978-3-89967-266-4
Preis: 35,- Euro

H. Hennig, E. Fikentscher, U. Bahrke, W. Rosendahl (Hrsg.)

Kurzzeit-Psychotherapie in Theorie und Praxis

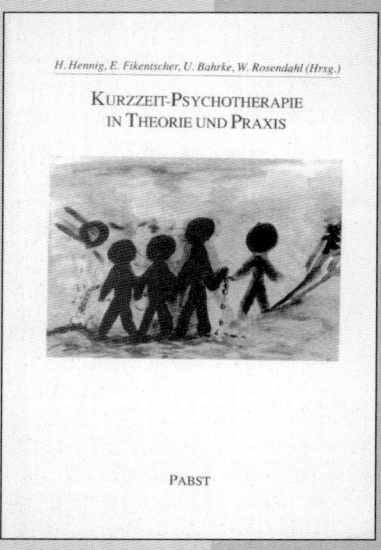

2. überarbeitete Auflage

PABST SCIENCE PUBLISHERS
Eichengrund 28
D-49525 Lengerich,
Tel. ++ 49 (0) 5484-308,
Fax ++ 49 (0) 5484-550,
pabst.publishers@t-online.de
www.pabst-publishers.de

Kurzzeittherapie wird mittlerweile nahezu von allen wesentlichen therapeutischen Schulen als Interventionstechnik angeboten. Die Beiträge dieses Buches vermitteln einen Überblick über die theoretischen Konzepte verschiedener psychotherapeutischer Schulen zu kurzzeittherapeutischen Interventionen sowie zu deren bisher vorliegenden praktischen Erfahrungen. Ebenfalls werden unter dem Aspekt der Medizinischen Psychologie Ergebnisse von Kriseninterventionen zur Diskussion gestellt. Mit diesem Werk möchten die Herausgeber einen Beitrag zu einem schulübergreifenden Austausch von Möglichkeiten und Grenzen kurzzeit- und kurztherapeutischen Vorgehens im psychotherapeutischen Raum leisten und den mancherorts kontrovers aufgefaßten Meinungsstreit zum Problemkreis Kurzzeittherapie versus Langzeittherapie befördern. Das historische Verständnis von Psychotherapie als einem einheitlichen Fachgebiet mit unterschiedlichem theoretischen und methodischen Inventar erfordert einen regen, von gegenseitiger Achtung getragenen Austausch über wissenschaftlich fundierte und ökonomisch vertretbare Interventionsmodelle. Dabei ist sicherlich nicht uninteressant, wie sich die Ansätze ost- und westdeutscher Psychotherapeuten kreativ ergänzen.

1232 Seiten, Preis: 40,- Euro
ISBN 978-3-931660-20-8